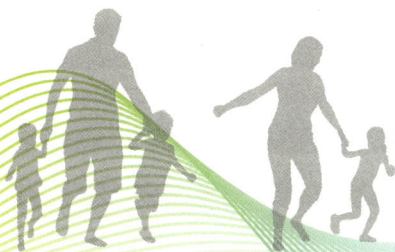

上海市级医院健康科普知识丛书

申康科普随身学（2025）

上海申康医院发展中心 编著

上海交通大学出版社
SHANGHAI JIAO TONG UNIVERSITY PRESS

内容提要

本书精选"申康科普云平台"原创视频精华，系统划分为 12 大专题，聚焦全生命周期健康管理，涵盖儿童青少年发育、女性孕产保健、老年慢病防治三大群体，以及呼吸、心脑血管、消化、内分泌、神经等人体核心系统的疾病防治知识。上海市级医院专家团队以可视化方式呈现，并以明白晓畅的语言将专业医学知识转化为浅显易懂的科普内容，旨在破除健康谣言、传播科学理念，助力提升全民健康素养，推动"健康中国"共建共享理念落地。

图书在版编目（CIP）数据

申康科普随身学. 2025 / 上海申康医院发展中心编著. —— 上海：上海交通大学出版社，2025.7. ——（上海市级医院健康科普知识丛书）. —— ISBN 978-7-313-33124-3

Ⅰ. R193-49

中国国家版本馆 CIP 数据核字第 2025J63T91 号

申康科普随身学（2025）
SHENKANG KEPU SUISHENXUE（2025）

编　　著：上海申康医院发展中心
出版发行：上海交通大学出版社　　　　　　地　　址：上海市番禺路 951 号
邮政编码：200030　　　　　　　　　　　　电　　话：021-64071208
印　　制：上海盛通时代印刷有限公司　　　经　　销：全国新华书店
开　　本：710mm×1000mm　1/16　　　　　印　　张：29.5
字　　数：364 千字
版　　次：2025 年 7 月第 1 版　　　　　　印　　次：2025 年 7 月第 1 次印刷
书　　号：ISBN 978-7-313-33124-3　　　　音像书号：ISBN 978-7-88941-709-9
定　　价：108.00 元

申康科普随身学（2025）
编辑委员会

主　任　王兴鹏　　赵丹丹

副主任　（以姓名笔画为序）

马　昕	王　伟	王　珏	王　艳	王　晨
孙晓东	李　倩	李　锋	李　强	李良栋
李超红	肖俊杰	吴　炅	吴岳军	吴登龙
余　飞	闵建颖	张　峻	陆丽娜	陈小炎
林　峰	金　荣	周　倩	赵　庆	赵列宾
郝微微	保志军	俞郁萍	顾宇翔	徐讴平
徐财明	高　炬	高春辉	崔彩梅	韩　森

主　编　沈晓思　崔　颖

编　委　（以姓名笔画为序）

王丹琳	冯　瑾	朱　凡	乔　颖	刘　琍
汤　丽	孙　辉	杨　静	杨晓旭	吴剑菲
吴麒敏	何　洁	沈　艳	沈　莉	沈芳芳
张莎莎	张婷婷	金　恒	郑　莹	郑子星
赵　俊	柳龚堡	钮　骏	施嘉奇	姜　蓉
姚　君	袁　涛	顾卓敏	徐　英	高　艳
高泳涛	郭　奚	梅莉莉	章　燕	谢壮丽

编　辑　（以姓名笔画为序）

方佳伟	田雪琳	吕　婧	刘佳佳	张文秀
罗明伟	赵秀兰	徐立栋	殷　茵	盛奇伟
薛宁薇				

前言

　　健康科普是践行新时代健康战略的重要内容，也是上海的市级医院作为健康城市建设排头兵和先行者的重要责任和使命。上海申康医院发展中心作为上海市级医院的办医主体，坚持"实施健康优先发展战略"，深入贯彻健康中国、健康上海战略，以"打造权威专业健康科普高地"为目标，自 2019 年起，连续六年携手全市 37 家市级医院共同举办"市民健康科普宣传周"和"医院开放日"活动，开创了国内公立医院开展规模化健康科普的先河。在此基础上，提出"永不落幕的科普周"和"365 天云端开放"理念，打造"申康科普云平台"宣传矩阵、"申康科普随身学"科普图书、"申康科普直播间""申康科普进行时"科普节目、"申康科普面对面"讲座活动、"申康科普数据库"微信小程序等载体，不断丰富拓展健康传播的形式和内涵。通过几年的努力，市级医院引领权威科普的主力军、主阵地作用愈发凸显，科普文化日渐成为市级医院的特色品牌，由高层次专家和青年骨干组成的科普人才队伍越来越壮大，高质量科普成果产出越来越丰富，为"健康上海"建设奠定了坚实基础。

作为"申康科普"矩阵重要组成部分之一,《申康科普随身学》已连续出版 3 册。2025 年第 4 册特别策划推出"多学科矩阵式"主题月科普,共分为"息'吸'相关""守护'泌'密""津津乐'道'""健康随'心'""动静之法""防癌攻略"等 12 个专题。由上海市级医院的医务工作者,围绕人体呼吸系统、泌尿系统、消化系统、心脑血管、运动睡眠、肿瘤防治以及儿童与青少年健康、女性与母婴健康等领域,从多学科角度普及疾病防治、健康管理知识,帮助公众形成健康观念,提高健康素养,持续提升人民群众的健康获得感。

本书编委会

2025 年 7 月

目
录

第二章　守护"泌"密

第三章　五官争"功"

第四章　动静之法

第五章 津津乐"道"

第六章 健康随"心"

第七章　防癌攻略

第八章　妇孺应知

第九章　心灵花园

第十章　与美同行

第十一章　最强大脑

第十二章　辞旧迎新

第一章

息"吸"相关

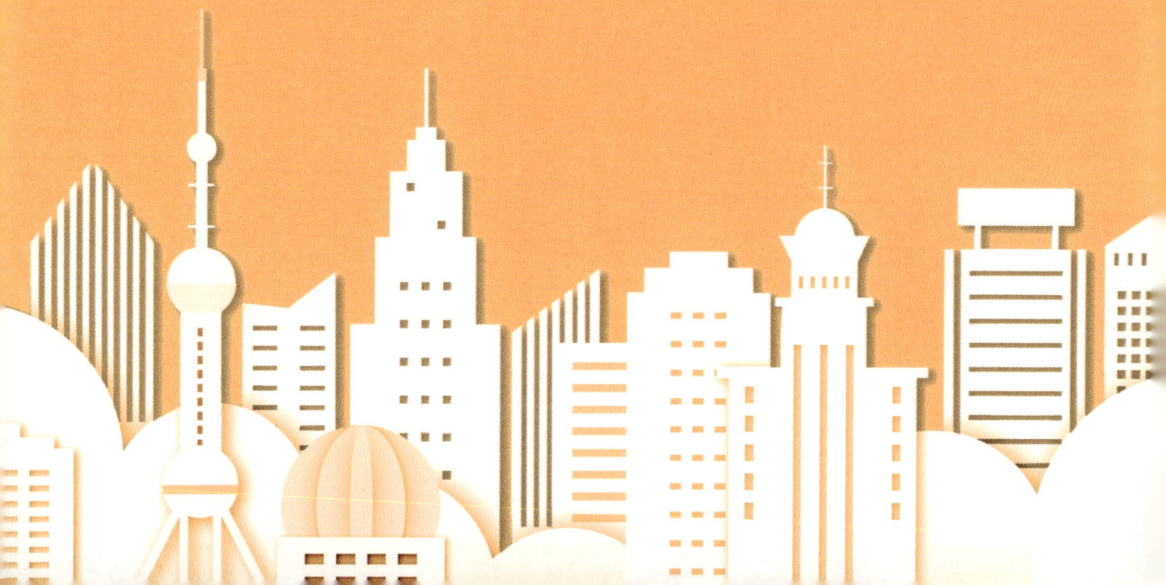

01 | 呼吸道疾病来势汹汹，预防诊治是关键

上海市肺科医院

徐金富

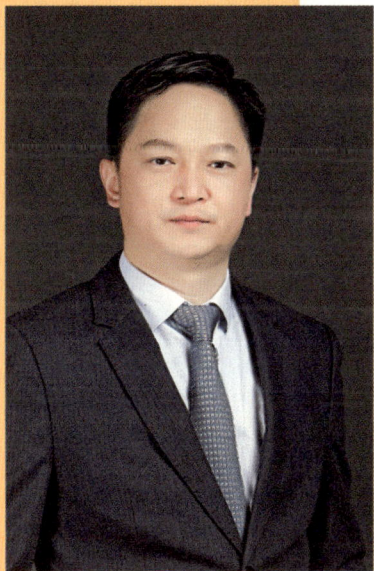

　　每年秋冬季节，不少人被呼吸道疾病和致病菌击中，全国各地医院都会出现较多的肺炎支原体感染患者。

　　肺炎支原体感染是由肺炎支原体引起的呼吸道感染。支原体本质上属于细菌中的一种独特类型，与普通细菌有所区别。肺炎支原体可以从上呼吸道感染开始，进一步发展到下呼吸道，引起肺炎。医学上常将其归为非典型病原体，与2003年非典型病原体肺炎不同，其病原体主要包括肺炎支原体、衣原体和军团菌。

　　支原体感染后，病原体既可

随呼吸吸入，也可通过呼吸排出。因此，在学校、老年护理机构等人员密集场所，容易出现聚集性发病。感染后一般有 1～3 天的潜伏期，早期可能无明显症状或仅出现轻微呼吸道症状，随后才出现上呼吸道和下呼吸道感染的典型表现。早期感染时传染性较强，而在感染约 5 天后，其传染能力则相对减弱。因此，在症状初期，应尽量自我隔离或佩戴口罩，同时避免接触周围易感人群。

感染肺炎支原体后，多数患者主要表现为干咳和咽喉部不适。少部分人可能出现发热，但该发热症状通常不如大叶性肺炎或流感明显，全身中毒症状较轻。若症状加重，则可能出现胸闷、气喘等情况，需警惕病情进展为肺炎。

儿童是肺炎支原体感染的重要易感人群，尤其是 5 岁以下的儿童，其发生重症肺炎的概率较高。此外，65 岁以上老年人、患有慢性呼吸道疾病（如慢性阻塞性肺疾病、哮喘、支气管扩张）、长期使用免疫抑制剂者、孕妇以及肥胖者均属于高危人群，这些人群更容易感染并进展为重症，因此应重点保护。

检测方面，目前大部分医院均具备快速检测能力，可采集血液或呼吸道样本，通过核酸检测、血清学检测、抗原抗体检测等手段，明确是肺炎支原体感染还是流感甚至是新冠病毒感染，从而将经验性治疗转为针对性治疗。对于流感患者，建议在起病 48 小时内尽早使用抗流感药物，以迅速控制病情，防止上呼吸道感染蔓延至下呼吸道。

在治疗上，对于感染了肺炎支原体的患者，积极就诊非常关键。儿童因表达能力较弱，家长需密切观察患儿症状，避免将其误认为普通感冒而延误治疗。与此同时，合理的生活方式对预防感染同样重要。建议出门佩戴口罩、勤洗手、保持良好的作息和均衡的饮食，多喝水、适当补充营养，以及在冬季注意保暖。

对于有基础疾病的高危人群，还应规范治疗原有疾病，必要时可预防性使用抗流感药物，以减少因致病菌感染导致基础疾病急性加重的风险。

总之，合理的生活习惯、及时有效的检测与治疗对预防和控制肺炎支原体感染及其他呼吸道疾病至关重要。希望大家能遵循上述措施，减少感染风险，保持健康。

扫描二维码
观看科普视频

02 | 流感季，如何缓解孩子的不适

上海交通大学医学院附属上海儿童医学中心

夏　慧

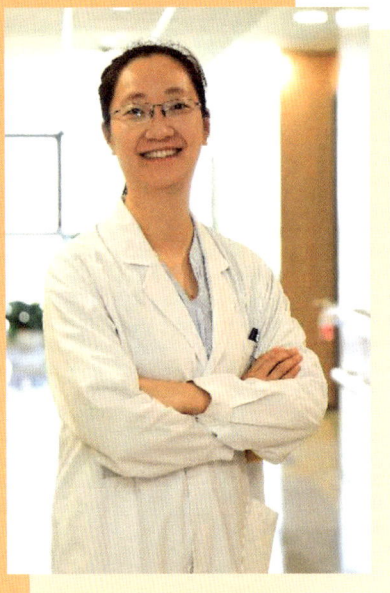

流感患儿常伴有多种不适表现，令家长既心疼又焦虑。尽管康复需要时间，但我们仍有一些护理小知识可以帮助减轻患儿的痛苦。

发热护理

发热是流感最常见的临床症状，同时也是机体对抗病毒的表现，但会使患儿感觉不适。家长应注意以下几点。

1. 保持室内空气流通，调节室温至 22～24 ℃，避免孩子穿得过多影响机体散热。

2. 如果孩子出现发冷或寒战，可适当加盖毯子；一旦寒战停止，应及时将毯子拿开以防过热。

3.若孩子体温超过 38.5℃，可在医生指导下使用布洛芬或对乙酰氨基酚等退热药，注意 6 个月以下婴儿不宜随意使用退热药。

咳嗽护理

剧烈咳嗽会严重影响患儿的学习和日常生活。对此，我们提出如下几点建议。

1.保持室内空气清新流动，可缓解咳嗽症状。

2.充分补充水分以舒缓喉咙，减少咽喉刺激。

3.如果患儿有哮喘或其他基础疾病，应尽早与医生联系，制定适合的治疗计划。

缓解鼻塞

鼻塞也是流感常见的不适症状，缓解鼻塞不仅可提升舒适度，还有助于阻断感染传播。护理措施包括如下几点。

1.多喝水，充足液体有助于稀释黏液，使鼻涕易于排出。

2.使用加湿器增加环境湿度，但每天需清洗机器，防止滋生细菌和真菌。

3.较大儿童可使用生理盐水洗鼻；小婴儿则可使用吸鼻器，使用前在每个鼻孔内滴 3 滴温水或盐水以软化黏液。

4.适当抬高床头，有助于鼻涕排出；若因频繁擦鼻涕导致皮肤发红，可涂抹凡士林乳膏缓解不适。

缓解咽痛与饮食

孩子因咽痛拒绝进食时，可适量给予冷饮，如冷牛奶或奶昔以缓解咽痛；8 岁以上儿童可用温盐水漱口，润喉糖含片也有一定效果。若疼痛剧烈，可使用对乙酰氨基酚或布洛芬作为解热镇痛药，但应严格掌握用药频率和剂量。

补充水分与预防脱水

流感期间孩子容易因发热、呕吐、腹泻、出汗而脱水。确保足够液体摄入非常重要，除了白开水外，还可适量饮用果汁、茶、清淡汤类或牛奶。家长可以通过观察孩子尿液颜色来判断液体是否充足，若尿色深或排尿减少，需警惕脱水风险。

流感预防

尽管目前已有特效药治疗流感，但预防仍是关键。建议家长注意如下几点。

1. 接种流感疫苗，这是预防流感最有效的方法。

2. 加强个人防护，尽量少去人员密集场所，避免接触呼吸道感染患者。

3. 勤洗手、勤通风；流感患者要注意自我隔离和咳嗽礼仪，保持良好的卫生习惯。

总之，流感护理强调多喝水、合理使用药物以及科学的预防措施。希望以上护理小知识能帮助患儿在流感期间尽可能缓解不适，健康平安地度过流感季。

扫描二维码
观看科普视频

03 | 甲流、乙流轮番来袭！医生教你如何科学区分和预防

上海交通大学医学院附属仁济医院

秦 慧

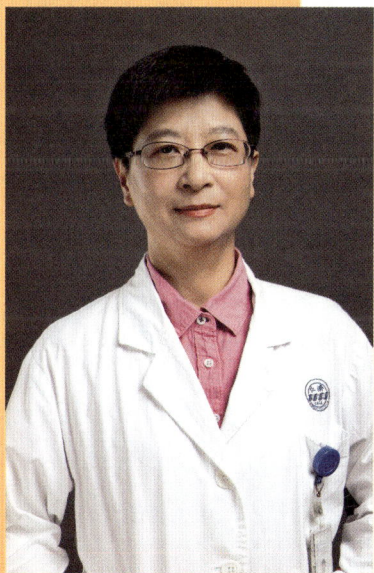

流感高发季，认识甲流与乙流

每年冬季，呼吸道感染疾病高发，流感患者显著增多。流感是由流感病毒引起的一种急性呼吸道传染病，具有传染性强、传播速度快的特点，且容易引发季节性流行。那么，如何科学区分和预防甲流与乙流？

甲流与乙流的区别

甲流和乙流都属于季节性流感，但两者存在一定区别。甲流由甲型流感病毒感染引起，乙流则由乙型流感病毒引起。传统上认为，甲流病毒变异速度较快，导致其传播速度更快、范围更

广，是引起季节性流感的主要病原体。相比之下，乙流病毒变异速度较慢，传播速度和范围相对较小，通常引起小范围或地区性传播。

从症状上看，甲流和乙流都以突发高热为主要症状，体温可达38.5℃甚至39℃以上，且全身症状较重，如全身乏力、肌肉酸痛、咽痛等。然而，甲流的症状可能更为凶猛，尤其在免疫力低下的人群中可能引发重症。不过，这也因人而异，乙流在某些情况下也可能导致重症。

如何自我诊断与检测

在流感季节，如果接触到流感病毒群体并出现高热、肌肉酸痛、乏力等症状，应警惕是否感染了甲流或乙流。此时，可以前往专业机构进行病原体检测，或使用快速检测试剂盒自测。如果检测结果呈阳性，即可确诊感染了甲流或乙流。

预防措施

预防流感最有效的方法是接种流感疫苗。流感疫苗需每年接种1次，专业机构会根据预测来制定疫苗，以覆盖来年可能出现的流感病毒亚型。此外，提高自身免疫力也很重要，包括保证充足睡眠、合理饮食（摄入足够的蛋白质和维生素）、适当运动等。

个人卫生习惯同样不可忽视。要勤洗手，特别是在公共场所活动后、吃东西前；打喷嚏或咳嗽时要用纸巾或手肘遮住口鼻，并及时洗手或使用免洗消毒液清洁双手。居家环境应保持通风，以减少病原体浓度。在流感季节，易感人群（如老年人、小孩）应尽量避免去人多的拥挤场所，如果必须去，应佩戴口罩并做好个人防护。

治疗与管理

一旦确诊甲流或乙流，除注意休息和营养外，还应进行针对性治疗。目前，治疗甲流和乙流的一线药物是奥司他韦（达菲）和玛巴洛沙韦（速福达）。奥司他韦的治疗剂量为每天2次，每次1粒，连续服用 5 天；玛巴洛沙韦则是一次性用药 2 粒，相当于奥司他韦 5 天的疗效。这些药物适用于有基础疾病、老年人、免疫力低下的人群，以及症状较重的患者。

对于普通人群，如果希望缩短病程、缓解症状，也可以使用这些抗病毒药物。此外，奥司他韦还可以作为预防药物使用，预防剂量为治疗剂量的一半，每天 1 次，每次 1 粒，连续服用至少 7 天。

何时就医

如果在家观察期间，症状持续不退（如高热 39℃ 以上持续较长时间）或出现合并症状（如胸闷、气急等），应及时就医。医生会根据病情进行明确诊断，并给予针对性治疗。

并发症预防

甲流和乙流可能引发一系列并发症，如肺炎、哮喘和慢性阻塞性肺疾病的急性加重、呼吸衰竭等。特别是高危人群（如有基础疾病、孕妇、肥胖者等），一旦感染流感，应尽早进行抗病毒治疗，以降低重症和并发症的发生风险。

居家康复注意事项

在居家康复期间，患者应充分休息、保证营养摄入、适当补充水分，并保持居家环境通风。体力恢复后，应适当进行活动，但应避免过度劳累。同时，应尽量避免与家人密切接触，以减少疾病传播。

甲流与乙流哪个更严重

总体而言，甲流的症状可能更为凶猛，传播范围和速度也更广。然而，这并不意味着乙流就不严重，特别是在高危人群中，乙流同样可能引发重症。因此，无论是甲流还是乙流，都应引起足够的重视。

医院应对措施

在流感高发季节，医院会做好医疗资源的储备工作，包括试剂、抗病毒药物和专业培训的医务人员等。同时，医院会加强分诊工作，将有呼吸道症状的患者尽量分诊到发热门诊就诊，以减少交叉感染的风险。

儿童预防流感

儿童是流感的高发人群，预防流感的关键是接种流感疫苗。此外，还应保证充足睡眠、均衡营养、适当运动和注意个人卫生习惯。在教室和家庭环境中，应保持有效通风，以降低病原体浓度。

接种流感疫苗后仍可能感染的原因

即使接种了流感疫苗，仍有可能感染流感。这可能是因为流感病毒存在不同的亚型或变异株，而疫苗可能无法覆盖所有亚型或变异株。此外，疫苗的免疫力不是终身的，随着时间的推移会逐渐减弱。因此，每年都需要接种流感疫苗以提高保护力。

家庭成员感染流感后的防护措施

如果家庭成员感染了流感，应尽量将其隔离在单独的房间内，减少交叉感染的风险。照顾患者的人员应佩戴口罩和手套，并在离开房间后及时洗手或消毒双手。患者房间应保持通风，并使用消毒纸巾擦拭患者接触过的物品。其他家庭成员应增强自身抵抗力，注意个人卫生习惯，并尽量减少与患者的密切接触。

有效通风的重要性

保持居家环境通风是预防流感的重要措施之一。每天通风至少2次，每次 0.5～1 小时，可以有效降低环境中病原体的浓度，减少感染风险。

如何区分流感与普通感冒

流感与普通感冒在病原体、症状和治疗方法上存在一定区别。流感由流感病毒引起，以全身症状为主（如高热、乏力、肌肉酸痛等），且可能引发并发症；普通感冒则由鼻病毒、腺病毒等引起，以呼吸道症状为主（如鼻塞、流鼻涕、打喷嚏等），病程较短且并发症较少。

在治疗上，流感可能需要使用抗病毒药物进行针对性治疗；而普通感冒则通常进行对症治疗即可。

流感是否一定会发热

虽然大部分流感患者会出现发热症状，但也有部分患者可能不出现发热症状。这可能与患者的自身抵抗力、感染的病毒载量等因素有关。因此，在流感季节出现呼吸道症状时，应及时就医并进行检测以明确诊断。

患者最关心的问题

在门诊过程中，患者最关心的问题往往是家庭成员如何预防流感感染。患者应尽早进行抗病毒治疗以减少传染性；在回家与家人接触时尽量佩戴口罩并做好个人防护；同时保持家庭环境通风和使用消毒措施以降低感染风险。对于老年人、儿童等易感人群，可以考虑使用预防药物如奥司他韦来预防感染。

通过今天的科普分享，希望大家能够更全面地了解甲流和乙流的相关知识，并掌握科学的预防和治疗方法。在流感高发季节保持警惕并采取有效措施保护自己和家人的健康。

扫描二维码
观看科普视频

04 | 发热咳嗽此起彼伏，抗菌药何时用？如何用？

复旦大学附属华山医院

秦晓华

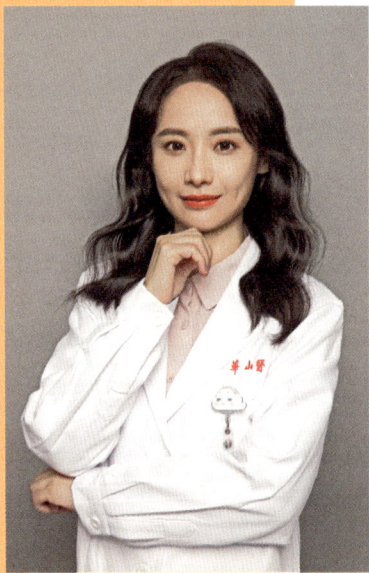

发热咳嗽频发，抗菌药何时用？如何用？本文主要从病原分析、就医指征、检查手段、药物使用四个方面进行阐述。

一、病原分析

近期，大人小孩发热咳嗽症状普遍，主要由多种病原体引起。流感方面，根据疾控中心第43周的数据，南方流感病例占比55%，北方3.9%，均高于2020年和2022年同期水平。同时，甲型流感H3N2型及偏肺病毒阳性率自8月份后小幅上升，11月中、下旬分别达到3.9%和3.1%。此外，鼻病毒、呼吸道合胞病毒、人偏肺病毒、腺病毒和副流感病毒等呼吸道病毒近期也有流行。

具体地看，1～5 岁儿童中，除流感病毒外，鼻病毒较为常见，可引起鼻塞、流涕等症状，部分鼻病毒亚型还可能引起发热、喘息样咳嗽。呼吸道合胞病毒在儿童中检出率升高，易导致 2 岁以下婴幼儿毛细支气管炎，主要症状为喘息样咳嗽，甚至影响睡眠。偏肺病毒主要影响 5 岁以下儿童，但近期 60 岁以上老年人检出率也呈高发态势，症状包括高热、咳嗽咳痰和喘息。腺病毒主要引起上呼吸道感染，如发热、咽痛咽红，在抵抗力下降时也可引起重症肺炎。副流感病毒则主要引起常规感冒症状，如鼻塞、流涕、咽痛，少数可引起喘息、剧烈咳嗽等下呼吸道表现。

支原体方面，自 7～8 月份开始流行，其发现已有上百年历史，每 5～15 年会有一个流行高峰。支原体不是细菌也不是病毒，颗粒大小介于细菌和病毒之间，属于较小的原核生物，无细胞壁，因此常规针对细胞壁的抗菌药如头孢菌素、青霉素对其无效。支原体培养困难，诊断依赖核酸技术或抗原、抗体检测技术。其症状包括高热、持续干咳，肺部听诊啰音不明显，有时甚至在肺部出现肺炎症状时，干、湿啰音也相对较少。此外，支原体还可能引起肺外表现，如剧烈头痛、肌肉关节酸痛、皮疹等。

肺炎链球菌是经典的大叶性肺炎主要病原菌，可引起高热、咳嗽咳痰，痰呈铁锈色，有时合并细菌性中耳炎。肺炎链球菌是鼻咽部正常定植菌，儿童携带率达 14.3%，成人也有携带。当抵抗力下降时，可能下行至下呼吸道引起肺炎，甚至通过血液等途径进入中枢系统引起脑膜炎。肺炎链球菌与流感病毒等病毒常有混合感染，在大叶性肺炎病原检出中占比前 1～2 位，为 15%～20%。与支原体不同，肺炎链球菌感染体征明显，可听到明显湿啰音。

二、就医指征

面对患儿发热咳嗽，家长往往纠结于是否就医。医院候诊时间长，担心交叉感染。应关注以下症状以判断是否就医。

1. 发热：前3天是关键期。如发热38～39℃，患儿精神、胃口尚可，可先在家用退热药观察。若能退到正常或37℃维持4～5小时，体温再上升可继续观察。若高热持续40℃，退热药无效，或体温不升小于35℃，需尽快就医。

2. 咳嗽：持续咳嗽可听咳嗽深浅。如为倾听嗓子咳嗽，可通过多喝水、民间小妙招如冰糖炖梨等保持呼吸道湿润，观察咳嗽是否缓解。若咳嗽深伴咳痰，严重影响睡眠（如半小时内无法入睡），或伴有大量不易咳出脓痰、痰中带血丝，需就医。

3. 其他症状：呼吸急促、血氧饱和度低于90%或95%以下人已难受、吸气三凹征（胸骨上凹、锁骨上凹明显塌陷）、高调犬吠样咳嗽、精神萎靡、持续头痛、关节肌肉剧烈酸痛、皮疹等肺外表现出现时，也需就医。

三、检查手段

就医后，医生可能会考虑以下检查手段以明确病原。

1. 血常规及炎症指标：包括白细胞、中性粒细胞、血红蛋白、血小板等，可动态观察感染情况及严重程度。C反应蛋白、淀粉样蛋白A（SAA）等炎症指标可提示细菌感染可能。

2. 抗体检测：针对支原体、流感病毒、副流感病毒、腺病毒等病毒IgM抗体检测，有一定假阳性率和假阴性率，需结合其他检测手段综合判断。

3. 抗原检测：如甲乙流抗原检测，方便居家进行，但检出率较低，假阴性率较高。采样时推荐鼻咽部或口咽部合并采样以提高检出率。

4. 核酸检测：整合多种病原的核酸检测面板可一次性检测多种病原，结果准确但耗时较长。部分医院有快速核酸检测试剂盒，可缩短检测时间。

5. 呼吸道标本培养及药敏试验：针对有痰或考虑下呼吸道感染的患者，可取呼吸道标本进行培养及药敏试验以明确病原并指导用药。

6. 胸片及 CT：胸片方便快捷，但可能受心脏等遮挡影响判断。CT 分辨率更高，可更好地反映肺部细节，但放射性较强。现代 CT 多为高分辨率 CT，放射量相对安全。

四、药物使用

1. 抗病毒药：目前针对流感病毒有奥司他韦和马巴洛沙韦两种药物。奥司他韦阻断病毒在细胞内复制后的出芽过程，适用于 1 岁以上儿童及成人，疗程为 5～7 天。马巴洛沙韦直接抑制病毒 RNA 合成，目前中国批准用于 12 岁以上人群，疗程 1 剂。两者均对活病毒有抑制作用，使用前后需与流感活疫苗间隔一定时间。

2. 抗菌药：

（1）青霉素类：作用于细菌细胞壁，对肺炎链球菌有强大抗菌活性。需分次给药以发挥应有作用。主要不良反应为速发性过敏反应，使用前需进行青霉素皮试。青霉素皮试阳性者可隔一段时间后重新皮试以评估过敏性休克风险。

（2）头孢菌素类：与青霉素类结构相似，也作用于细菌细胞壁。分一、二、三、四代，各代对抗病原菌不同。需记清使用过的头孢菌素种类以避免交叉过敏。一般需分次给药。部分头孢菌素与钙盐有配伍禁忌，使用时需注意。

（3）大环内酯类：以阿奇霉素为代表，作用于细菌蛋白合成部件，对不典型病原菌有效。目前支原体指南一线推荐药物，但耐药率较高。基于支原体自限性、阿奇霉素免疫调节作用及临床给药方便性等因素，仍被广泛使用。主要不良反应为胃肠道刺激，可饭后服用或延长疗程至 5～6 天以减轻刺激。

（4）四环素类：阿奇霉素耐药后可选药物，抗菌谱广。多西环素和米诺环素引起四环素牙风险较低，美国儿科协会指南推荐 8 岁以上儿童使用。主要不良反应为胃肠道反应和光敏感。

（5）喹诺酮类：如左氧氟沙星、莫西沙星等，抗菌谱广，包括肺炎链球菌和支原体。但 18 岁以下儿童禁用，基于动物研究显示，可能影响关节软骨发育。成人使用需注意心电图上 QT 间期延长、光敏感等不良反应及与其他药物的相互作用。

面对病毒、细菌、支原体横行的当下，预防是关键。需注意营养均衡、保证睡眠、多到户外运动、保持心情愉悦。公共场合需戴好口罩，回家后及时洗手，家中定期通风。高危人群如小孩、老年人应及时接种流感疫苗和肺炎链球菌疫苗。

扫描二维码
观看科普视频

05 | 中医药治疗流行性感冒

上海中医药大学附属曙光医院

徐贵华

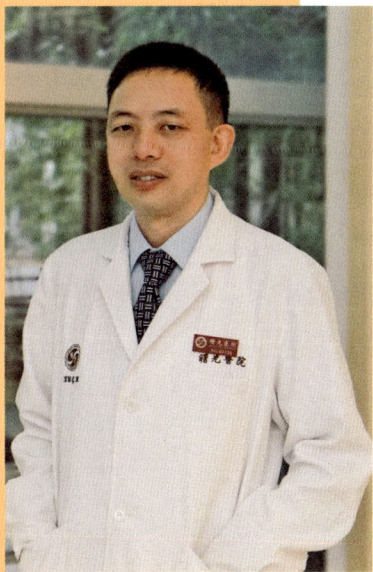

近期，许多流感患者纷纷咨询中医药防治流感的方法。在此，我将详细阐述中医药如何治疗流行性感冒。

流行性感冒在秋冬季节尤为高发。从中医角度来看，流感被称为“时行感冒”，是由感受外感风邪、时行疫毒等外邪侵袭人体所致。现代医学主要采用流感疫苗和抗病毒药物为主治疗，而中医药治疗流感的方法和手段同样多样，主要包括中药辨证治疗和非药物疗法，如针刺、艾灸、中药熏洗、拔罐治疗等。

在中医药辨证治疗方面，中

医将流行性感冒主要分为风寒感冒、风热感冒、气虚感冒以及暑湿感冒等类型。对于风寒感冒，治疗以发散风寒为主，常选用荆防败毒散加减；对于风热感冒，则采用清热解毒为主，选用银翘散加减；对于气虚感冒，治疗以益气解表为主，选用参苏饮加减；对于暑湿感冒，则以清暑祛湿为主，选用藿香正气散加减。

在非药物疗法方面，针刺疗法通过针刺风池、大椎、曲池、合谷等穴位，起到疏风解表、清热解毒的作用，有助于促进患者病情的恢复。艾灸治疗则是将点燃的艾条置于患者特定穴位上如大椎、风门等，通过温热刺激达到疏通经脉、散寒止痛的目的。中药熏洗疗法则是应用中药汤剂熏蒸或淋洗患者身体的某一部位，借助药力打开皮肤毛孔，促进药物进入患者体内，如煎煮特定药物熏洗足部，以辅助治疗流感。拔罐治疗则采用以罐为工具，通过燃烧、抽吸空气等方式产生负压，吸附于患者体表，达到通经活络、疏风散寒等作用，有助于缓解流感患者发热、头痛等症状。

在治疗期间，建议患者戴口罩，多通风，勤洗手，保持清淡饮食，注意休息，防寒保暖。总体而言，在治疗流感时，我们强调在抗病毒治疗的同时，联合中医药辨病加辨证综合治疗，以有效减轻流感症状，减少重症病例出现，并有效预防流感的发生。

扫描二维码
观看科普视频

06 | 高热、气促、咳嗽，小心腺病毒作祟

上海交通大学医学院附属上海儿童医学中心

唐铭钰

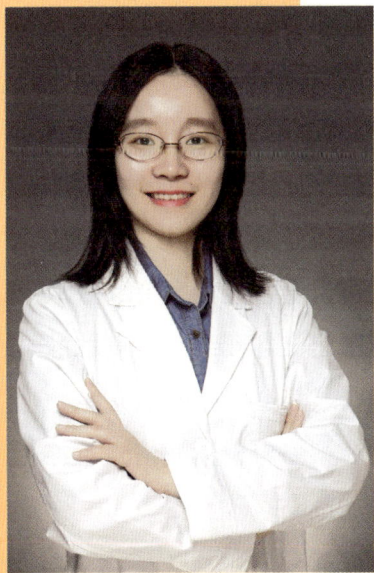

腺病毒属于哺乳动物腺病毒属，其感染潜伏期一般为2～21天，平均为3～8天。腺病毒可引起多种疾病，包括肺炎、支气管炎、膀胱炎、眼结膜炎、胃肠道疾病以及脑炎等，其传播途径主要有飞沫传播、接触传播和粪口传播。与呼吸道感染相关的腺病毒主要包括比亚属、C亚属和E亚属，其中重症肺炎常见的类型为3型和7型。

腺病毒感染后，起病均较急骤。轻症患者通常在发病初期即出现39℃以上的高热，伴随咳嗽、喘息等症状，体温一般在7～

11天内恢复正常，其他症状也随之消失。重症者则可能持续高热2～4周，一些患儿的最高体温可超过40℃。此外，呼吸困难常在病后3～5天出现，并伴有全身中毒症状，如精神萎靡、烦躁、易激惹甚至抽搐；部分患儿可能出现腹泻、呕吐或严重腹胀，少数还可能有结膜充血或扁桃体渗出。

对于腺病毒感染的治疗，主要采取以下几种措施。

1. 抗病毒治疗：轻症患者多呈自限性，应避免过度治疗。目前常用的抗病毒药物（如利巴韦林、阿昔洛韦、更昔洛韦）对腺病毒的疗效尚不确切；而西多福尔主要针对免疫低下儿童的腺病毒肺炎，但其疗效和安全性仍待进一步确认。

2. 氧疗与呼吸支持：对于出现呼吸困难的患儿，应尽早给予氧疗，可选择鼻导管吸氧或高流量通气。如果经过普通氧疗或无创通气、高流量通气后病情无改善，则可考虑采用机械通气辅助治疗。

3. 免疫调节治疗：静脉注射丙种球蛋白可通过抑制和中和炎症因子来提高机体免疫功能，主要用于重症腺病毒肺炎；若合并中毒症状、脓毒症或持续喘息时，可短疗程加用小剂量糖皮质激素以减轻炎症反应。

4. 气管镜检查与治疗：气管镜检查不仅可以直接观察病变、获取肺泡灌洗液进行病原检测，还可通过支气管镜钳夹坏死组织和刷取灌洗黏液栓，从而畅通气道，尤其适用于存在明显气道阻塞的患儿。

腺病毒感染具有较高的临床危害性，治疗策略应根据病情轻重综合应用，以期达到最佳治疗效果。

扫描二维码
观看科普视频

07 | 打呼噜？警惕呼吸暂停

上海市养志康复医院

兰丹梅

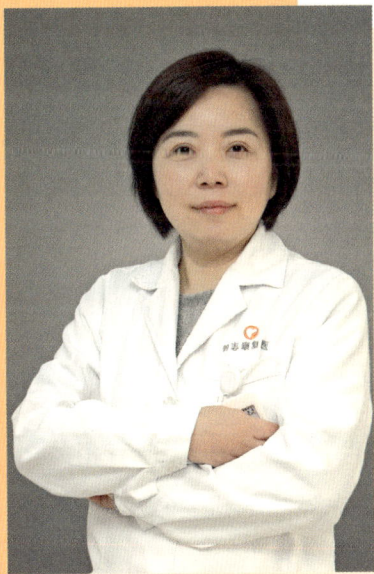

打呼噜不是睡得香，可能是疾病预警。很多人认为睡觉打呼噜表示睡得香，其实，这是一种常见的误区。打呼噜可能是疾病的信号，尤其可能提示患有阻塞性睡眠呼吸暂停综合征（简称OSA）。

什么是OSA

OSA是指睡眠时由于气道部分或完全阻塞，导致呼吸变浅或暂停。当气流通过狭窄的气道时，会产生震动发出呼噜声；若气道完全阻塞，呼噜声会消失，出现憋气或呼吸暂停现象。每次呼吸暂停可能持续数秒至数分钟，造成缺氧、频繁觉醒，从而影响睡眠质量。

常见的诱因

1. 肥胖：颈部及胸部脂肪增多，增加睡眠时气道塌陷风险。

2. 咽部结构异常：如舌头大、下颌小、扁桃体肥大、咽腔狭窄等，都可能导致气道阻塞。

3. 年龄增长：随着年龄增大，肌张力下降、软组织松弛，更易引发气道塌陷。

OSA 的影响不容忽视

它不仅会造成夜间睡眠质量差，导致白天嗜睡、头晕、头痛、记忆力减退、注意力不集中，还可能引发高血压、糖尿病、高血脂等代谢性疾病，甚至诱发心脑血管事件，严重时可致猝死。

如何诊断与治疗

若您或身边人出现打呼噜，建议及时就医，通过睡眠呼吸监测评估是否存在呼吸暂停及其严重程度。治疗方式根据病情分为如下 2 种。

1. 轻度 OSA：可通过减重、加强锻炼、侧卧睡姿等生活方式干预改善。

2. 中重度 OSA：推荐使用持续气道正压通气治疗，即夜间佩戴无创呼吸机。

若存在咽部结构异常，也可选择手术治疗。

总之，打呼噜并非"睡得香"，可能隐藏严重健康隐患。若有相关症状，请及时前往医院进行检查，及早干预，保障睡眠和生命健康。

扫描二维码
观看科普视频

08 | 撸猫人的哮喘日记

上海交通大学医学院附属瑞金医院

戴然然   汤 葳

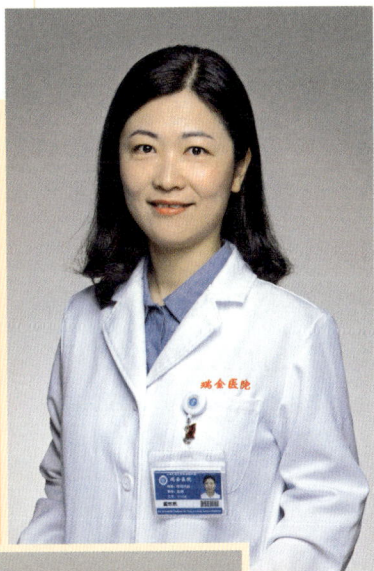

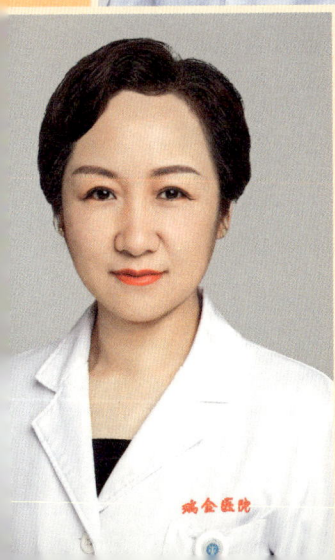

你是否了解，过敏性哮喘患者在面对宠物，尤其是猫咪时，可能会经历的身心困扰？对于那些热爱动物却饱受哮喘困扰的人们，他们的内心挣扎与寻求解脱之路，或许正是你所关心的。

有一位过敏性哮喘患者名叫小李，他发现家中的猫咪在换毛季节更加频繁地掉毛，这导致他的哮喘症状明显加剧，身上也开始出现瘙痒。他一度考虑将猫咪送人，以减轻自己的健康负担。然而，在深思熟虑后，他决定先寻求专业医生的帮助。

几天后，小李前往医院就诊，

他向医生详细描述了自己的症状，包括鼻炎、咳嗽、皮肤瘙痒以及眼睛痒等。医生指出，春季是哮喘症状容易加重的季节，尤其对于家中有宠物的患者而言。为了更全面地了解小李的病情并制定合适的治疗方案，医生建议他进行一些相关检查，并安排了一个多学科会诊的门诊，邀请各个科室的专家共同参与讨论。

过了1周后，小李的检查报告出来了。他发现自己之前依赖的常规药物治疗已经无法有效延缓病情进展。医生在询问了他的日常用药习惯后，指出他在使用鼻喷药物前未能充分清洗鼻腔，这可能影响了药物的效果。医生建议他在喷药前先使用盐水清洗鼻腔，并强调日常保湿、避免刺激和搔抓、保持心情稳定等对于改善哮喘症状的重要性。

此外，医生还介绍了一种新型的生物靶向治疗方法，这种方法通过皮下注射，每2周1次，能够显著改善患者的整体状态。如果小李愿意尝试这种方法，他可以到医院的护理门诊接受治疗。

小李对医生们的讲解表示衷心感谢，并表示会积极配合治疗。这个诊治流程，其实正是过敏性哮喘患者在寻求专业帮助时可能经历的一个典型过程。从专病门诊到专家门诊，再到多学科团队会诊，医院为患者提供了全方位的诊疗服务，旨在帮助他们实现轻松呼吸，重拾愉悦心境。

对于其他同样面临这一困扰的过敏性哮喘患者而言，小李的经历或许能提供一些有益的启示和参考。在面对宠物与健康之间的抉择时，寻求专业医生的帮助、了解最新的治疗方案、积极配合治疗，都是至关重要的。

扫描二维码
观看科普视频

09 | 流感季到来
我们能做些什么

上海交通大学医学院附属上海儿童医学中心

沈 楠

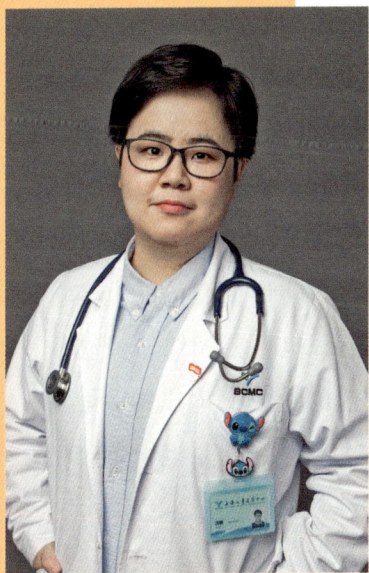

流感，全称流行性感冒，虽然名字中含有"感冒"二字，但它与日常生活中常见的普通感冒截然不同。简单地说，流感是由流感病毒引起的一种较为严重的呼吸道感染，常常在冬季和春季暴发。而普通感冒则病情轻微，由其他病毒或病原体引起，全年均可能发生。因此，人们常说的"感冒"并不等同于流感。

根据世界卫生组织统计数据，全球每年约有 5% 的成年人感染流感，儿童感染率更高，约达 20%。流感不仅带来大量的临床病例，其严重后果也令人担忧：每年因流感引发的并发症而死亡的患者可能超过 25 万人，尤其是 5 岁以下儿童、65 岁以上老年人以及患有慢性基础性疾病的人群，死亡风险更显著。流感病毒主要通过空气中的飞沫传播，同时也能通过接触被病毒污染的物品而传播，从而使得流感在社区及公共场所中更易扩散。

预防流感，我们需要注意日常习惯，牢记"开窗通风、认真洗手、均衡饮食、锻炼身体"这十六字箴言。当然，我们还有更强有力的预防武器——流感疫苗。流感疫苗是预防流感最有效的手段，它能显著降低感染流感和出现严重并发症的风险。目前，我国批准上市的流感疫苗主要包括两大类，肌内注射的 3 价和 4 价灭活疫苗以及鼻喷的减毒活疫苗。这 2 种疫苗各有适应人群和使用注意事项，家长和接种者可根据当地可接种单位的安排和自身情况选择适合的疫苗，并不存在优先推荐的绝对差异。

关于接种流感疫苗的注意事项：6 个月至 3 岁的儿童若为首次接种，建议注射 2 剂，且 2 剂之间间隔不少于 4 周；对于既往有接种史的儿童，则通常只需接种 1 针。3 岁以上儿童及成人一般仅需接种 1 针即可。理想状态下，所有流感疫苗接种工作应尽量在每年 10 月底前完成，这是因为接种后通常需要 2～4 周才能形成有效的抗体屏障。但是如果在 10 月底前未能及时接种疫苗，也不要纠结，流感季节内接种仍比不接种更好。此外，而流感疫苗的免疫保护作用一般可持续 6～8 个月，且流感病毒具有快速变异的特性，世卫组织每年都会根据流行毒株更新疫苗成分，因此建议每年按时接种。

对于选择鼻喷的减毒活疫苗的家长或接种者，需要注意以下人群应避免接种：接种前 48 小时内服用过抗流感药物者；曾患哮喘、免疫低下或与免疫低下者密切接触的儿童；孕妇以及正在常规使用阿司匹林治疗的小朋友。家长在选择疫苗时，除严格禁忌证外，可根据当地疫苗供应情况和儿童实际情况，自主选择接种方案。

流感疫苗安全性良好，但接种后个别儿童可能出现轻微反应，如发热、皮疹、注射部位轻微肿胀，甚至有些孩子可能出现短暂的呕吐、肌肉酸痛或乏力。这些反应通常在48小时内自行缓解。家长可在家中密切观察孩子的状况，给予对症处理；如发现异常或持续较长时间的不适，建议及时就医。

流感防控不仅需要每个人在日常生活中自觉采取科学的预防措施，更需要借助流感疫苗这一“现代武器”来构筑群体免疫屏障。了解流感的科学知识，掌握疫苗接种的规范与注意事项，将有助于我们在每个流感季节更好地保护自己和家人，共同抵御流感带来的健康威胁。

扫描二维码
观看科普视频

10 | 你了解百日咳吗

上海东方肝胆外科医院

陈吉泉

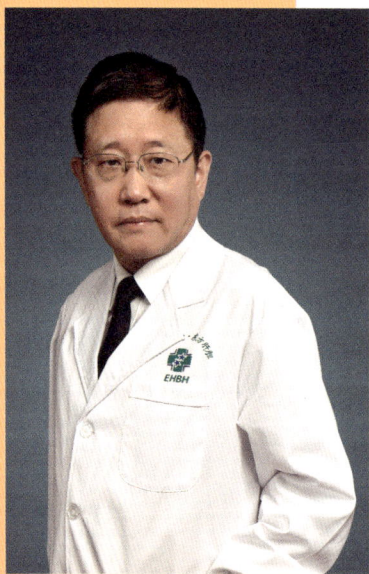

百日咳是一种由百日咳杆菌感染引起的急性呼吸道传染病，通过呼吸道飞沫传播。潜伏期一般为2～21天，从潜伏期末1～2天开始至感染后6周内均具有传染性。

本病的典型表现为阵发性痉挛性咳嗽，伴有鸡鸣样吸气声，病程通常为6～8周。若未能及时治疗，咳嗽症状可持续2～3个月。百日咳多见于5岁以下儿童，但近年来青少年及成年人发病呈上升趋势，且症状表现往往不典型。

接种百日咳疫苗是有效的预

防手段，核酸检测有助于快速确诊。确诊后患者应接受隔离治疗，治疗措施包括止咳对症处理、雾化吸入和抗生素治疗。

抗生素首选大环内酯类药物，如红霉素、阿奇霉素或罗红霉素，也可使用复方新诺明。对于病情严重的患者，建议住院治疗。

扫描二维码
观看科普视频

11 | 肺结节真的那么可怕吗

上海交通大学医学院附属仁济医院

唐 健

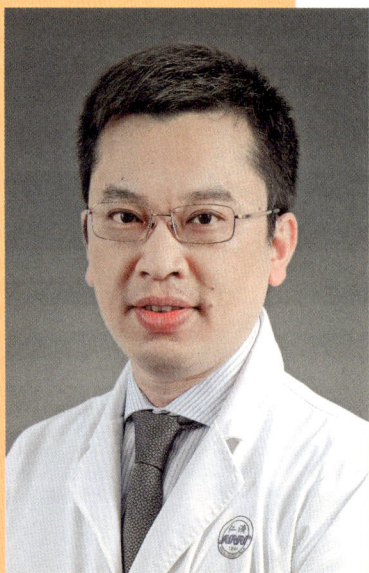

一、肺结节的定义与分类

肺结节是一种影像学上表现为小于 3 厘米的局灶性类圆形密度增高影，周围被含气肺组织包绕，可单发或多发。它本身只是影像学上的病灶描述，并不直接代表恶性。肺结节主要分为 3 类：纯磨玻璃结节、混合性磨玻璃结节和实性结节。纯磨玻璃结节不含实性成分，混合性磨玻璃结节含有实性成分，而实性结节则完全为实性。

二、肺结节的形成原因

肺结节的形成原因多样，主要包括感染性病变、炎症性病变、恶性肿瘤以及良性肺部肿瘤等。感染性病变如细菌、病毒、结核菌和真菌感染均可导致肺结节。炎症性病变如间质性肺炎和炎性肉芽肿也可能形成肺结节。恶性肿瘤方面，原发性肺癌和转移性肺癌均可表现为肺结节，其中原发性肺癌多为磨玻璃样结节或实性结节，而转移瘤则通常非磨玻璃结节。此外，还有一些良性肺部肿瘤和其他原因如肺内出血、肺水肿、肺部炎症瘢痕等也可能形成肺结节。

三、肺磨玻璃样结节的详解

肺磨玻璃样结节是 CT 上边界清楚或不清楚的肺内密度增高影，其病变密度不足以掩盖正常肺血管或支气管。它可以是恶性肿瘤、良性肿瘤、炎症、肺间质性病变或正常肺内淋巴结等。磨玻璃结节多数无症状，进展缓慢。研究表明，小于 5 mm 的磨玻璃结节在 6 年观察期中，仅 10% 左右出现缓慢进展，最终 0.9% 发展为浸润性肺癌。纯磨玻璃结节平均出现实性成分的时间约为 3.6 年，恶性病变发生率较低，约为 18%；混合性磨玻璃结节恶性概率相对较高，约为 60%。

四、发现肺结节后的应对策略

面对肺结节，我们应重视但不焦虑。应到专业医院专科门诊就诊，或通过网络平台咨询专业医生。就诊前需准备好既往影像学资料，最好为 DICOM 格式的电子文件或含二维码的 CT 影像报告，以便医生充分判断（传统胶片或者 JPG 格式的普通图像文件不足以精确判断结节特征和性质）。医生通常会建议进行薄层 CT 甚至三维重建，以了解结节的大小、密度等特征。首次发现肺结节时，医生通常会建议患者随访观察，以便了解肺结节生长习性（生物学行为）。对于实性结节或混合性磨玻璃结节，可能会尝试进行抗感染治疗，并在 1～3 个月后复查 CT。

手术是治疗肺结节的一种手段，但手术时机需严格把握。仁济医院的原则是在保证治疗效果的前提下，尽量延迟手术时间，以尽可能避免手术带来的相关风险和减少对患者生活质量的影响。对于心理状态焦虑的患者，医生可能会更积极地进行手术治疗以缓解其心理压力。手术切除范围的选择需根据结节位置和大小等因素个体化制定。

五、肺结节随访观察的关键指标

在随访观察过程中，需特别注意结节的大小、密度变化以及磨玻璃结节中实性成分的出现和进展增大。这些指标是判断疾病进展的关键因素。随访的目的是了解肺结节的生长习性，评估其恶性程度，并制定更好的治疗规划。

六、关于肺结节的误解与澄清

关于肺结节，存在一些常见误解。例如，并非所有肺结节都需手术。手术后病理结果通常分为原位癌、微浸润腺癌和浸润性腺癌等。原位癌和微浸润腺癌治愈率较高，分别可达 100% 和 98% 以上。即使对于浸润性腺癌，小于 1 cm 的病灶治愈率也超过 90%，且转移可能性非常低。因此，在面对肺结节时，应保持理性态度，避免过度恐慌。

七、肺结节的治疗方式

除了手术外，肺结节的治疗方式还包括随访观察、微波消融、立体定向放疗和药物治疗等。对于大多数结节，尤其是小的纯磨玻璃结节，可以大胆选择随访观察。微波消融适用于部分小结节患者，特别是类圆形的纯磨玻璃结节，但是治疗效果还需要更长期的随访观察来明确。立体定向放疗则适用于年纪较大或肺功能不能耐受手术的患者。药物治疗通常针对多发性肺癌或存在特异性靶向治疗靶点的患者。

综上所述，肺结节并不可怕。面对肺结节，我们应保持理性态度，积极寻求专业医生的帮助，并根据医生建议制定个性化的治疗方案。通过科学的随访观察和必要的治疗手段，我们完全有可能完胜肺结节这一挑战。

扫描二维码
观看科普视频

12 | 咳嗽了怎么应对

上海市第六人民医院

陆 奕

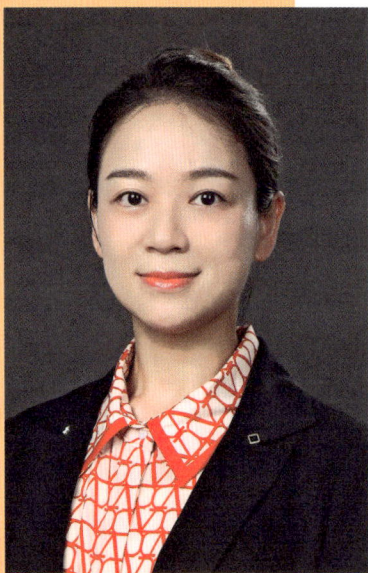

面对持续咳嗽的症状，患者应谨慎对待并寻求专业建议。有患者因咳嗽 2 个月余而求诊，询问是否可以开具抗生素。医生首先询问了患者是否进行过血液检查、胸片或胸部 CT 等诊断手段，得知均已完成后，进一步询问咳嗽的性质及伴随症状。患者表示咳嗽无痰，偶有喘息，尤其在夜间及言语增多时加剧，且已尝试多种止咳药物而未见效。医生建议患者进行肺功能检查以明确诊断。

咳嗽作为一种生理反射，虽有保护作用，但频繁或剧烈的咳嗽也会对患者的生活和工作造成显著影响，甚至引发头痛、腹痛、呕吐、小便失禁及晕厥等并发症。

成人咳嗽按持续时间可分为急性咳嗽、亚急性咳嗽和慢性咳嗽3类。急性咳嗽，即持续时间小于3周的咳嗽，通常由普通感冒或气管支气管炎引起，治疗以对症为主，可选用强力枇杷露、复方甘草等止咳合剂，除非有细菌感染证据，否则不推荐常规使用抗生素。亚急性咳嗽，即持续时间为3~8周的咳嗽，多由病毒性感冒如新冠感染、甲流感染引起，表现为干咳为主，胸部X线检查通常正常，此类咳嗽多可自行缓解，对症治疗为主，治疗无效时需考虑咳嗽变异性哮喘、上气道咳嗽综合征等疾病。慢性咳嗽，即持续时间≥8周的咳嗽，且胸部X线检查无明显肺部病变，是呼吸内科最常见的症状之一。研究显示，咳嗽变异性哮喘、胃食管反流性咳嗽、上气道咳嗽综合征等导致的慢性咳嗽占比可达80%。建议患者进一步完善病史及体格检查，并进行胸部CT和肺功能检查以明确诊断，门诊无法确诊者建议住院治疗。

面对咳嗽，患者无须过度紧张或焦虑。对于本身患有慢性肺病的患者，如支气管扩张、慢性阻塞性肺病、间质性肺病等，应认识到轻度咳嗽可能伴随终身，但若咳嗽、咳痰、胸闷等症状加重，应及时前往呼吸内科就诊。

扫描二维码
观看科普视频

13 | 什么是 COPD ——了解慢性阻塞性 肺疾病

上海市肺科医院

季佳雯

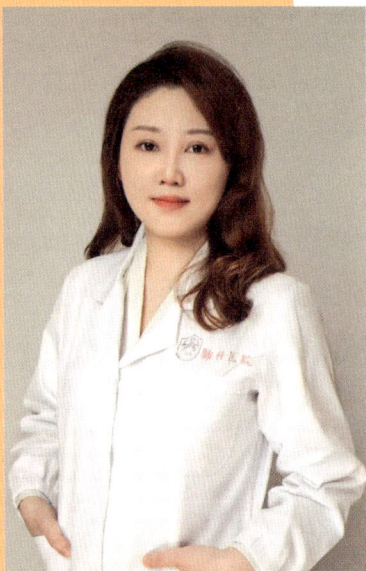

慢性阻塞性肺疾病 COPD 是"慢性阻塞性肺疾病"的缩写，是一种慢性进行性的肺部疾病，主要表现为气道阻塞和呼吸困难。COPD 通常由吸烟、空气污染及其他吸入性有害物质（如二手烟、工业废气和生物燃料烟）引起，其中长期吸烟是最主要的危险因素。

COPD 主要包括 2 种类型：一种是慢性支气管炎，表现为气道炎症和黏液分泌增加，导致气道狭窄和咳嗽排痰；另一种是肺气肿，其特点是肺泡结构破坏，导致肺组织弹性下降，从而影响气体交换和呼吸功能。

关于 COPD，我们将学习如何更好地管理这一疾病，提高生活质量。如果你是吸烟者，我强烈建议你尽快戒烟，因为这是缓解疾病的重要一步。

首先，应严格按照医生的治疗计划进行药物治疗，通常包括吸入性药物，这些药物可以帮助扩张气道、改善呼吸。我将分享几张图片，指导大家如何正确使用吸入性药物。

其次，合理的饮食和营养也非常重要。增加水果、蔬菜和全谷物的摄入有助于维持免疫力和能量；适度的锻炼对 COPD 患者也非常有益，医生会根据你的情况建议适当的运动方式，以增强心肺功能和耐力。COPD 患者可进行缩唇式呼吸、腹式呼吸和吹气球等呼吸功能锻炼。此外，有氧运动如慢跑、步行、骑自行车和登山等均可改善呼吸功能。

最后，要重点谈一谈家庭氧疗。对于氧饱和度较低的患者，医生可能会建议进行家庭氧疗。长期家庭氧疗一般采用鼻导管吸氧：对于一型呼吸衰竭患者，建议使用高流量吸氧，每分钟 4～6 L；对于二型呼吸衰竭患者，则一般使用低流量吸氧，每分钟 1～2 L，最高不超过 3 L，且每天吸氧时间应大于 15 小时。如果在家中出现呼吸困难或氧饱和度下降，请及时就医。同时，平时应定期确认吸氧装置是否完好，确保设备功能正常。

总之，COPD 是一种需要患者、家属和医务人员三方共同努力管理的疾病。患者的积极配合和家属的支持有助于缓解疾病的发展，从而提高生活质量。

扫描二维码
观看科普视频

14 | 孕期感冒发热该怎么办

复旦大学附属妇产科医院

朱 好

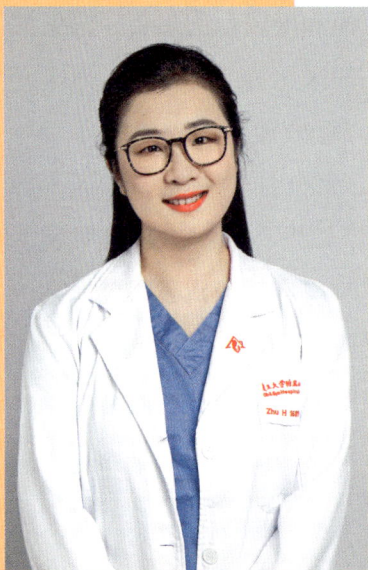

　　孕期感冒和发热是孕妇常见的问题。实际上，大多数感冒均为病毒性感染，通常不伴随细菌感染。医生会根据症状进行辨别，例如，若是伴有咳嗽、咳痰，尤其是咳黄色脓性痰，则可能合并上呼吸道细菌感染。

　　对于单纯病毒性感冒，建议孕妇采取提高自身抵抗力的措施，包括充分休息、合理膳食和充足睡眠。一般情况下，病毒性感冒在1周左右可自行缓解。

　　在感冒过程中，若出现发热情况，则需要关注体温变化。一般地说，当体温达到38.5℃以上时，应考虑进行物理降温及使用退热药。若孕妇基础体温较低，体温达到38℃左右而感到不适，也可适当采取物理降温措施。物理降温方法包括：在额头、颈部、腋下及大腿腹股沟等散热较快部位使用冰宝贴等降温用品。

在药物治疗方面，孕期建议使用单一成分的对乙酰氨基酚进行退热治疗。如果使用退热措施数小时后症状无缓解或加重，应及时前往医院就诊。此外，若疑似合并细菌感染，医生会根据具体情况选择安全分级较高的抗生素，如青霉素类、头孢类或阿奇霉素进行治疗。

扫描二维码
观看科普视频

15 气管镜有什么作用

上海中医药大学附属岳阳中西医结合医院

陈彤宇

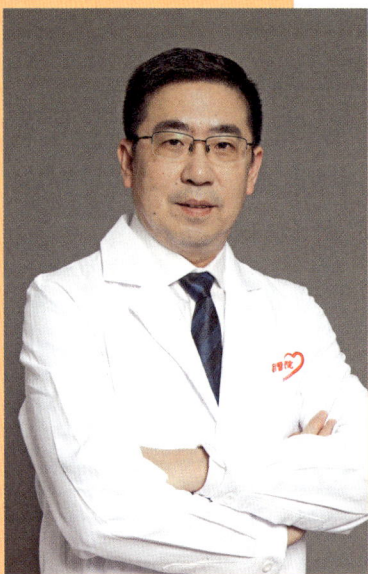

气管镜的检查原理与胃镜、肠镜相似，只是其工作场所为气管。胃镜和肠镜用于检查胃部和肠道，而气管镜则用于检查气管内是否存在异常。

气管镜主要具备两大功能：诊断与治疗。

在诊断方面，气管镜能够发现气道内的新生物，并对其进行活检以明确性质。对于肺部感染患者，气管镜可进行支气管肺泡灌洗，灌洗液可用于细菌培养，从而辅助诊断。

除了诊断功能，气管镜还具备显著的治疗作用。例如，当异物误入气管时，可通过气管镜将其取出。手术后患者若咳痰困难，气管镜可用于吸痰。目前，气管镜在气道内肿瘤的治疗中也发挥着重要作用，可结合其他设备对肿瘤进行消融治疗。在胸部疾病的诊断和治疗中，气管镜扮演着至关重要的角色。

多种情况下，患者需进行气管镜检查。例如，不明原因的咯血、刺激性咳嗽或气道被痰液堵塞等，气管镜均可发挥重要作用。特别是对于儿童，若不慎将异物吸入气道，气管镜可用于异物取出。此外，在术前，气管镜检查有助于判断气管切除的范围，确保手术的精准进行。

关于气管镜检查的舒适度，现代麻醉技术已实现无痛检查。患者可在无痛状态下完成检查，医生操作也更加顺利。

综上所述，气管镜在呼吸系统疾病的诊断和治疗中具有重要作用，其应用广泛且效果显著。

扫描二维码
观看科普视频

16 | 无创呼吸机
居家使用须知

上海市第十人民医院

迪丽达·杜孜叶勒拜

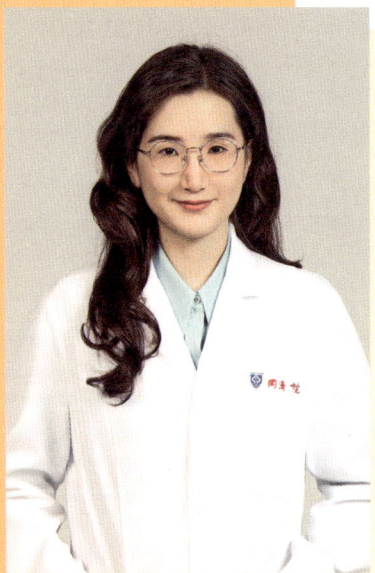

慢性阻塞性肺疾病是一种较严重的致死性疾病，其特征是气流受限导致的呼吸困难。当患者处于稳定期时，可通过药物治疗来控制病情。然而，若药物治疗效果不理想，患者出现低氧血症、血二氧化碳升高或呼吸费力等任意一种情况时，则需佩戴无创呼吸机。无创呼吸机能够减轻患者的呼吸负担，延长寿命，并提高生活质量。对于慢性阻塞性肺疾病患者而言，应使用双水平呼吸机。以下是居家使用无创呼吸机的规范步骤。

1. 安装机器。连接呼吸机管

道，并向湿化器中加入蒸馏水，随后连接电源。

2. 接入氧气。将氧流量调节至适当水平。

3. 佩戴面罩。将面罩稳妥地戴在患者脸部，松紧度以（可插入）一二指为宜。

4. 开机调节。打开电源键，调节呼吸机参数至适宜水平。呼吸机开始工作后，家属需注意呼吸机的工作状况，确认是否有报警、管路脱落等情况。

5. 观察状况。在使用过程中，家属应持续观察患者，如出现青紫发绀、氧饱和度下降等情况，应立即联系工程师对呼吸机参数进行重新调节，以满足患者的呼吸需求。

此外，为预防压疮，使用前应在面罩与脸部皮肤容易受压的部位贴上减压贴。同时，确保面罩的系带松紧适中，并检查漏气情况。可将手呈喇叭状贴于两侧脸颊，感受是否有气流通过。在使用过程中，应保持管路通畅，翻身时小心避免管路受压、打折或断开。当管路堵塞或断开时，呼吸机通常会发出报警，此时应及时检查并处理。使用后应使用清水洗净并消毒面罩，呼吸机管路每7天清洁一次。在饮食建议方面，患者应少食多餐，避免过饱。饮食后立即使用无创呼吸机可能导致不适，因此进食后应端坐或半卧休息，避免立即躺下。

在使用无创呼吸机时，患者需避免以下误区：一是先开机后戴面罩，这可能导致患者感到气流过大而无法耐受。正确的做法是先戴好面罩，再连接呼吸机管路并开机送气；二是认为面罩松一点更好，面罩如不紧贴面部会导致非正常漏气，影响治疗效果；三是认为仅需白天使用，患者在夜间更需要使用无创呼吸机，并可能需要更大的压力设置；四是过分关注佩戴的舒适度而忽视呼吸频率、氧饱和度等指标，这些指标是判断呼吸机运作状态是否满足患者呼吸需求的关键。

无创呼吸机的参数设置并非一成不变，而是需根据患者的病情进行调整。在使用过程中，如出现症状改善不明显、憋气、面色发乌、缺氧症状或心律失常等不适情况，应及时联系医生或呼吸机售后进行参数调整。

慢性阻塞性肺疾病患者在居家使用呼吸机的过程中，如出现以下情况，需及时到医院治疗：症状显著加剧，如突然出现静息状况下呼吸困难；出现新的体征或原有体征加重，如发绀、外周水肿；神志改变；有严重的伴随疾病；高龄患者的急性加重等。总之，在使用家用无创呼吸机时，务必遵循医嘱和操作指南，确保安全和有效性。如有任何疑问或不适，请及时就医咨询。

扫描二维码
观看科普视频

17 | 小气道病变诊断及治疗

复旦大学附属中山医院

佘　君

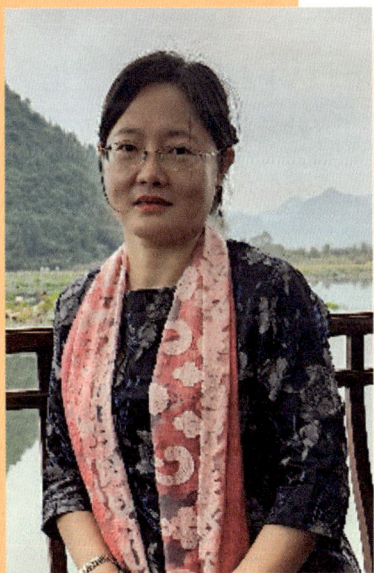

　　小气道病变是指管径小于 2 mm 的气道在早期阶段的病变，常见于吸烟者、暴露于空气污染环境中的患者以及慢性气道疾病患者，如支气管哮喘和慢性阻塞性肺病（COPD）。

　　小气道在慢性气道疾病中扮演重要角色。传统观念认为哮喘是大气道炎症性疾病，但研究发现哮喘实际是慢性气道炎症性疾病，不规则地发生于整个气道，包括大气道、小气道及肺实质。哮喘的小气道存在普遍炎症浸润，导致气道壁结构重塑，包括细胞外基质、黏膜层、平滑肌层及动脉外膜等。尽管检测小气道的方法受限，但小气道是一个并不安静的区域。研究证实，约 91% 的哮喘患者存在小气道功能障碍，且随着哮喘严重程度增加，小气道功能障碍的患病率明显升高。

COPD 患者也存在小气道病变。与健康不吸烟者相比，COPD 吸烟患者的管腔面积显著减少，管腔变形且狭窄。此外，COPD 患者的小气道管壁增厚，胶原含量改变，且随着疾病进展，小气道壁厚度显著增加，胶原含量发生明显改变。同时，COPD 患者小气道周围的肺泡附着点显著减少，甚至发生气肿，且随着疾病进展，气道周围的肺泡附着点丧失更为显著。这导致患者在影像学上容易出现肺气肿，且小气道功能障碍往往早于肺气肿发生，并随着疾病严重程度增加而加重。大多数 COPD 患者存在小气道功能障碍，与患者疾病进展、呼吸困难、急性加重及死亡密切相关。

目前，检测肺部气流受限状态通常使用 FEV1 占预计值的变化（即 FEV1%），但只能反映大气道阻塞，不能及时反映小气道气流受限状态。且其参考值与 COPD 急性加重风险、死亡风险的相关性不佳，因此迫切需要寻找新的研究方法或检测参数来更好地预判小气道功能障碍和炎症。

全球小气道疾病的主要检测方法包括肺功能检测、脉冲震荡法、全身体描仪、食管气囊、呼出气一氧化氮（FeNO）检测、影像学微成像技术及支气管镜痰诱导等。其中，肺功能检测和 FeNO 检测是临床常用且技术成熟、非创伤性的操作。中华医学会呼吸分会肺功能专业学组推荐，取肺功能用力呼吸流量（FEF）25%～75%、FEF75% 或 FEF50% 等指标中的 2 项低于正常标准值下限（65% 的预计值）时，可判断存在小气道功能障碍。

小气道内炎症可能早于功能障碍的检测，而 FeNO 检测是一种有效手段。FeNO 是一种气体信号分子，主要由气道上皮细胞产生，在气道内炎症反应增加时，该信号分子也会增加。FeNO 检测主要分类包括 FeNO50 和 FeNO200。FeNO50 主要通过呼气流速 50 mL/s 检测大气道内炎症；FeNO200 指呼出气流速 200 mL/s 下的检测结果，主要用于反映小于 2 mm 气道内炎症。由于取点不同，我国检测的 FeNO 值与欧洲呼吸病协会制定的标准可能存在差异。因此，推荐在进行 FeNO 检测时，选择 FeNO50 检测大气道内炎症，FeNO200 检测小于 2 mm 气道内炎症，以更直观体现患者真实的炎症状态。

通过临床实践，小气道在 COPD 和哮喘中起重要作用。研究发现，随着疾病进展，从吸烟、慢性支气管炎到肺气肿、COPD，气道内炎症无论是大气道还是小气道都逐步升高。在 COPD 中，随着疾病进展，尤其在 FEV1% 小于 50% 的患者中，气道炎症增加，肺功能逐渐下降过程中出现断崖式下降，推测可能与小气道炎症渗出导致管腔狭窄、管壁增厚、肺泡附着点丧失及小气道陷闭有关。此外，吸烟的 COPD 患者气道内炎症更为显著，戒烟对气道内炎症有一定帮助。

进一步研究发现，小气道内炎症是影响 COPD 发生发展的主要危险因素。不仅嗜酸粒细胞与大小气道内炎症有一致性，嗜碱粒细胞也在此过程中发挥作用，但其作用机制需深入研究。

在哮喘中，约 91% 的患者存在小气道功能障碍。对于非典型哮喘，如咳嗽变异性哮喘和胸闷变异性哮喘，研究认为，它们是哮喘的早期状态。研究发现，与对照组相比，哮喘患者大小气道内炎症显著增加，且非典型哮喘的气道内炎症水平似乎比典型哮喘更为显著。吸烟的哮喘患者气道内炎症更为显著。典型哮喘患者不仅肺功能提示小气道功能障碍，而且 FeNO 检测也存在气道内炎症释放，且两者之间存在相关性。然而，在非典型哮喘患者中，仅观察到气道内存在炎症，小气道功能障碍则不明显或不显著，也不存在相关性。这进一步证实了哮喘患者首先出现气道内炎症浸润，随后随着疾病进展逐渐发展成为小气道功能障碍的观点。FeNO200 不仅是典型哮喘的危险因素，也是非典型哮喘的危险因素。

综上所述，COPD 和哮喘在疾病早期既存在小气道病变，且随着疾病进展与患者呼吸困难加重、死亡风险密切相关。肺功能联合 FeNO 检测可从功能和炎症水平判断小气道病变的存在。肺功能检测主要采用 FEF25%～75%、FEF50% 及 FEF75% 等指标中的 2 项低于正常值下限（65% 的预计值）判断小气道功能障碍；FeNO200 可直接测得小于 2 mm 气道内炎症水平。小气道病变在 COPD 和哮喘的疾病发生发展及病理生理过程中有重要作用，可能与嗜酸或嗜碱粒细胞密切相关，值得深入探讨。

扫描二维码
观看科普视频

18 | 肺炎支原体感染那些事

上海交通大学医学院附属第九人民医院

张晓英

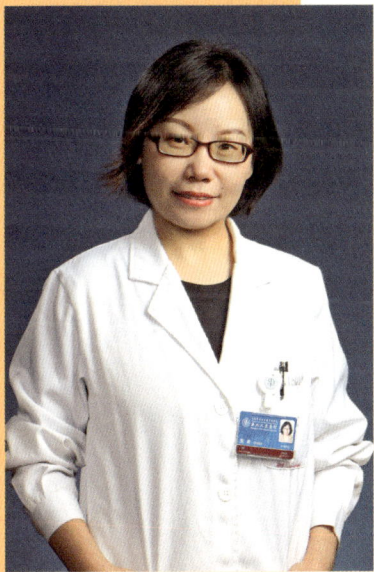

首先，需明确何为肺炎支原体。肺炎支原体是迄今为止发现的能够在体外固体培养基上生长的最小微生物，其独特性在于无细胞壁结构，因此，针对细胞壁的抗生素，如青霉素类、头孢菌素类，对其无效。

其次，关于肺炎支原体的传播途径，它主要通过飞沫进行传播。日常中的咳嗽、打喷嚏或流鼻涕等行为，均可能使肺炎支原体随飞沫散播。

第三，许多家长担忧，感染肺炎支原体是否就会导致肺炎。实则不然，肺炎支原体作为一种病原微生物，其感染可引发多种疾病。虽其名称含有"肺炎"，但并不意味着感染即患支原体肺炎。肺炎支原体感染后，既可引发上呼吸道感染，如咽炎、喉炎、鼻窦炎，亦可导致下呼吸道感染，如支气管炎、肺炎，甚至可能引发闭塞性支气管炎、支气管扩张、胸腔积液等并发症，严重时还可能出现呼吸窘迫综合征。

此外，肺炎支原体不仅影响呼吸系统，还可能波及其他系统，例如肝脏、肾脏、神经系统等都可能受累。肺炎支原体对人群普遍易感，尤其好发于5岁以上儿童及青少年，但近年来，婴幼儿感染病例亦屡见不鲜。尤其对于有过敏性体质、先天性心脏病、支气管肺发育不良等基础疾病的儿童，更易感染肺炎支原体，且病情可能更为严重。因此，对于此类儿童，一旦确诊肺炎支原体感染，应积极救治。

关于患儿康复后返校时间，需根据病情而定。病程通常为2～4周。理想情况下，患儿应在发热后5～7天内接受专业治疗。当患儿临床症状基本消失、体能基本恢复时，可考虑返校。同时，患儿在生病期间，尤其是发热和剧烈咳嗽时，应在家静养，避免前往公共场所。值得注意的是，支原体感染具有较强的传播性，人流密集的封闭场所，易发生交叉感染。

扫描二维码
观看科普视频

19 | 哮喘的症状及治疗

上海市胸科医院

李 锋

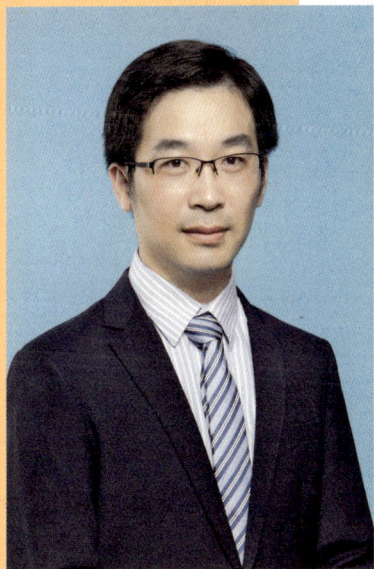

哮喘是一种与过敏有关的慢性气道炎症性疾病，其主要特点是气道敏感性增加和气流阻塞。可以形象地比喻为：正常人的气管像粗管子，气流通畅；而哮喘患者的气管因痉挛变细，导致气流受阻，从而产生喘鸣。患者在呼吸时可能感觉喉咙中有厚重的声音，这就是气道痉挛的表现。

此外，哮喘患者常表现为气道高反应性，即在遇到风、寒冷、炎热或辛辣等刺激时，症状会明显加剧。常见症状包括咳嗽、咳痰、胸闷、气喘和呼吸困难。哮喘发作通常较为突然，多发生在夜间或凌晨，也可能在接触花粉、粉尘、动物皮毛或冷热刺激时出现。一般情况下，呼吸困难主要体现在呼气阶段，但也有部分患者在吸气时感到费力。

确诊哮喘通常需要详细的病史采集和相关检查。医生会询问患者是否有反复发作的胸闷、咳嗽及呼吸困难，并了解是否在接触刺激性气味（如香烟味）或冷风时症状加重，同时询问是否有过敏性鼻炎或荨麻疹等病史。为确诊，常规检查包括肺功能检查、血常规、呼出一氧化氮检测、血过敏检测，以及必要时的胸片或 CT 检查。肺功能检查中，通气功能、支气管舒张试验和支气管激发试验尤为重要，不仅帮助确诊，还用于评估哮喘的严重程度和控制水平。

哮喘的治疗分为 2 类药物：缓解性药物和控制性药物。缓解性药物用于急性发作时快速缓解支气管痉挛，属于"救急"药，应常备于身边；而控制性药物则需要患者长期每天坚持使用，以控制哮喘症状，防止病情反复。对于有明确过敏原的过敏性哮喘患者，医生还可能建议进行过敏原脱敏治疗。

总之，哮喘是一种慢性气道炎症性疾病，表现为气道痉挛和高反应性，常见症状为咳嗽、咳痰、胸闷、气喘和呼吸困难。确诊依赖于病史采集和肺功能等检查，治疗上既需要急性发作时的缓解性药物，也需要长期控制性药物，同时对于过敏性患者可考虑脱敏治疗。

扫描二维码
观看科普视频

20 | 如何在家中正确测量体温

华东医院

许湫迪

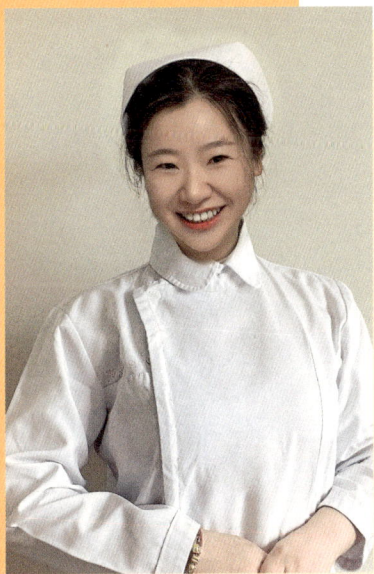

当体温达到或超过 37.3℃时，即表示出现发热症状。在家中，较为准确的测量工具主要包括体温表和耳温计。

体温表的测量方法主要分为测量口温和测量腋温 2 种。测量口温时，需将水银端斜放于舌下热窝处，闭口勿咬，用鼻呼吸，静置 3 分钟。请注意，在进食、吸烟或面颊部进行冷热敷后，应间隔 30 分钟再进行口温测量。测量腋温时，需先擦干腋窝汗液，将水银端置于腋窝深处，曲臂过胸夹紧，静置 5 分钟。但需注意，若腋下有创伤、手术炎症、出汗较多，或肩关节受伤，以及体型过于消瘦的患者，应避免测量腋温。腋温测量结果需在体温计显示的基础上加 0.5℃，方为正确体温。例如，若测得的腋温为 37.0℃，则正确体温应为 37.5℃，即表示发热。

耳温计的测量方法则相对简便。需将耳郭向后上方拉，使耳道呈直线型，将耳温计探头对准鼓膜进行测量，所得温度即为当前体温。但请注意，若室内温度与室外相差过大，应在室内停留 5 分钟以上再进行测量。此外，若患有外耳炎、中耳炎等耳部疾病，或游泳、洗澡后耳孔被弄湿，应避免使用耳温计。同时，应避免在风扇、空调出风口等冷气流较大，以及阳光直射的地方进行耳温测量。

扫描二维码
观看科普视频

21 | 甲流 不逗留

上海市公共卫生临床中心

顾丽萍

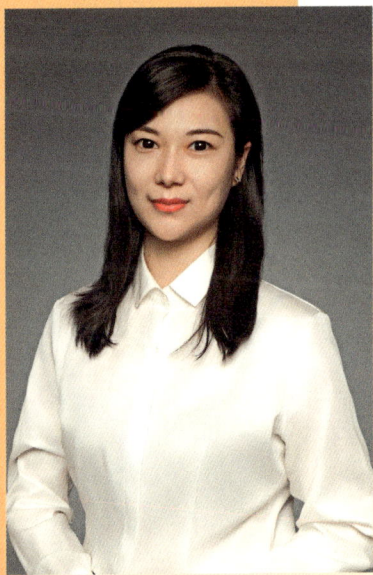

甲流是由甲型流感病毒引起的急性呼吸道传染病，主要通过呼吸道飞沫传播，人群普遍易感。感染后主要表现为高热、咳嗽、流涕和肌痛。

为防范甲流，应注意以下措施：保持室内通风，减少室内病菌和病毒的聚集；尽量避免前往公共场所和人员密集区域；与咳嗽、打喷嚏者保持 1 m 以上距离；高发时期外出时务必佩戴口罩；勤饮水。

若患上甲流，应注意不要前往人员密集的地方；咳嗽或打喷嚏时，使用一次性纸巾遮住口鼻；

多休息、多饮水、勤洗手，尤其是咳嗽打喷嚏后，及时告知朋友和家人自己的症状，尽量避免与他人接触；如持续发热不退，一定要及时到医疗机构就诊，并应在 48 小时内开始服用抗病毒药物，以降低重症发生率，尽早配合医生治疗。

扫描二维码
观看科普视频

22 | 儿童居家雾化指导

复旦大学附属儿科医院

张玉蓉

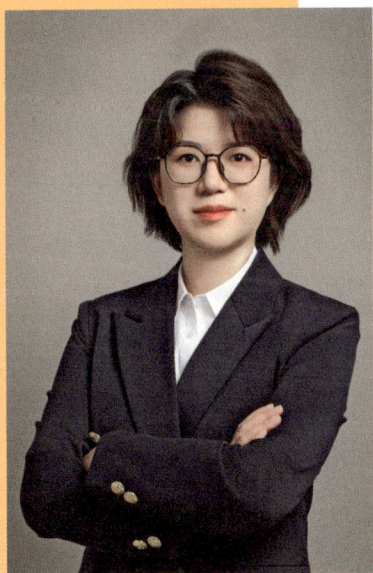

对于咳嗽等呼吸道症状的患儿，门诊医生常常会开具雾化吸入治疗，同时允许家长在家中对患儿进行雾化。家长们常会提出疑问：究竟什么是雾化？应如何正确操作？

雾化吸入是指利用雾化装置将药液转化为细小雾滴，以气雾形式喷出，随着患儿的自然呼吸直接吸入呼吸道，从而达到治疗目的。这种方法起效快、用量少、不良反应小，是儿童呼吸系统疾病的重要治疗手段。

虽然雾化吸入看似简单，但操作不当会影响治疗效果。为确保雾化效果，家长需要掌握以下技巧。

首先，挑选合适的雾化器。市面上雾化机器种类众多，选购时务必选择明确标注雾化微粒直径为 3～5 μm 的产品。雾化吸入器分为咬嘴型和面罩型，应根据患儿的配合程度选择合适的吸入方式。

其次，雾化时间的选择也很重要。建议在餐后 30 分钟或餐前进行雾化。在操作前，应先清洁口腔和鼻腔内的分泌物，并避免给患儿涂抹油性面霜，同时要安抚患儿情绪，避免哭闹时进行雾化。最好采用坐位或半坐位，避免患儿躺着做雾化。同时，务必保持雾化吸入器处于竖直状态，避免倾斜导致药液洒出，影响出雾效果。

对于年纪较大、能配合的患儿，可教其用大口深呼吸以提高吸入效果；使用雾化面罩时，要确保面罩完全覆盖口鼻，防止药液进入眼睛。雾化时间一般控制在 10～15 分钟为宜。过程中应观察患儿的状况，一旦出现频繁咳嗽、呼吸急促、面色苍白等不适症状，应暂停雾化。雾化结束后，应提醒孩子漱口洗脸；对于不会自行漱口的孩子，可用棉棒蘸水清洁口腔后再喂水，以防药液残留引起念珠菌感染。此外，雾化后适当拍背有助于痰液松动，促进排出。每次雾化结束后，务必用流动水彻底清洗雾化吸入器，并晾干备用；切记不可使用高温消毒。雾化连接管无须清洗，保持干净备用即可。

雾化吸入虽然是一项操作简单、无创的治疗方法，广受患儿和家长欢迎，但不规范操作可能导致不良反应，影响治疗效果。家长朋友们务必学会规范使用，以确保治疗安全有效。

扫描二维码
观看科普视频

23 | 咳咳咳不停?
警惕百日咳

上海交通大学医学院附属新华医院

李京阳

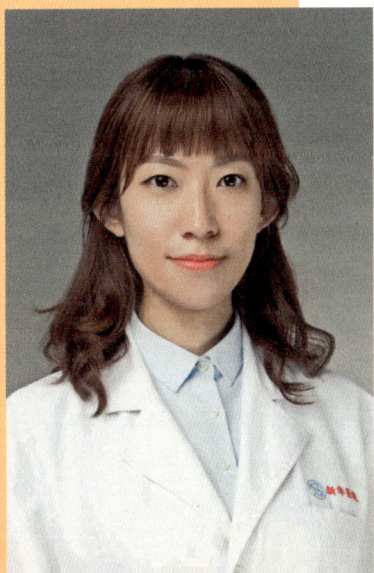

百日咳是由百日咳鲍特菌感染引发的传染性较强的急性呼吸道传染病。其临床特征主要表现为阵发性痉挛性咳嗽,并伴有吸气末的鸡鸣样吼声,病程较长,可能迁延数月。

百日咳的传播途径主要为呼吸道飞沫和密切接触。其潜伏期通常为5~21天,一般为1~2周。各年龄段人群对百日咳均普遍易感,但6月龄以下的婴儿由于抵抗力较弱且未达到免疫接种年龄,因此发病率较高。然而,近年来,随着保护性抗体水平下降及百日咳鲍特菌变异,百日咳的发病高峰年龄逐渐从婴幼儿向青少年及成人转移。

百日咳对婴儿和成人的影响存在差异。婴儿感染后往往会出现典型的痉咳期，表现为阵发性痉挛性咳嗽，可能伴有眼结膜出血，咳嗽在夜间加重，影响睡眠。咳嗽末期常伴有吸气样吼声，对于新生儿和6个月以下的小婴儿，剧烈咳嗽可能引发发绀、呼吸暂停、心动过缓甚至骤停。而儿童的痉咳期可能持续2～6周，成人患者的症状则相对较轻，可能仅为2～3周的阵发性咳嗽，其间伴有短暂缓解。

预防百日咳的措施包括：在百日咳高发季，对高危人群进行加强接种；保持室内空气流通；养成良好的个人卫生习惯，勤洗手，在人员密集场所佩戴口罩；对确诊百日咳的患者进行隔离。此外，对于未完成全程百日咳疫苗接种的婴幼儿以及在家庭或照护机构中有明确百日咳接触史的照顾者，推荐在21天内进行药物预防治疗。需要注意的是，接种百日咳疫苗并非一劳永逸，疫苗接种后3～5年，体内的保护性抗体会逐渐下降。同时，近年来百日咳鲍特菌大环内酯类药物耐药及基因变异的报道不断出现，因此仍需保持警惕。

若孩子出现阵发性痉挛性咳嗽，咳嗽剧烈并伴有典型的鸡鸣样回声，且病程超过2周，特别是在有明确的百日咳患者接触史的情况下，建议及时就医。

扫描二维码
观看科普视频

第二章

守护“泌”密

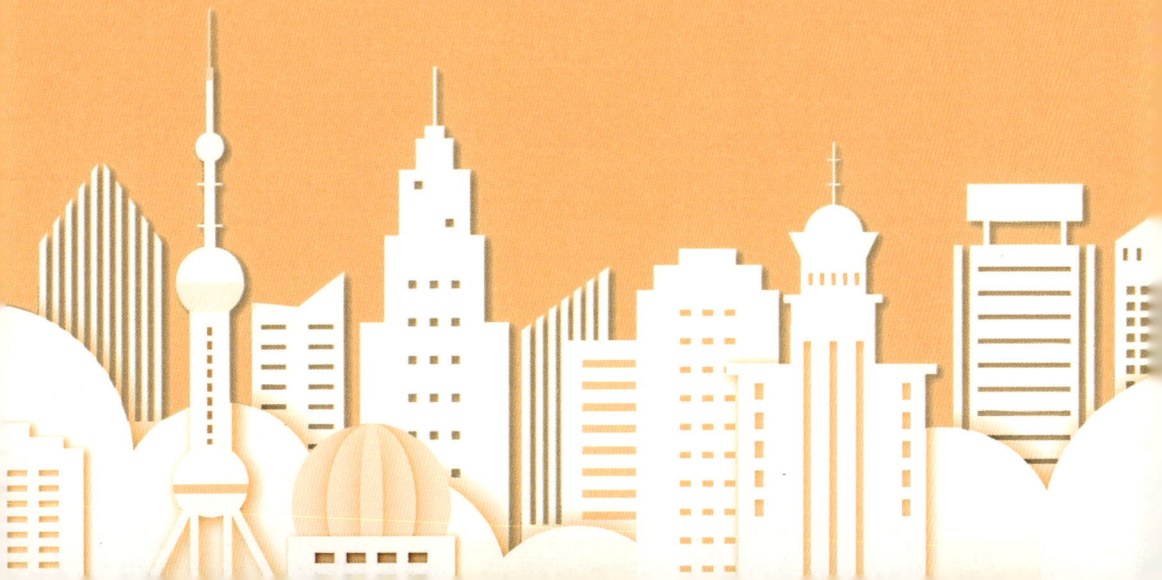

01 | 三高背后的第四高

上海交通大学医学院附属仁济医院

金海姣

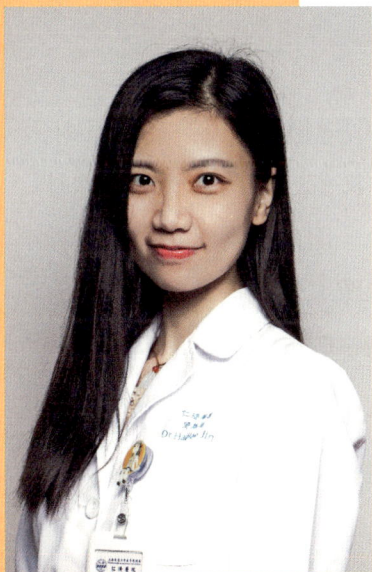

　　高血压、高血脂、高血糖，被统称为"三高"。而隐藏在"三高"背后的"第四高"是什么？

　　在探讨此问题前，我们先从历史人物的描绘中寻找线索。这是元世祖忽必烈，这是他的祖父、一代天骄成吉思汗，还有法国国王路易十四。他们有何共同特征？皆是面容圆润，腹部肥胖，且均为历史上著名的痛风患者。痛风在过去多见于权贵阶层，因此又称"富贵病"或"帝王病"。

　　痛风究竟为何物？一幅名为《痛风》的漫画将其描绘为一个

正在啃噬人脚的黑色恶魔，而恶魔啃噬之处，正是痛风最常发作的部位——第一跖趾关节。发作时，症状表现为红肿热痛，来去如风，故而得名。

痛风是由尿酸盐沉积引发的晶体相关性关节病，与"第四高"——高尿酸血症紧密相关。体内过高的尿酸沉积于关节腔，会导致急性炎症反应，令人疼痛难忍。若炎症反应反复发作，迁延不愈，则会形成痛风石沉积于关节腔，导致致残、致畸。沉积于肾脏，则可能引发肾结石、痛风性肾病，严重者甚至导致尿毒症。

那么，高尿酸血症及痛风由何引发？历史上著名的痛风患者白居易，曾生动描述过其痛风发作的经历：睡到日上三竿，胡吃海塞，即便痛得需挂拐，也还要与亲朋好友豪饮一杯，直至痛得难以忍受。由此可见，高嘌呤饮食、饮酒、肥胖少动，既是高尿酸和痛风的高危因素，也是"三高"的重要诱因。

对于高尿酸血症和痛风患者而言，饮食需遵循"三低一高"原则，即低嘌呤、低盐、低热量、多饮水。火锅、海鲜、动物内脏等美味佳肴往往含有高嘌呤，分解后会生成大量尿酸。因此，需对春日炸鸡啤酒、夏日冷饮烧烤、秋日海鲜螃蟹、冬日麻辣火锅等美食保持克制。

最后，愿大家的"四高"永远是学历高、收入高、颜值高、步步登高。

扫描二维码
观看科普视频

02 | 慢性肾脏病儿童的生长发育

复旦大学附属儿科医院

翟亦晖

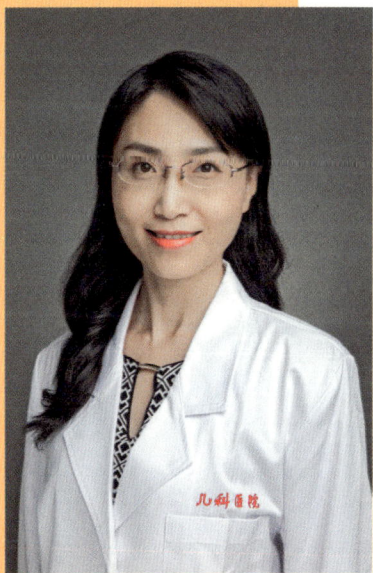

很多人可能认为肾脏仅仅是一个过滤器，用以过滤血液中的代谢废物并形成尿液排出体外。然而，肾脏除了具有排泄代谢废物，维持水、电解质和内环境平衡的功能外，还能分泌肾素与血管紧张素以调节血压，分泌促红细胞生成素以防止贫血，以及生成活性维生素 D 以维持骨代谢平衡。

肾脏健康与儿童的生长发育密切相关。肾功能减退容易导致蛋白质—热量消耗、代谢性酸中毒、贫血和肾性骨病，从而引起生长障碍。生长发育落后是肾脏病患儿一个重要而容易被忽视的问题。

如今，通过科学监测和干预手段，可以帮助肾脏病患儿追赶生长。应针对营养不良及并发症进行纠正，以此为长个子打下基础；对于仍存在生长障碍的儿童，可以考虑使用重组人生长激素治疗，并在治疗过程中定期评估效果。

个体化全程管理非常重要。通过合理膳食、改善营养状况、控制肾脏疾病并发症，以及必要时采用重组人生长激素治疗等综合手段，不仅能保护残余肾功能，还将有效提高患儿的生活质量和长期预后。

扫描二维码
观看科普视频

03 | 发现肾肿瘤怎么办

上海交通大学医学院附属第九人民医院

杨 庆

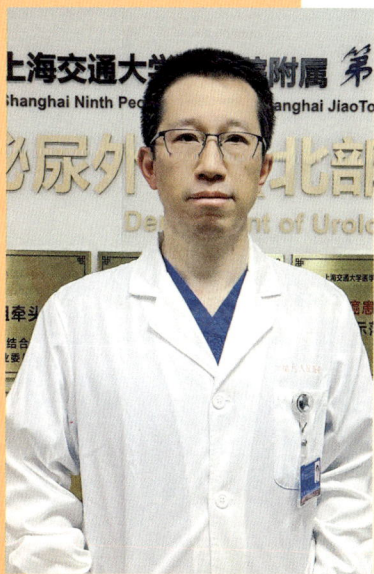

王先生在体检中检测出肾脏存在 1.5 cm 的肿块，经诊断为肾癌并接受了保肾手术。目前术后已逾 5 年，未见任何肿瘤复发的迹象。而另一位患者老陈，因小便出血前来就诊，检查发现肾脏有一个 8 cm 的肿块。他接受了肾脏切除手术，但术后 1 年多即发现肺部转移。这两个截然不同的病例，或许会让人们疑惑：面对肾脏肿块，究竟该如何应对？

在探讨此问题前，我们首先要了解肾肿瘤。肾肿瘤发病率约为 0.05‰，可能与吸烟、高血压等因素相关。肾肿瘤早期通常无明显症状，需通过体检方能发现。若未能及时发现，肿块增长至一定程度后，可能会出现小便出血、腹痛等症状，此时往往已步入晚期。

对于早期的肾肿瘤，可采用微创手术，仅切除肿瘤而保留正常的肾组织，从而在治疗肿瘤的同时，最大限度地保护肾功能。患者或许担忧，仅切除肿瘤是否能彻底清除？根据国际相关研究，可以明确告知，这是可以实现的，且术后的生存率与切除整个肾脏相当。

为了减少术中出血，手术时需临时夹闭肾脏血管，但这会导致肾脏缺血，进而影响肾功能。为了最大限度保护患者的肾功能，我们采用了国际前沿的新技术。例如，对于小型肿瘤，可以不夹闭肾脏血管；还可以仅夹闭肿瘤部位的血管，以减少肾脏缺血。若患者身体状况不佳，无法耐受手术，还可考虑采用冷冻消融或微波消融技术，分别通过冷冻或加热的方式消除肿瘤。

当肿瘤增大到一定程度时，则不宜再进行保肾手术，此时需切除整个肾脏。上述的老陈便是采用了此手术方式，但遗憾的是，术后1年即出现转移。

最后，我们需提醒各位，肾肿瘤通常以每年7 mm的速度增长。B超可检测出直径为1 cm的肾脏肿块，且90%以上的肾脏实性肿块均为恶性。若待症状出现时再进行治疗，不但可能面临肾脏切除的风险，还可能危及生命。因此，即使发现的肾脏肿块较小，也应高度重视，及时就医。

扫描二维码
观看科普视频

04 | 胸部 CT 附见肾上腺腺瘤有大碍吗

复旦大学附属华山医院

冯陈陈

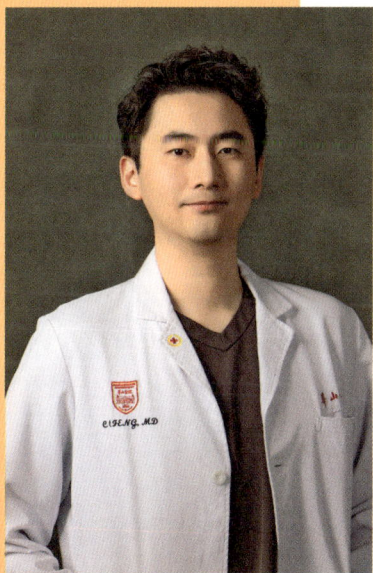

在胸部 CT 检查中，部分患者会收到报告提示附见肾上腺腺瘤。面对这一情况，许多患者会感到担忧，担心是否肾脏长了肿瘤，或是恶性肿瘤。今日，我将为大家简要解答这一疑问。

先需要明确的是，肾上腺腺瘤在胸部 CT 检查中被无意发现是一个较为常见的现象。肾上腺与肾脏是 2 个不同的器官，肾上腺位于肾脏上方，大小与拇指相近。在普通人群中，有 1%～10% 的人可能长有肾上腺腺瘤，包括我本人也有一颗很小的肾上腺腺瘤，因此，发现肾上腺腺瘤后不必过度恐慌。

那么，面对肾上腺腺瘤，我们应该如何处理呢？大多数情况下，肾上腺腺瘤无须特殊处理。但以下几种情况需引起注意：腺瘤体积超过一定标准，并持续增大；腺瘤伴有相关内分泌症状；腺瘤已引发临床症状，如高血压或低钾血症。在这些情况下，我们需要对腺瘤进行进一步处理。因此，若发现肾上腺腺瘤，建议前往门诊就诊，完善相关检查，以确定是否需要进一步治疗。

扫描二维码
观看科普视频

05 ｜ 终末期肾病和血液透析

上海市第六人民医院

盛晓华

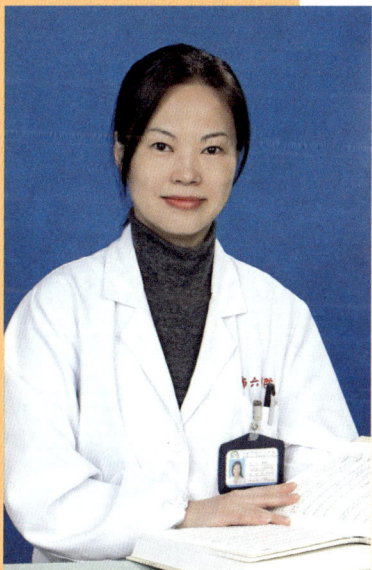

　　慢性肾脏病是威胁人类健康的主要疾病之一，通常由糖尿病肾病、慢性肾炎以及高血压肾动脉硬化所引起。据统计，在我国大约有 1.2 亿慢性肾脏病患者，其中超过 16% 是由糖尿病肾病引起的，这与饮食以及不良的生活习惯等有关。当肾功能不全进入到终末期肾病时，最先可以表现为胃肠道症状，像恶心、呕吐、纳差等。另外伴有皮肤瘙痒、口氨臭味、水肿、贫血等并发症，严重者出现少尿、呼吸困难、嗜睡、昏迷、消化道出血等，甚至引起死亡。这时只能通过血液透析、腹膜透析以及肾脏移植来维持生命。

第一位患者是位年轻的糖尿病肾病患者，前期因胸闷气促、高度浮肿就诊，体重为目前的 1.5 倍，血肌酐检测值超过 1 000 μmol/L，遂进行急诊穿刺，并采取血液透析治疗。该患者平时不爱喝白开水，将碳酸饮料当作水来饮用，常有熬夜至凌晨两三点的不良习惯，且极度缺乏运动。

另一位糖尿病肾病患者，年轻时热衷于饮用可乐，每日饮用量可达两三瓶，不仅现在依赖透析生存，同时牙齿全部脱落，伴随多种疾病发生。

还有一位糖尿病肾病的患者，由于血管纤细，自体内瘘建立困难，邀请了血管外科医生为其建立了人工血管，目前依靠人工血管透析治疗。

血液透析是肾脏替代治疗中最为常见的方法，其流程为：将血液自血管通路引出，进入透析机，以每分钟 200～300 mL 的速度流经透析器，通过滤膜排出毒素与水分，清洗后的血液再回输至体内，整个过程通常需要 4～5 个小时，每周需进行 2～3 次。

在此，我也想提醒广大肾病患者，一旦确诊终末期肾病，切勿丧失信心。我们血液净化中心最长的透析患者已延长了 28 年的生命；更有报道显示，美国一位血透患者已存活了 57 年。因此，想告诫广大肾病患者，在慢性肾脏病早期阶段，务必调整心态，控制饮食，生活规律，并定期前往医院进行随访，以便尽可能延缓病情发展，避免进入终末期肾病阶段。

扫描二维码
观看科普视频

06 | 尿色的秘密

上海市第十人民医院

陈祎骢

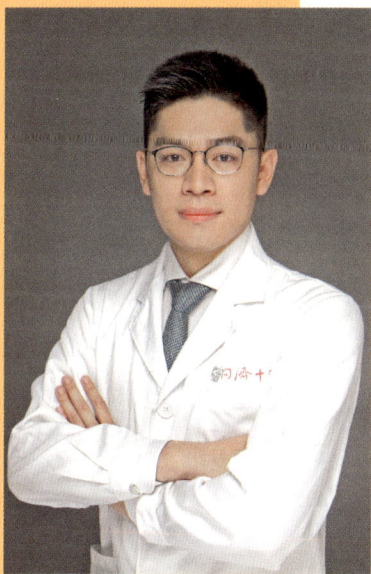

　　排尿是我们每个人每天都会进行的生理活动，但大多数人往往只关注尿量多少、排尿是否通畅，以及是否有尿痛等症状，却很少有人留意尿液的颜色。今天，我将为大家揭示尿液颜色中的奥秘。

　　首先，我们谈谈血尿。血尿，即尿液呈现红色。然而，仅凭颜色的深浅来判断出血量的多少是不准确的。比如，两瓶红色的水，即使其中一瓶的红色物质含量远高于另一瓶，但在视觉上可能并无明显差异。排尿时，尿液会与马桶中的水混合而被稀释，因此，我们不能单纯根据红色的深浅来判断出血量的多少。血尿的常见病因是尿路感染，但泌尿系统肿瘤、结石等疾病也可能引发类似症状。

其次，我要分享一个病例。这位患者的尿液颜色如同酱油一般，临床上称之为"酱油色尿"。喝水少并不会导致酱油色尿，而这位患者之所以出现这种症状，是因为他过量健身，导致肌肉中的肌红蛋白溶解并随尿液排出。在严重的情况下，这种情况甚至可能引发尿毒症。

此外，还有一种尿液颜色如同牛奶一般，临床上称之为"白色尿"。当尿路感染导致尿液严重化脓时，会产生白色的脓尿。而一些肿瘤、结核、丝虫病等疾病，也可能导致尿液变白，形成特殊的乳糜尿，也会呈现出白色。

今天，我为大家介绍了 3 种尿液的颜色及其背后的奥秘。希望大家在忙碌的生活中，也能留意自己的尿液颜色，因为这可能是疾病的早期警示。在医院，尿常规检查需要 30 元，但你的一个简单的回眸，或许就能为自己省下这笔钱，更重要的是，能够及时发现潜在的健康问题。

扫描二维码
观看科普视频

07 | "多动症"的膀胱

上海市第一人民医院

文 伟

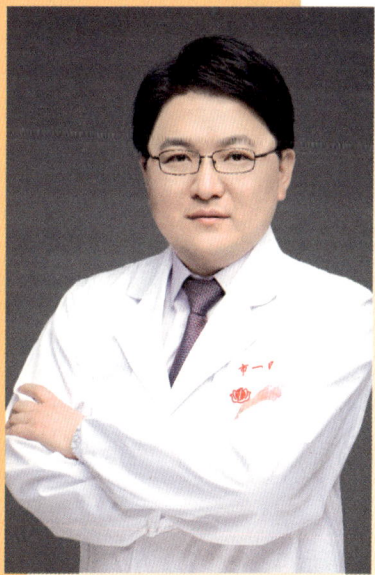

膀胱多动症在医学上有一个非常标准的名称，称为膀胱过度活动症。我们知道膀胱是一个存尿的器官，正常人的膀胱容量是在350～500 mL左右，男女略有不同。正常人在尿量达100～150 mL的时候会出现初始的尿意感觉。当尿意比较急的时候，尿液大概占了膀胱整体容量的80%，此时人就会急着上厕所。

什么叫膀胱过度活动症？人的身体或者心理出现一些疾病后，可能会导致膀胱的整体敏感度增高，会导致排尿感觉提前。比方说，尿量仅占膀胱总容量的一半甚至更少时，患者就感觉到非常想上厕所，我们称之为膀胱过度活动症。膀胱过度活动症主要的表现症状第一个就是尿急，即突然产生一种很强烈的排尿感，使患者想上厕所。第二个是尿频，正常人一天的排尿次数在 8 次左右，而膀胱过度活动症的患者明显超过这个次数。还有人因为小便太过着急而忍不住，发生急迫性尿失禁。上述这些情况我们统称为膀胱过度活动症。

膀胱过度活动症的治疗

膀胱过度活动症的治疗该从什么时候开始呢？当一个患者出现尿频尿急，或者急迫性尿失禁的情况超过 2 周，而且没有自愈的情况下，那么就应该进行治疗了。治疗的方法有以下几种。

第一种称为生物行为训练。排尿、饮水和一些饮食的训练方法，这些对所有的膀胱过度活动症患者来说是非常重要的训练。患者日常生活中去完成一些行为治疗，主要是在固定的时间喝水，固定的时间排尿等。

第二种称为冥想训练。当一个患者出现尿意的时候，他可以通过自身意念控制、深呼吸等方法来驱散想要排尿的感觉。

第三种是生物电刺激治疗，我们通常称为盆底电刺激。将一个电极置入我们盆底部位，通过电流的刺激来治疗膀胱过度活动症。

第四种称为能量治疗。目前能量治疗除了冲击波治疗，还有激光治疗。能量治疗就是通过能量的方法使膀胱的敏感性降低，使得尿意能够维持在正常的水平。

第五种就是手术治疗。手术治疗是目前最新的一种治疗方式，通过将一个电极植入在膀胱神经的部位来控制膀胱的排尿，也称为膀胱起搏器治疗。

到目前为止，针对膀胱过度活动症的绝大部分治疗就是围绕这几个方面展开的。

提肛训练是否可以治疗尿失禁

很多人所说的提肛训练，在医学界有非常标准的名称，叫作盆底肌训练，或者称为凯格尔训练。这是一个妇产科专家在100多年前提出来的概念，至今还在使用。至于提肛训练是否可以提升抗尿失禁的能力，则需要看情况。如果是盆底肌功能不良造成的压力性尿失禁，这种情况下去做提肛训练，它的效果就会很好。

我们做提肛训练需要注意三点问题。第一个就是必须在医生，或者专业康复师的指导下进行训练。很多人并不知道盆底肌的位置在哪里，只是提一下屁股就结束了，其实这并不全面，也不完全正确，发力部位不对训练不充分，训练效果也会大打折扣。第二个并非所有人的盆底肌力量都是正常的。很多人会因为绝经、生育、怀孕，或者做了妇科手术之后造成盆底肌力量减弱，甚至达不到正常力量的一半，这个时候如果去进行盆底训练的话，肌肉可能根本不能收紧和放松的，这样的患者去做盆底肌训练，其效果并不特别好。所以我们在训练之前，一般来说会进行一个盆底肌的肌力测试。第三个就是盆底肌训练必须持之以恒，不能2~3周就放弃了。持之以恒是整个盆底肌训练当中非常重要的一点，只有持之以恒才能保证盆底肌训练的效果，能够达到满意的程度。

扫描二维码
观看科普视频

08 | "肌酐"能代表肾功能吗

上海交通大学医学院附属仁济医院

金海姣

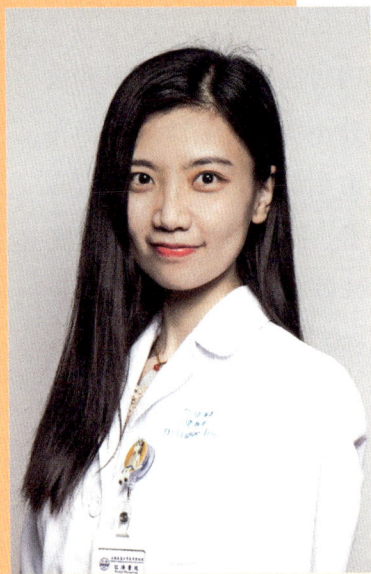

在日常生活中，许多人可能会在体检报告中发现自己的血肌酐值有所波动，进而担心自己的肾脏健康。那么，"肌酐"究竟能否代表肾功能呢？

我们需要明确的是，检测血清肌酐的目的是计算肾小球滤过率，从而间接反映肾功能。肾小球滤过率是衡量肾脏过滤血液能力的重要指标，而血清肌酐则是这一过程中的一个产物。

然而，值得注意的是，血清肌酐的浓度并非只受肾功能单一因素的影响。实际上，它还会受到年龄、性别、肌肉含量以及蛋白质摄入量等多种因素的共同影响。因此，仅凭血清肌酐的数值来判断肾功能是否异常，显然是不够准确的。

以两位不同年龄和性别的个体为例。假设一位 24 岁的男性，其血清肌酐值为 100 μmol/L，虽然这个数值可能看起来有些偏高，但经过公式计算后，他的肾小球滤过率可能仍在正常范围内。相反，如果是一位 55 岁的女性，即使其血清肌酐值相对较低，但经过同样的计算后，可能会发现其肾小球滤过率已经偏低，需要进一步的检查和治疗。

因此，当我们在体检报告中发现血清肌酐水平异常时，不必过于慌张。正确的做法应该是咨询专业的肾脏专科医生，他们会根据患者的具体情况，结合其他相关指标和检查，来综合判断肾功能是否异常。

总之，"肌酐"虽然与肾功能密切相关，但并不能完全代表肾功能。在面对血清肌酐水平异常时，我们需要保持冷静，寻求专业医生的帮助。

扫描二维码
观看科普视频

09 | 安肾需降压

复旦大学附属中山医院

薛 宁

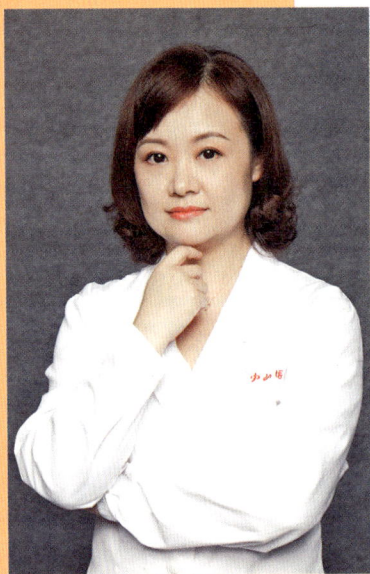

我国的高血压发病率可高达27.5%。高血压与肾脏病之间存在密切联系，肾脏中含有众多小血管，血压控制不当会导致肾脏血管压力增大，进而引发血管内皮损伤及血管硬化，使肾脏逐渐陷入缺血、缺氧状态，最终导致肾功能异常，甚至进展为尿毒症。如何早期筛查和预防高血压肾损害呢？肾科医生建议从以下四个方面入手。

夜尿增多需重视，身体信号要警觉。通常，血压控制不佳5～10年后，高血压患者的蛋白尿也会相应增加，肾功能随之出现异常，甚至可能引发尿毒症。高血压肾损害患者先会出现夜尿增多的症状。具体而言，在晚间正常饮水的情况下，若起夜次数达到 2 次或 2 次以上，或夜间尿液总量占全天尿液量的 1/3 以上，即视为夜尿增多。在我国，高血压肾损害已成为导致尿毒症并接受透析治疗的第三位病因。因此，控制血压对于预防肾脏病、延缓其进展至关重要。所以，如果出现夜尿增多症状，请及时到肾科就诊。

合理用药控血压，科学治疗保健康。在治疗高血压时，合理用药与正确的生活方式均至关重要。药物使用应由专科医生指导，肾内科医生在面对高血压患者时，通常首选肾素-血管紧张素-醛固酮系统抑制剂，常用药物包括某某普利类或某某沙坦类降压药物。这两大类药物不仅能控制高血压，还能降低蛋白尿，抑制肾脏纤维化，从而到达保护肾脏的作用。对于首次使用此类药物的患者，肾科医生会让患者先完成双肾动脉影像学检查以排除肾动脉狭窄，同时建议在用药 2～4 周后复查肾功能及电解质，以确认患者是否适合使用这类药物。

正确测量求精准，准确读数知血压。至于正确的生活方式，则需患者自身努力。许多患者更倾向于在医院由医生测量血压，认为医院测量的血压更为准确。然而，实际上，由于患者前往医院途中劳累，或在医院候诊时紧张焦虑，医生在医院测量的血压通常会比患者在家测量的血压高出 5～10 mmHg。因此，在家自测血压更为准确。建议患者家中备有电子血压计，选择上臂式测量，并确保血压计测量时袖带与心脏处于同一水平线上。若血压控制稳定，患者每周至少应在家自测 2 次血压，且在测量前避免剧烈运动、精神紧张、饮酒及饮用浓茶、咖啡。可以连续测量两次血压以取平均值，两次测量间隔至少 1 分钟。

坚持低盐为养生，远离高盐护健康。高血压患者还需特别注意低盐饮食。盐的主要成分是氯化钠，钠与水可导致水钠潴留现象，会加剧高血压。因此，建议高血压患者每日盐摄入量控制在 5 g 以下，可使用控盐勺，或以柠檬、葱、姜、蒜等调味料替代盐进行调味。同时，高血压患者应避免食用腌制类或深加工食物，更不建议采用菜汤泡饭的饮食习惯，以免增加盐的摄入。护肾降压，低盐饮食至关重要。

重视夜尿增多，合理用药降压，正确测量血压，坚持低盐饮食，是高血压患者保肾护肾的关键。

扫描二维码
观看科普视频

10 | 老年人高尿酸血症的管理

复旦大学附属中山医院

袁　颖

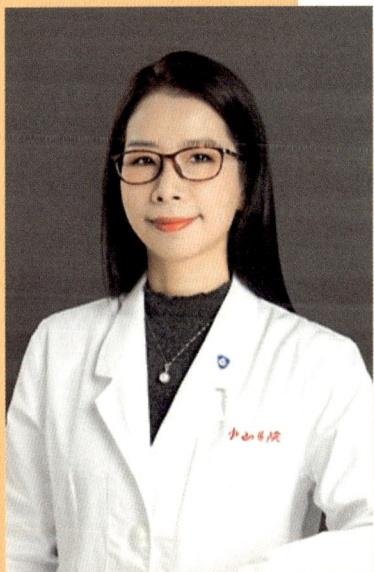

一、高尿酸血症的流行现状

随着我国人民生活水平的提高，饮食结构发生变化，肉类、海鲜及酒类消费增加，导致高尿酸血症发病率显著上升。1980年，我国高尿酸血症患病率为1.4%，至2008年已升至约17%，目前总体患病率已达13.3%，其中老年人群患病率更高，达21%；男性略高于女性，分别为22%和19%。全国高尿酸血症患者总数庞大，约1.2亿。

二、高尿酸血症的定义与发病机制

高尿酸血症是人体嘌呤代谢

紊乱引起的代谢异常综合征。血尿酸是人体嘌呤代谢的最终产物，其来源包括外源性（食物摄入）和内源性（体内代谢产生）2 种途径。尿酸主要通过肾脏（约 70%）和少量通过肠道、胆道等排出体外。2019 年中华医学会内分泌学会制定的高尿酸血症及痛风诊疗指南指出，非同日两次血尿酸测定超过 420 μmol/L 即可诊断为高尿酸血症。

高尿酸血症的发病机制复杂，涉及尿酸酶及关键代谢酶的缺乏、痛风相关基因的异常、饮食因素（如高嘌呤饮食、饮酒）、运动减少、排泄减少及饮水量减少等。

三、高尿酸血症的危害

高尿酸血症早期症状隐匿，常在体检或其他疾病检查时发现。然而，其对人体的危害逐渐累积，可累及多个系统。

1. 关节与肌腱：尿酸盐结晶沉积于关节和肌腱，导致痛风性关节炎，表现为急性关节疼痛、肿胀，反复发作可导致关节变形和破坏。

2. 肾脏：尿酸盐结晶在肾脏沉积，形成尿酸结石，导致尿路梗阻、肾功能受损，甚至发展为慢性肾功能不全、终末期肾病。

3. 心血管系统：高尿酸血症与高血压、冠心病、动脉粥样硬化等心血管疾病密切相关，可增加心梗、脑卒中等风险。

4. 代谢系统：高尿酸血症可损伤胰岛 β 细胞，导致血糖升高，引发糖尿病或糖代谢紊乱，同时还可引起高脂血症。

5. 神经系统：高尿酸血症与阿尔茨海默病、帕金森病等神经系统疾病的发生有关，可能通过影响代谢和心血管系统间接影响神经系统。

四、老年高尿酸血症的管理与治疗

1. 定期筛查与随访：老年人应定期筛查肾功能，特别是血尿酸水平，建议每 3 个月随访一次，了解血尿酸变化情况。对于已接受治疗的患者，随访周期应缩短至 3～4 周。

2. 生活方式改变

（1）多饮水：无心脏或肾脏疾病的老年患者，建议每日饮水量达

2000 mL，以白开水、淡茶、蔬菜汁为主。

（2）碱化尿液：通过饮食或药物碱化尿液，促进尿酸溶解和排泄。

（3）饮食调整：限制高嘌呤食物摄入，如动物内脏、海鲜、菌菇、豆制品等；增加低嘌呤食物摄入，如蔬菜、水果、牛奶、蛋类、五谷杂粮等。避免过度严苛的饮食控制，以免影响营养摄入。

（4）戒烟限酒：烟酒对肾脏有负担，应尽量避免。

（5）控制体重：保持适度体重，BMI 控制在 18.5～24，老年人可适当放宽至 20～24。

3. 药物治疗

（1）治疗指征：对于无症状高尿酸血症患者，若血尿酸高于 540 μmol/L，或伴有高血压、糖尿病等并发症且血尿酸高于 480 μmol/L，应开始药物治疗。

（2）治疗目标：根据有无并发症和痛风发作情况，将血尿酸控制在 300～360 μmol/L 之间。

（3）用药原则：长期、规范用药，避免自行停药或减量。

4. 多学科联合诊治：高尿酸血症常伴发多系统疾病，需老年科、肾内科、风湿免疫科、内分泌科、心内科、神经内科等多学科联合诊治，以提高治疗效果。

综上所述，高尿酸血症在老年人群中发病率高，危害严重，需定期筛查、改变生活方式、规范用药及多学科联合诊治。通过综合管理，可有效控制病情，减少并发症，提高患者生活质量。

扫描二维码
观看科普视频

11 | 超声医生解码甲状腺结节的诊断和治疗

华东医院

陈 林

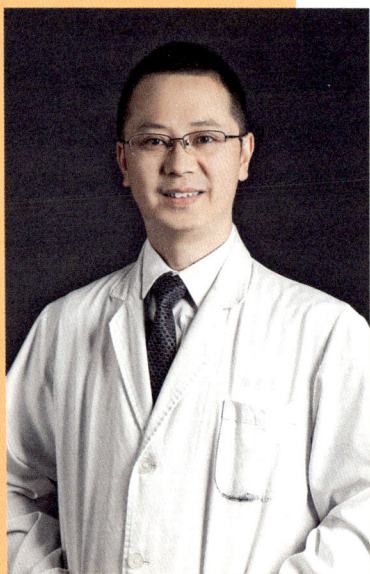

超声技术在甲状腺结节的诊断中扮演着至关重要的角色，凭借其便捷性、无创性及无电离辐射的特性，成为临床首选的诊断手段。超声医生凭借卓越的空间理解能力，能够在超声引导下精确执行甲状腺结节的穿刺操作，获取病理学材料以供进一步分析。

病理专家通过对病理学图片的细致解读，能够明确甲状腺结节的良性或恶性属性。对于产生压迫症状或影响美观的良性结节，患者可以考虑外科手术，亦可选择超声引导下的消融治疗作为替代方案。针对甲状腺恶性结节，外科手术通常是首选治疗方式。然而，对于无甲状腺包膜侵犯且无淋巴结转移的甲状腺微小乳头状癌，超声引导下的消融治疗同样是一个可行的选项。

　　甲状腺消融治疗通过直接消除甲状腺病灶，避免了患者需要长期服用甲状腺激素的不便。此外，该治疗方法还能确保患者颈部不留瘢痕，满足了患者对美观，尤其是年轻女性患者对美的追求。

扫描二维码
观看科普视频

12 | 体检发现免疫异常怎么办

上海交通大学医学院附属仁济医院

丁慧华

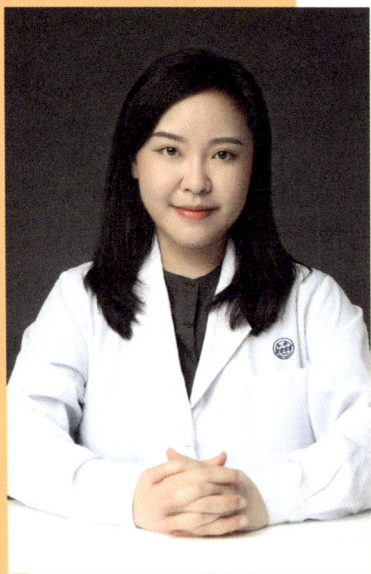

当体检报告中出现免疫相关检查异常时，我们应该如何应对？

一、体检报告中常见的免疫相关检查

在体检报告中，经常会看到与免疫系统相关的检查项目。这些检查项目大致可以分为两类：一类是与免疫性疾病高度相关的特异性检查，另一类是不太特异，但也与免疫系统疾病有一定关系的非特异性检查。

1. 非特异性检查项目

（1）血沉（ESR）：血沉是指红细胞在一定条件下沉降的速度。它受免疫球蛋白和纤维蛋白的影响，这些蛋白水平增高时，血沉会加快。血沉加快可能提示体内存在炎症性疾病，如自身免疫病、感染或贫血等。但血沉的回落速度较慢，所以即使炎症已经缓解，血沉也可能仍然偏高。

（2）C反应蛋白（CRP）：C反应蛋白是一种急性时相蛋白，当体内出现任何原因引起的炎症时，C反应蛋白都会迅速升高。它反应灵敏，几小时内就能升高，炎症缓解后也会迅速下降。因此，C反应蛋白常被用作监测体内炎症情况的指标。除了自身免疫病外，感染、手术、急性损伤等也会导致C反应蛋白升高。

（3）抗O（ASO）：抗O是抗链球菌溶血素O的简称，它反映的是体内是否存在链球菌感染。链球菌感染后，抗O水平会升高，并持续数周至数月。因此，抗O阳性并不一定意味着患有风湿性疾病，可能只是近期有链球菌感染。

2. 特异性检查项目

（1）抗核抗体（ANA）：抗核抗体是针对自身细胞核成分的抗体，是自身免疫病的本质特征之一。抗核抗体阳性可能提示存在系统性红斑狼疮、干燥综合征、皮肌炎、硬皮病等自身免疫病。但抗核抗体阳性并不一定意味着患有疾病，低滴度的抗核抗体阳性在正常人中也较为常见，尤其是老年人。

（2）类风湿因子（RF）：类风湿因子最早在类风湿关节炎患者中发现，因此得名。但类风湿因子阳性并不一定意味着患有类风湿关节炎，还可能出现在系统性红斑狼疮、干燥综合征等其他自身免疫病中。此外，乙肝患者和老年人也可能出现类风湿因子阳性。

（3）HLA-B27：HLA-B27是人类白细胞抗原的一种遗传标志，与强直性脊柱炎密切相关。但HLA-B27阳性并不等于患有强直性脊柱炎，只有不到5%的HLA-B27阳性人群会发病。因此，HLA-B27阳性且伴有腰背痛等症状时，才需要进一步检查和诊断。

二、为什么免疫相关检查会有特异性和非特异性之分

特异性检查项目与免疫性疾病的关系更为密切，当出现阳性结果时，更有可能提示存在某种免疫性疾病。而非特异性检查项目则可能出现在多种疾病或生理状态下，因此阳性结果不一定意味着患有免疫性疾病。

当我们看到体检报告中的免疫相关检查异常时，第一步不要惊慌。因为很多情况下，这些异常可能只是暂时的或生理性的。即使出现了特异性检查项目的阳性结果，也不一定意味着患有疾病，还需要结合临床症状和其他检查结果进行综合判断。

三、非特异性检查项目的临床意义

1. 血沉（ESR）：血沉加快可能提示体内存在炎症性疾病、感染或贫血等。但血沉的回落速度较慢，所以即使炎症已经缓解，血沉也可能仍然偏高。因此，在解读血沉结果时，需要结合患者的具体情况进行综合分析。

2. C反应蛋白（CRP）：C反应蛋白是监测体内炎症情况的敏感指标。除了自身免疫病外，感染、手术、急性损伤等也会导致C反应蛋白升高。因此，在解读C反应蛋白结果时，需要了解患者的病史和临床表现。

3. 抗O（ASO）：抗O阳性可能提示近期有链球菌感染。但需要注意的是，抗O水平会在感染后持续数周至数月才逐渐下降。因此，在解读抗O结果时，需要结合患者的感染史和临床表现进行综合判断。

四、特异性检查项目的临床意义

1. 抗核抗体（ANA）：抗核抗体阳性可能提示存在自身免疫病。但需要注意的是，低滴度的抗核抗体阳性在正常人中也较为常见，尤其是老年人。因此，在解读抗核抗体结果时，需要结合患者的临床症状和其他检查结果进行综合判断。

2. 类风湿因子（RF）：类风湿因子阳性并不一定意味着患有类风湿关节炎。它还可能出现在其他自身免疫病、乙肝患者和老年人中。因此，在解读类风湿因子结果时，需要了解患者的病史和临床表现。

3. HLA-B27：HLA-B27 阳性与强直性脊柱炎密切相关。但 HLA-B27 阳性并不等于患有强直性脊柱炎，只有不到 5% 的 HLA-B27 阳性人群会发病。因此，在解读 HLA-B27 结果时，需要结合患者的腰背痛等症状和其他检查结果进行综合判断。

五、如何应对体检报告中的免疫异常

当我们看到体检报告中的免疫相关检查异常时，不要惊慌。先需要了解这些检查项目的临床意义，并结合自己的病史和临床表现进行综合判断。

如果检查结果只是轻度异常，且没有其他临床症状，那么很可能只是暂时的或生理性的。此时，可以选择定期复查，观察指标的变化情况。

如果检查结果明显异常，且伴有相关临床症状，那么就需要及时到风湿免疫科就诊。医生会根据患者的具体情况进行详细的问诊、查体和实验室检查，以明确诊断并制定个性化的治疗方案。

此外，我们还需要注意保持良好的生活习惯和心态。适当锻炼、均衡饮食、保持充足的睡眠和愉快的心情都有助于提高身体免疫力，预防免疫性疾病的发生。

总之，体检报告中的免疫相关检查异常并不一定意味着患有免疫性疾病。我们需要了解这些检查项目的临床意义，并结合自己的病史和临床表现进行综合判断。如果出现明显异常或伴有相关临床症状，应及时到风湿免疫科就诊。同时，我们还需要注意保持良好的生活习惯和心态，以预防免疫性疾病的发生。希望今天的讲解能够帮助大家更好地理解和应对体检报告中的免疫异常问题。

扫描二维码
观看科普视频

第三章

五官争“功”

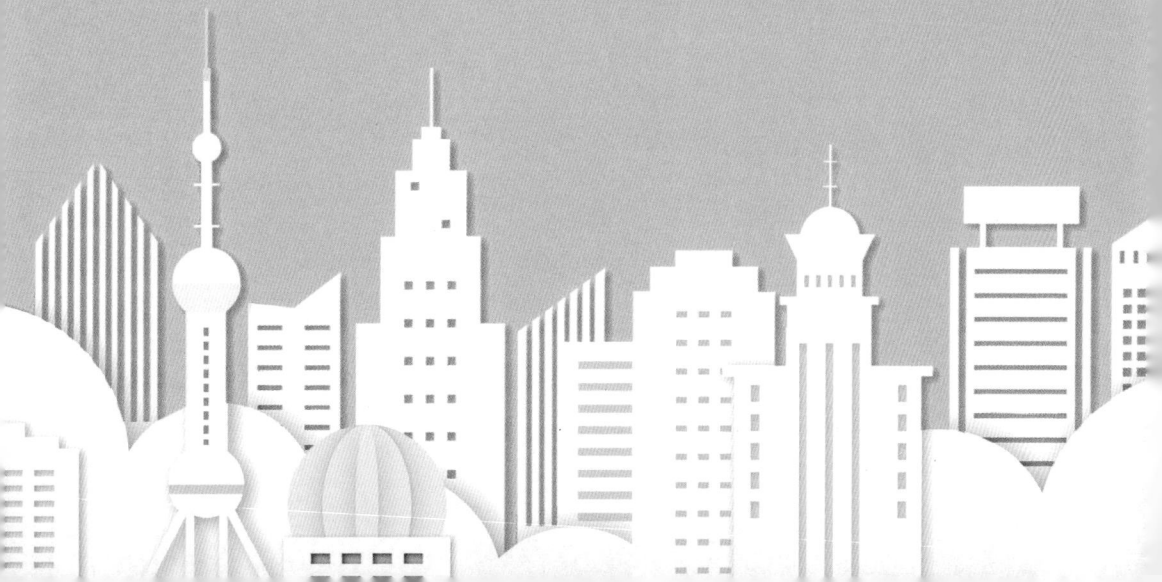

01 | 突发性耳聋不可
拖延治疗

复旦大学附属眼耳鼻喉科医院

王　璟

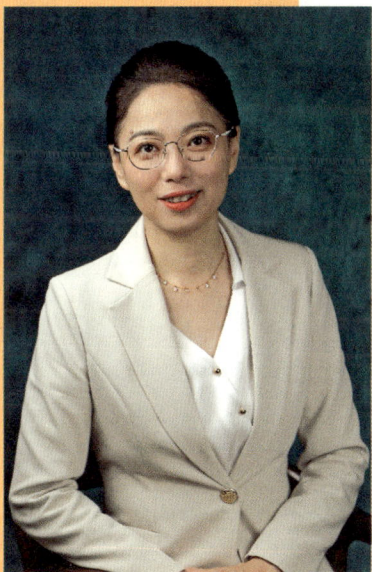

特发性突发性耳聋简称突聋，是一种感音神经性听力下降，该病越早治疗越好。当患者突然出现明显听力卜降时，一定要及时就诊，尽早的正规治疗会大大提高恢复概率。突发性耳聋的最佳干预时间为发病3天内，1周以内干预治疗效果较好。如果超过2周未得到及时治疗，好转的可能性明显降低。超过2个月后，病情基本稳定，听力很难有明显改善。

在感冒等病毒感染过程中，要尽快调理好生活和工作状态，保证充足睡眠。超负荷工作和睡眠不足导致的劳累会使抵抗力下降，从而增大病毒感染引发听力损伤的风险。病毒感染所致的听力下降往往比血管因素引起的更为严重，治疗难度也较大。治疗效果取决于病毒对内耳毛细胞和（或）神经的损伤程度：如果损伤严重、损坏已不可逆转，则很难恢复；若神经细胞尚未完全死亡，及时治疗则有可能提高听力。

扫描二维码
观看科普视频

02 | 青少年近视防控

上海市第一人民医院

石广森

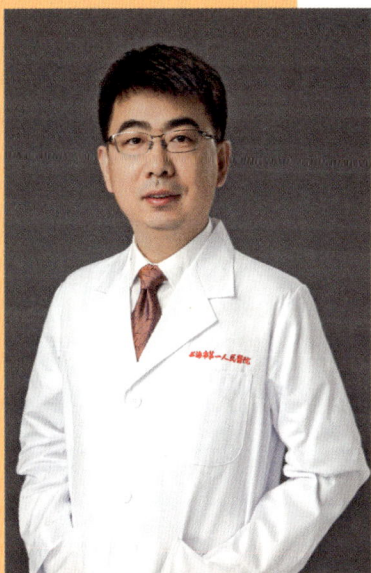

一、近视的现状与危害

目前,青少年的近视率居高不下,近视不仅导致视力下降,还带来一系列眼部问题。近视的孩子在运动时受限,长时间阅读后容易感到视疲劳,出现眼干眼涩等症状。随着近视度数的增加,眼轴逐渐加长,可能导致白内障、视网膜病变等不可逆的眼部损害,严重时甚至引发低视力和盲。特别是在上海地区,高度近视诱发的盲症已占所有眼病的首位。此外,近视还影响孩子的专业选择和未来工作。

二、近视的识别与误区

视力下降不一定就是近视，还可能是反光或先天性疾病导致。假性近视也是视力下降的一种情况，需要通过专业眼科检查才能确定。不同年龄段的孩子视力标准不同，例如3岁孩子的正常视力为0.5，这是因为他们通常有400度左右的远视储备。随着年龄增长，远视储备逐渐减少，视力逐渐提升。到7～8岁时，孩子视力应基本达到1.0或以上。

三、近视的成因

近视的成因复杂，遗传因素是一个重要因素。如果父母都是高度近视，子女出现高度近视的概率在90%以上。然而，生活习惯、环境因素等也可导致近视。长时间近距离用眼、电子产品过度使用、用眼姿势不佳、光线环境过亮或过暗、早教时间过早、户外时间不足以及饮食因素（如过多摄入碳酸饮料）都是近视的重要诱因。

四、近视的防控措施

（一）医疗层面

1. 定期检查：建议3岁以上的孩子每半年到专业医疗机构进行1次视力检查，及时追踪和观测视力发育情况。

2. 散瞳检查：对于视力不良的孩子，建议进行散瞳检查，以了解真实屈光状态。散瞳药物对眼睛无害，只需在医生指导下使用。

3. 合理治疗：一旦发生近视，合理治疗本身就是积极的预防。治疗方法包括框架眼镜、角膜塑形镜和阿托品等。

（二）教育层面

1. 提高课堂效率：减少课外作业量，保证课间休息时间，让孩子眼睛得到充分放松。

2. 控制电子产品使用时间：严格控制孩子看电视、上网的时间。

3. 正确用眼姿势：教育孩子保持1尺、1寸、1拳的用眼姿势，避免在光线过暗或过亮的环境下看书，不躺着、走路或坐车时看书。

（三）家庭层面

1. 增加户外时间：每天增加 40 分钟以上的户外时间，可有效降低近视发展率。

2. 合理饮食：均衡饮食，少吃甜食、碳酸饮料和油腻油炸食品，多吃含钙质高的食物和富含维生素、叶黄素的食物，如牛奶、蓝莓、瘦肉和绿叶蔬菜等。

3. 选择合适台灯：台灯光亮要充足，范围尽量大，色温建议在 4 000 K 左右，照明强度为 500～600 lux。

五、近视防控的具体手段

（一）框架眼镜

青少年一旦发展成中等程度以上的近视，应选择合适的框架眼镜。验光和配镜建议到专业医疗机构进行。

（二）角膜塑形镜（OK 镜）

角膜塑形镜是一种硬性的高透氧角膜接触镜，通过夜间佩戴重塑角膜曲率，提高裸眼视力，延缓近视发展速度。适合近视度数小于 600 度、散光小于 150 度的孩子使用。使用 OK 镜需要良好的依从性和正确的清洁消毒护理。

（三）阿托品

阿托品是一种有效的近视防控药物，但存在浓度依赖性。高浓度效果好但反弹概率大，低浓度相对安全但需在医生指导下使用。

（四）视功能训练

视功能不良的孩子近视发展速度快于视功能良好的孩子。通过视功能训练（如使用反转拍、聚散球等工具）可提高孩子的视功能，有助于近视防控。

六、不同年龄段儿童的近视防控策略

（一）学龄前儿童

主要进行近视预防，增加户外运动，定期进行视力筛查和远视储备监控。出现低度近视时，可考虑药物治疗。

（二）小学低年级和高年级儿童

由于近视低龄化趋势明显，这些儿童一旦出现近视，可考虑佩戴离焦眼镜、角膜塑形镜或使用阿托品等药物治疗。

（三）高度近视高危倾向人群

应给予格外监测，不仅要关注屈光度数变化，还要观察眼底变化。建议选用 2 种或 2 种以上手段进行联合控制。

七、近视防控的政策变化

随着政府对近视防控的重视度提高，防控政策已从原先的二级预防转变为一级预防。现在不仅关注已近视的儿童，还关注未近视或将要近视的儿童的视力发育状态。防控方法也更加多样化，包括佩戴框架眼镜、角膜塑形镜、药物控制等。

最后，近视防控需要医疗、学校、家庭三方面共同努力。家长应提高医疗意识，定期带儿童进行视力检查；学校应提高课堂效率，控制作业量；家庭应增加儿童户外时间，合理安排饮食。通过共同努力，让儿童的视力发展得更晚一些、更慢一些，尽量避免发展成高度近视。祝愿孩子们都能拥有清晰的视力和美好的前程。

扫描二维码
观看科普视频

03 | "地包天"矫治 从何时开始

上海市儿童医院

王梦蕾

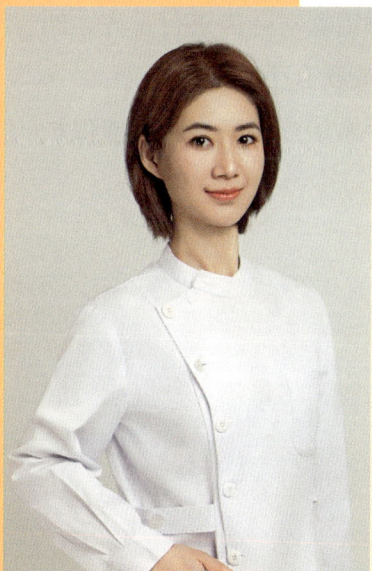

"地包天"矫治应尽早开始。临床上建议，早发现早治疗是关键。许多家长认为孩子的地包天应在换完牙后一次性进行治疗，但这种观点是不正确的。正常情况下，咬合是上牙覆盖下牙，这有助于上颌骨的正常生长，并对下颌骨生长起到一定的抑制作用；而"地包天"患儿则相反，下颌牙覆盖上颌，限制了上颌骨的发育，同时下颌骨生长失控，久而久之可能形成月牙脸，影响面型美观。因此，应尽早矫治。

"地包天"的治疗分为以下四个阶段。

第一阶段为乳牙期，在儿童换牙前（3～5岁），只要孩子能够配合，应尽早开始矫正。

第二阶段为替牙期，即孩子开始换牙时；若家长发现下牙开始覆盖上牙，应及时就医治疗，此阶段正值生长发育的高峰期，治疗效果较好。

第三阶段为恒牙期，对于轻微、非骨性的"地包天"，可通过正畸矫正牙齿来进行调整。

第四阶段为成年后，如情况较复杂，则需正畸与手术联合治疗。

各阶段采用的矫治器也有所不同。乳牙期使用的矫治器较为简单，基本只戴在上牙，使用舒适，适应性较强，不同于传统金属矫治器；替牙期可采用活动矫治器固定在上颌，随着技术发展，也可选择隐形矫治器；恒牙期则可通过金属或隐形矫治器对牙齿进行排齐，纠正简单的"地包天"；成年后则可能需要正畸联合手术治疗。

各位家长应重视及早矫治，既可降低手术治疗的概率，又能保护孩子的面部形态。

扫描二维码
观看科普视频

04 | 如何有效防治变应性鼻炎

上海交通大学医学院附属第九人民医院

范宇琴

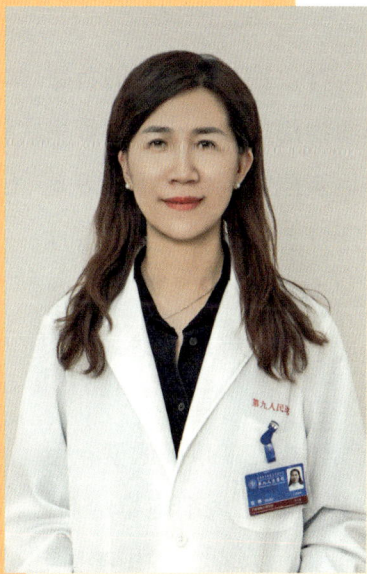

变应性鼻炎，作为机体的一种超敏反应，当再次接触或暴露于过敏原时，鼻腔会产生一系列免疫反应。这些反应通常表现为鼻塞、流清水鼻涕、打喷嚏、鼻痒等症状，严重时还可能引发咽痒、眼睛痒以及咳嗽等相关症状，极大地影响患者的生活质量和睡眠。

根据过敏原的不同，变应性鼻炎可分为季节性和常年性2种。季节性鼻炎常见于春秋季交际，如三四月份，过敏原多为柳树、杨絮等；而八九月份秋季时，花蒿类或虫草类过敏原较为常见。

常年性鼻炎则全年均可发生，过敏原主要包括尘螨、螨虫、动物皮屑、蟑螂等。

感冒与变应性鼻炎在某些症状上相似，如鼻塞、流清水鼻涕，但感冒通常伴有咽痛、全身不适，甚至发热，且症状在1～2周内可自愈。相比之下，变应性鼻炎的症状持续时间更长，且不会出现全身症状，尤其在晨起时症状更为明显。

当出现鼻塞、流清水鼻涕、打喷嚏、鼻痒等症状时，应高度怀疑变应性鼻炎。确诊需由专业临床医生进行，依据患者的病史、查体以及实验室检查，如皮肤黏膜点刺试验和抽血过敏原检测。值得注意的是，有时实验室检查可能无法找到过敏原，但这并不能排除变应性鼻炎的可能性，因为目前的检测种类有限。医生需要结合患者的查体、病史和实验室报告来综合诊断。

目前，变应性鼻炎尚无根治方法，但可以有效控制。治疗的首要原则是避开过敏原。当无法避免时，可采用药物治疗和免疫治疗等手段。药物治疗中，鼻用激素如曲安奈德、布地奈德、糠酸莫米松等是常用的一线药物，可联合抗组胺药物如依巴斯汀、西替利嗪、氯雷他定等，以及鼻用抗组胺药物如氮卓斯汀鼻喷剂进行治疗。对于合并哮喘可能性的患者，还可使用白三烯受体拮抗剂，如孟鲁司特钠，但需注意其可能产生的神经兴奋症状。

若一线治疗效果不明显，可考虑使用二线药物，如口服激素，但需慎用，因其可能产生全身症状。二线药物还包括肥大细胞稳定剂，如色甘酸钠鼻喷剂，以及鼻腔减充血剂，如呋麻滴鼻剂、羟甲唑啉、麻黄碱滴鼻剂等，用于缓解鼻塞。但鼻腔减充血剂应慎重使用，一般连续使用不超过7天，以避免产生药物依赖性鼻炎。

免疫治疗是另一种有效治疗手段，尤其适用于尘螨或花蒿类过敏原的患者。免疫治疗通过将过敏原提取物小剂量注射体内，使患者逐渐产生耐受，从而达到临床治愈的效果。然而，免疫治疗需要患者持之以恒的配合和医生的长期跟踪，通常需要一个 3 年的诊疗过程。

对于严重的变应性鼻炎患者，当药物治疗和免疫治疗无效时，可考虑外科手术干预。常见的手术包括鼻中隔偏曲矫正和下鼻甲等离子消融。这些手术不仅可缓解由鼻中隔偏曲引起的鼻塞，还可通过降低鼻腔黏膜的敏感度来减轻鼻炎症状。另一种手术方法是神经阻断术，旨在降低鼻腔敏感性和减少腺体分泌，从而减轻鼻腔症状。但此类手术需谨慎选择，因其可能产生并发症。

健康教育在变应性鼻炎的防治中同样重要。对于尘螨过敏的患者，建议减少使用纺织类用品，并定期对家庭环境中的床、床单、被褥、枕套进行螨虫清理。对于花粉过敏的患者，应关注天气预报中的花粉信息，在花粉季节尽量减少外出，如需外出则佩戴口罩。回家后应及时清洗衣物、冲洗鼻腔和漱口，以减少过敏原的摄入。对于宠物过敏的患者，建议减少与宠物的接触，以降低鼻炎症状的发生。

综上所述，变应性鼻炎虽是一种常见的且可能影响生活质量的疾病，但只要我们充分了解其病因、症状及治疗方法，并在必要时接受专业治疗，就能有效控制其对我们生活的影响。通过避开过敏原、药物治疗、免疫治疗和健康教育等综合手段，我们可以有效缓解变应性鼻炎的症状，提高患者的生活质量。同时，对于严重症状或治疗无效的患者，外科手术也是一种可考虑的治疗选择。

扫描二维码
观看科普视频

05 | 闻香不再寻
——揭开嗅觉障碍的谜团

复旦大学附属眼耳鼻喉科医院

余洪猛

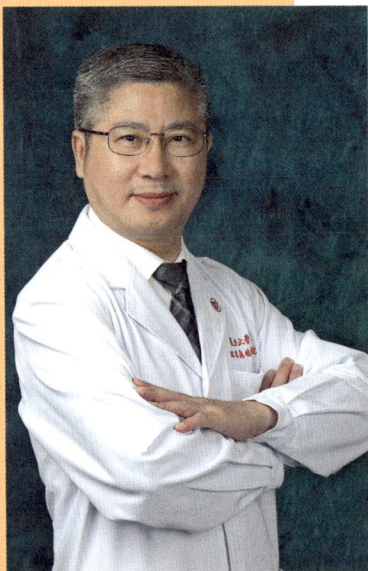

一、嗅觉的定义与重要性

嗅觉是我们感知气味的能力，其本质是气味分子进入鼻腔被嗅觉感受器捕捉后，通过神经传导至大脑嗅觉皮质，从而产生对气味的识别与感受。虽然嗅觉不像视觉、听觉那样被人们普遍重视，但它却在我们的生活中扮演着不可或缺的角色。

嗅觉对生活质量的提升、对危险的警示、防护作用不可小觑。一旦丧失嗅觉，不仅对饮食风味的体验大打折扣，影响食欲和营养摄入，更会失去感知环境危险信号的能力。例如，难以察觉煤气泄漏、火灾烟雾等，这将直接威胁人身安全。

二、嗅觉与味觉的关系

嗅觉和味觉密不可分。很多人以为吃东西的"香"仅仅来自舌头上的味蕾，但实际上，食物的"香味"主要是通过气味分子从口腔后部经过鼻咽部进入鼻腔，与嗅黏膜接触而感受到的。因此，一旦嗅觉丧失，人们常常觉得食之无味。

三、嗅觉障碍的分类与症状表现

从医学角度看，嗅觉障碍被视为一类独立的疾病。它包括嗅觉减退、嗅觉丧失、嗅觉过敏，以及嗅觉倒错、幻嗅等现象。其中，"嗅觉倒错"指气味被感知为错误的气味，"幻嗅"则是在无任何气味的情况下仍感受到异味。

嗅觉障碍的临床表现形式多样，有些患者是突发性嗅觉障碍，也有的表现为嗅觉逐渐下降。这种差异与疾病的发病机制有关，病毒感染常导致突发性嗅觉障碍，而鼻息肉、慢性鼻炎等鼻腔疾病，则会导致逐步发展性的嗅觉障碍。

四、嗅觉的感知机制与神经结构

人体的嗅觉系统分布于鼻腔顶部的嗅黏膜区。该区域包含嗅觉感受神经元、基底细胞、支持细胞等组成部分。气味分子通过空气进入鼻腔，与嗅觉感觉神经元的嗅觉受体结合，刺激嗅觉神经元产生神经电信号并传导至嗅球，再进一步传输至大脑嗅觉相关皮质，完成气味识别的全过程。

与视觉、听觉细胞不同，嗅觉神经元具备再生能力。一旦受损，只要条件适当，嗅上皮各类细胞成分可由基底细胞分化修复。因此，嗅觉是少数终身具有再生可修复能力的感觉系统之一。

五、嗅觉与味觉的区别与交集

虽然嗅觉和味觉在感知通道和结构上完全不同，一个由嗅黏膜感知，一个由舌部味蕾感知，但它们在大脑中存在通路交叉。例如，嗅球与大脑皮质中的味觉处理区相邻，两者的信息融合后才形成我们最终的"风味"体验。因此，嗅觉损伤也常常影响味觉感知。

六、嗅觉障碍的病因分类

嗅觉障碍的病因大致分为以下 3 类。

1. 传导性：如鼻息肉、鼻窦炎等导致气味分子无法抵达嗅区。

2. 感觉神经性：如病毒感染、化学性损伤等引起嗅觉神经元死亡或功能障碍。

3. 中枢性：如脑部肿瘤、创伤、神经系统退行性病变等影响嗅觉中枢处理。

最常见的病因包括病毒感染（如新冠病毒、流感病毒感染等）、慢性鼻炎、外伤、药物不良反应及老年性退化等。阿尔茨海默病和帕金森病患者常在疾病早期即出现嗅觉问题，因此，嗅觉障碍也被视为这些神经退行性疾病的早期信号之一。

七、嗅觉障碍的诊断方法

嗅觉障碍的诊断包括主观与客观 2 个方面。

1. 主观检测：采用不同浓度和类别的气味剂进行识别、分辨与浓度反应测试。

2. 客观检测：如嗅觉诱发电位检查、功能性磁共振成像（fMRI）等，通过脑电图和影像学分析大脑对嗅觉刺激的反应。

此外，还需结合鼻内镜、CT、鼻窦 MRI 等检查，排除解剖性或器质性病变。

八、治疗手段与康复方法

针对不同原因采取个性化治疗。

1. 感染性嗅觉障碍：可采用激素类药物、抗炎药物、血管收缩剂缓解水肿。

2.鼻部结构性病变：如鼻息肉，视情况需要行手术处理。

3.嗅觉训练：长期有效的非药物干预手段。常选用玫瑰、桉树、柠檬等天然精油进行嗅觉刺激，促使神经通路重建。

针对病毒感染后嗅觉丧失，如新冠后遗症患者，大部分人可在半年内恢复，但仍需坚持治疗与训练。

九、嗅觉障碍对心理与社会的影响

嗅觉丧失不仅是感觉功能的缺失，更可能引发情绪问题，尤其是抑郁。据相关资料统计，约 1/3 的嗅觉障碍患者存在抑郁症状。这是因为嗅觉与情绪调节密切相关，部分大脑皮质中嗅觉处理区域与大脑的情感中枢相关。

此外，嗅觉还参与辅助人际交流、食物共享、社交体验等，一旦缺失，会影响人的社会互动和生活幸福感。

十、社会支持与康复资源

国内已有部分专科医院和研究机构关注嗅觉障碍的诊治。以上海为例，已有医生团队开发了"嗅康"APP，支持患者在家自我评估和进行嗅觉训练，训练数据可同步传输给医生进行个体化指导。该平台还提供患者交流社区，以增强康复信心。

十一、日常管理建议

改善嗅觉功能，还需注意居家环境管理。保持房间空气清新、适度湿润，定期通风，种植花草、使用芳香植物，均有助于刺激嗅觉。日常生活中，也可适当使用香水、香薰等物品，既可愉悦心情，也是一种潜在的嗅觉锻炼方式。

嗅觉是我们感知世界的重要感官之一。无论是出于健康、生活质量，还是安全因素的考虑，若出现嗅觉障碍，应及时前往医院就诊。科学的干预，不仅使重建嗅觉成为可能，还可以重新给生活带来美好的体验。

扫描二维码
观看科普视频

06 | 儿童中耳炎，不可忽视的听力杀手

上海交通大学医学院附属上海儿童医学中心

钟舒文

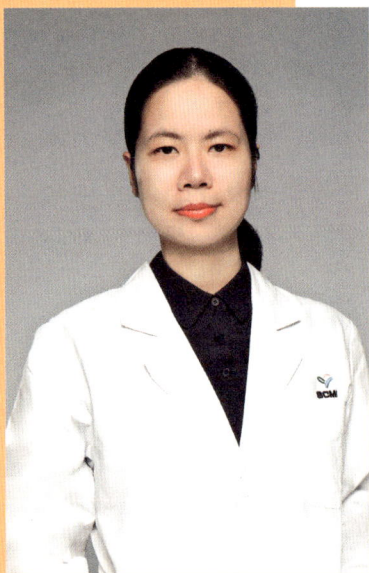

急性中耳炎是儿科最常见的疾病之一，超过90%的学龄期儿童至少曾患过一次急性中耳炎。儿童中耳炎病程进展较快，若不及时治疗可能导致严重后果，因此，早期识别和诊断十分重要。那么，孩子出现哪些症状可能意味着患上了中耳炎？中耳炎又该如何诊断和治疗？

我们先了解一下什么是中耳炎。中耳位于外耳道和内耳之间，是一个充满空气的腔体，内含听小骨、咽鼓管、鼓室上隐窝及与乳突气房相邻的结构。中耳炎指累及中耳全部或部分结构的

炎性病变。儿童的咽鼓管较短、角度更接近水平且管腔较直，防御功能相对较弱。因此，鼻腔分泌物增多，或因吐奶、咳嗽、用力擤鼻涕等原因，容易使咽鼓管黏膜充血肿胀，病菌得以进入中耳引发炎症。

若儿童中耳炎未及时治疗，轻则影响听力，重则可能导致鼓膜穿孔、乳突炎，甚至引发脑膜炎、颅内脓肿等严重后果。家长需要警惕：年长儿童可能会诉说耳痛、听力下降、耳闷、耳鸣等不适。而小婴儿则可能出现不明原因的不断摇头、拉扯耳朵、烦躁不安、哭闹不止，甚至影响睡眠。当触碰孩子的耳朵时，如果孩子明显回避，且伴有高热、恶心、呕吐等全身症状，也需引起重视。

中耳炎的诊断主要依靠耳镜检查，这是最基本的检查方法，可以直接观察鼓膜的颜色、活动度和透明度。声导抗检查、耳声发射和纯音测听等检查则有助于评估孩子的听力情况。在治疗上，医生常开具滴鼻液。滴鼻液可以使鼻腔充血、改善通气，同时缓解咽鼓管肿胀，减轻鼓室负压，从而使咽鼓管通畅，改善引流功能。

预防中耳炎方面，家长应注意以下几点。

1. 避免烟草暴露，因为烟雾会影响咽鼓管功能，易诱发中耳炎。

2. 坚持母乳喂养，至少持续到宝宝 6 月龄，以提供一定的保护作用。

3. 按时接种疫苗，包括每年流感疫苗以及肺炎链球菌结合疫苗。

4. 避免将孩子置于人员密集的日托机构，因为这样的环境易发生呼吸道感染。

5. 6 个月龄后，尽可能减少安抚奶嘴的使用。

6. 远离感冒人群，勤洗手。

7. 当孩子鼻涕较多时，擤鼻涕时要注意方法，避免用力过猛。

8. 家长切勿自行为宝宝挖耳朵。

总之，急性中耳炎在儿童中较为常见，早期识别、及时诊断和治疗非常重要，而在日常生活中，家长也应采取有效的预防措施，以降低患病风险。

扫描二维码
观看科普视频

07 | 白内障什么情况下
需做手术

上海交通大学医学院附属仁济医院

戴怡康

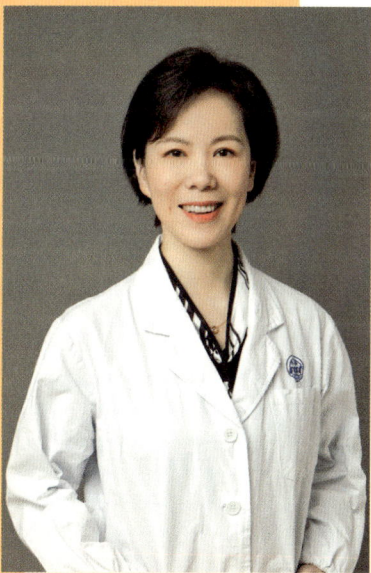

白内障作为一种常见的致盲性眼病，其种类繁多，其中老年性白内障最为常见，发病率随年龄增长而上升。白内障的治疗手段相对单一，即通过手术将混浊的晶状体置换成透明的人工晶体。

关于白内障的手术指征，我们归纳了以下 3 类情况。

首先，当白内障导致的视力下降已影响到患者的日常工作与生活时，应考虑手术治疗。例如，对于需要驾驶的老年人而言，轻微的视力受损即可能构成安全隐患。

其次，若患者双眼存在屈光

参差，即双眼度数相差较大，这不仅会导致明显的视疲劳，还会使患者缺失立体视觉，此类情况亦应尽早进行手术治疗。

最后，部分老年人在年轻时视力极佳，为远视眼，这类人群大多眼部结构存在隐患，属于急性闭角型青光眼的高危群体。为避免青光眼急性发作，建议此类患者尽早接受白内障手术。

扫描二维码
观看科普视频

08 | 慢性牙周炎的形成与危害

上海市口腔医院

张　媛

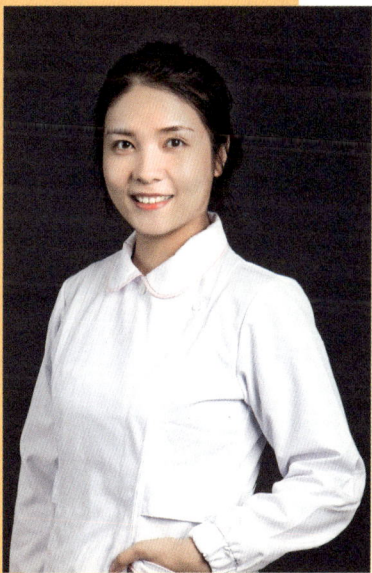

慢性牙周炎是一种感染性牙周疾病，会导致牙龈萎缩和牙槽骨破坏。那么，慢性牙周炎是如何形成的呢？今天我们通过一个放大的牙齿模型来了解这一过程。

健康的牙龈呈淡粉色，牙齿与牙龈之间紧密贴合。然而，当口腔中的细菌与食物中的蛋白质结合时，会形成一种名为牙菌斑的黏性薄膜。牙菌斑通常附着在牙齿表面，尤其是在牙齿与牙龈交界处。若长时间未得到有效清洁，牙菌斑会逐渐沉积并钙化，形成牙结石。

牙结石与牙菌斑在牙齿表面

聚集，细菌不断刺激牙龈，从而引发牙龈炎，表现为牙龈红肿、出血及口腔异味。若患者在日常生活中每天早晚刷牙仍频繁出现牙龈出血，建议尽早到口腔门诊进行检查。若不引起重视，牙结石会逐渐增多，炎症反复发作，最终可能导致牙龈和牙槽骨吸收退缩，甚至牙齿脱落。

只要养成良好的口腔卫生习惯，如早晚刷牙、使用牙线，并定期（每0.5～1年）进行口腔检查，及时发现和治疗，牙周炎即可得到有效预防和控制。

扫描二维码
观看科普视频

09 | 孩子近视如何早期发现和控制

上海市眼病防治中心

朱剑锋

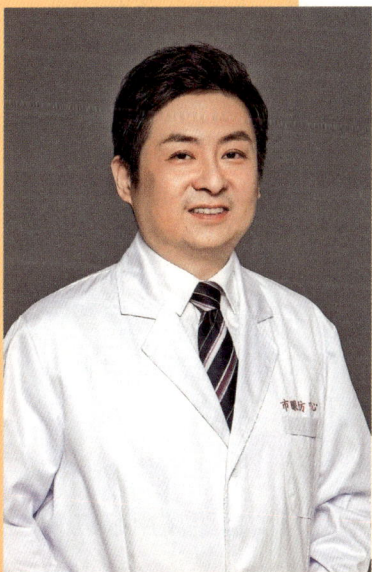

为什么现在会这么多的小朋友得近视

我国18岁以下儿童近视率超过50%，小学生约50%，初中生约70%，高中生为80%～85%，大学高达95%。近视与缺乏户外活动和长时间近距离用眼、教育程度密切相关，但也有遗传因素，尤其是600度以上的高度近视。如果双方父母均为高度近视，孩子患近视的风险明显增高。因此，近视是后天用眼习惯与先天遗传共同作用的结果。

什么时候带孩子到医院就诊合适

研究表明，当家长发现孩

子视力不良时，平均近视度数已达 200 度，此时已经难以恢复正常。近视刚发生时视力可能在 50 度左右，症状不明显，但随着度数超过 100 度（视力约 0.5）后，日常生活开始受影响。建议家长及早带孩子就诊，早期干预可以有效控制近视发展。

父母双方都是高度近视该怎么办

虽然高度近视父母的子女患近视的比例较高，但遗传因素大约只占一半，另一半取决于环境。孩子的近视发展具有一定的规律，若在幼儿园体检中发现远视迅速消失，则应及时到医院就诊，进行早期干预，从而控制近视进展。

孩子戴眼镜后眼睛皱眉、眼球异常怎么办

对于已经近视的孩子，如果出现眼球突出、眼睛缩小或经常皱眉头的情况，家长应先带孩子到眼镜店或医院验光，检查度数是否准确。儿童近视随着生长发育可能每年增加约 50 度，如眼镜戴 1 年后视力下降，应及时更换；如伴有斜视或弱视等情况，则需转诊至专业医院就诊，建议每学期检查 1 次。

怎样缓解眼部疲劳？蒸汽眼罩有用吗

视疲劳的成因复杂，既有眼部血液循环不足，也有长期离焦引起的调节异常。蒸汽眼罩通过热疗能改善眼周血液循环，起到一定缓解作用，但并非全面解决疲劳。要缓解视疲劳，先应养成合理的用眼习惯，避免长时间近距离用眼，定时休息。

视力控制不好怎么办？还能恢复吗

近视是可防可控的，关键在于多户外活动、减少近距离用眼以及提高学习效率，从而给眼睛更多休息时间。还可使用一些设备模拟看远的效果，合理营养和充足睡眠也非常重要。有报道指出，过多糖分摄入可能诱发近视，因此合理饮食亦不可忽视。

眼镜戴上以后可以拿下来吗

对于儿童而言，由于视觉发育尚未成熟且眼轴增长迅速，频繁

脱戴不利于近视控制。刚发生近视的儿童视力尚好，无须整天戴着眼镜；而成年人的近视较为稳定，是否佩戴则可根据个人习惯决定。大多数人一旦近视后，都需要戴眼镜作为最简单、安全的矫正方法，对眼睛并无伤害。

总之，近视可防可控，关键在于早发现、早干预，同时养成良好的用眼和生活习惯。

扫描二维码
观看科普视频

10 | 嗓音也需要保养？治疗师教你居家嗓音训练小妙招

上海市养志康复医院

王曼娜

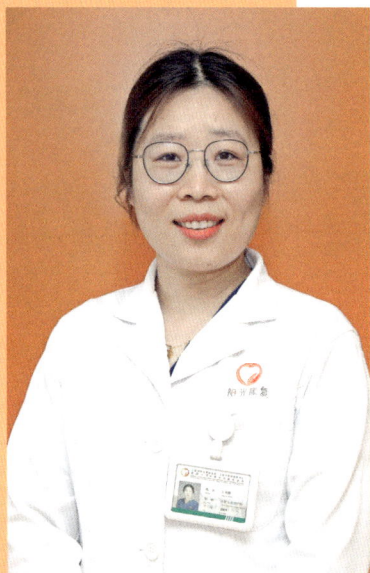

在日常交流中，嗓音体现了个体的发音特征，被称为"发声的第二张名片"。声带息肉、声带小结、咽喉反流性疾病等均可能引发嗓音障碍。为了改善发声情况，日常生活中可以通过简单的工具（如吸管、杯子、纸巾等）进行居家嗓音训练。

整个训练过程分为三个阶段，建议每阶段练习10～15分钟，每天重复3～4次，循序渐进地进行。

第一阶段：呼吸训练

呼吸是发声的基础。为了保证发声的效率，先要学会正确的呼吸方式，即腹式呼吸。具体方法为：用鼻子缓慢吸气，使气体进入腹部（感觉肚子鼓起），然后用嘴巴缓慢呼气，尽可能延长呼气时间。同时，可以在嘴巴正前方放纸巾，通过纸巾的飘动提供呼气的视觉提示。练习过程中应保持放松，有助于建立良好的呼吸控制。

第二阶段：放松训练

放松训练分为三部分，旨在减轻发声相关肌肉的紧张状态。

1. 颈部放松：进行“颈部米字操”，即身体直立，依次向前、后、左、右4个方向缓慢牵伸，使相反方向的肌肉有紧张的感觉，每个方向保持片刻，有助于缓解颈部肌肉紧张。

2. 喉部放松：使用拇指和示指放在喉结两侧，以逆时针方向轻轻旋转按摩，帮助放松喉部肌肉。

3. 声带放松：腹式呼吸下呼气同时进行双唇振动，即“打嘟”训练，声带在气流作用下振动，有助于放松与协调声带活动。

第三阶段：发音训练

该阶段的训练主要目标是恢复或改善发声功能。

1. 吹水泡：在杯子中插入吸管，嘴巴尽可能平稳且持续地向吸管中呼气，气流通过吸管在杯子中形成水泡。单纯呼气练习熟练后可尝试在呼气过程中发声或哼唱，有助于协调气息与发声。

2. 鼻音哼鸣：双唇闭合，气流从鼻腔发出声音。建议从简单的“m”音开始，逐渐由字过渡到词和句子，如“/m/→妈→妈妈→妈妈买毛衣”。

3. 哈气叹气法：① 全身放松，打哈欠，并在快结束时叹气；② 在哈欠快结束的时候说 /ha/、/hu/、/he/ 等；③ 发以 /h/ 开头的词；④ 由字词过渡到简单的句子，如“好、很好、黄色和红色、狐狸在河边喝水”。通过难度的递增提高发声的自然度和连贯性。

保护我们的嗓音，除了要养成良好的发音习惯以外，还应当注意适当声休，远离烟酒，并且进行适量的运动。只有认真做好预防和保健，及时地诊断和治疗咽喉嗓音疾病，才能在工作和生活中畅所欲言，愉快地进行交流。

扫描二维码
观看科普视频

11 | 干眼与视疲劳，剪不断理还乱的纷纷扰扰

上海中医药大学附属曙光医院

俞 莹

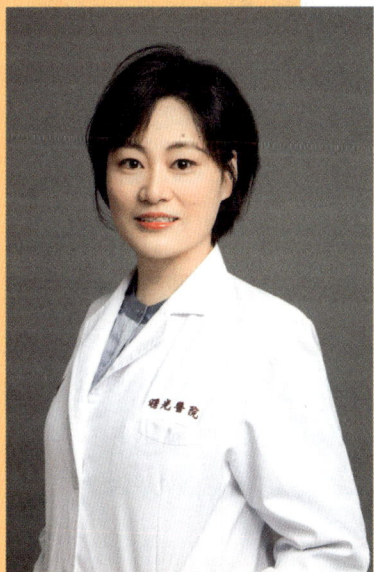

干眼作为眼科门诊的常见疾病，已逐渐成为就诊患者的主要病种之一。据不完全统计，干眼患者约占门诊患者的30%。尽管大部分干眼症状不会致盲或严重影响视力，但其带来的不适感仍促使患者频繁就医。

长时间使用视频终端不仅会导致视疲劳，即眼部肌肉的调节紧张，还会进一步引发干眼。干眼是视疲劳的主要症状之一，同时干眼又会加剧视疲劳。当眼睛干涩，泪膜不稳定，甚至眼睛表面的细胞脱落时，就如同眼前带了一面凹凸不平的镜子，导致视

觉疲劳加剧。部分患者会感觉眨眼后视力暂时恢复清晰，这是干眼导致的视力波动表现。

此外，干眼与近视之间也存在一定的关联。过度用眼引起的视疲劳可能加速近视的发展，而高度近视患者或双眼屈光度差异较大的患者更容易出现视疲劳，从而加重干眼症状。青少年的近视防控备受关注，同时干眼的发病年龄逐渐降低，甚至部分儿童也出现了干眼症状，这与青少年过度使用电子产品密切相关。

关于干眼的治疗，许多患者误认为干眼是绝症，无法治愈。实际上，视疲劳相关的干眼属于生活方式相关干眼。除了使用眼药水滋润眼睛外，改善用眼方式和习惯同样至关重要。建议遵循"20法则"，即每用眼20分钟，注视6 m以外的物体20秒。同时，保证充足的睡眠，因为睡眠与泪液分泌、眼部调节力密切相关。缺乏睡眠会导致第二天视觉模糊、用眼吃力。

值得注意的是，在视疲劳患者中，有10%～15%存在调节功能异常，表现为使用电子产品时眼睛不适。这类患者需要到医院进行相应检查，并根据病因进行治疗，否则疲劳症状难以缓解，干眼也难以改善。

对于视疲劳相关的干眼，若仅补水效果不佳，可尝试每天热敷10分钟，使用45～47℃的热毛巾即可。在使用电子产品时，主动眨眼有助于稳定眼睛表面的泪膜状态。此外，中药内服、局部外敷以及针刺治疗等也是改善干眼和视疲劳的有效手段。临床经验显示，针刺治疗可促进泪液分泌、改善局部血流、放松调节，从而有效缓解视疲劳和干眼症状。

扫描二维码
观看科普视频

12 | 什么是斜视？ 如何治疗斜视

上海市儿童医院

乔 彤

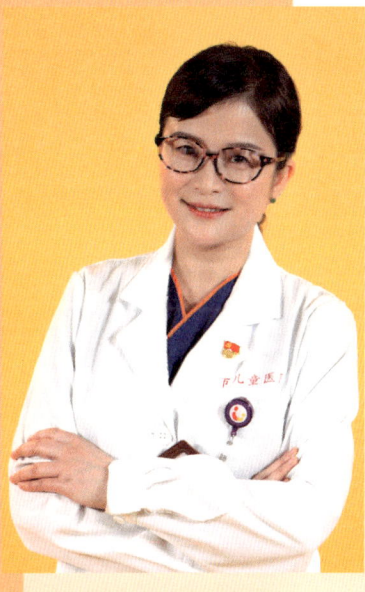

斜视指的是两只眼睛未能同时注视同一目标的情况，即一只眼睛正视，而另一只眼睛偏离视线。如果一只眼向内偏转，我们称之为内斜视，俗称"斗鸡眼"；若一只眼向外偏转，则称为外斜视，俗称"瞟眼"。此外，还有垂直斜视，当一只眼比另一只眼位置高或低时，分别称为上斜视或下斜视。

斜视不仅影响外观，容易引起儿童自卑和心理问题，更重要的是，它会影响视觉功能的发育。缺乏正常的立体视觉会使儿童在进行精细操作、驾驶、运动和投掷等活动时存在安全隐患，也会影响其日常工作和学习。因此，对斜视应采取积极治疗，早期发现和干预至关重要。

在治疗上，不同类型的斜视有不同的处理方式。斜视可分为先天性和后天性两大类。先天性内斜视若经屈光矫正无效，应尽可能在 2 岁以内进行手术；先天性外斜视则建议在 3 岁以内进行手术。对于因垂直斜视引起的歪头、面部变形或步态不稳的情况，如先天性上斜肌麻痹，手术可在最小年龄为 7 个月时进行。

此外，部分斜视无法通过手术完全解决，这类斜视通常为调节性斜视，常由高度远视或远视散光引起。此时，通过长期佩戴眼镜可以使眼位矫正，但取下眼镜后可能仍存在轻微内斜。随着年龄增长和远视度数的逐渐减退，眼位有望恢复正常，但这需要漫长的治疗过程，同时还要进行弱视治疗。对于角度较小或术后残留的微小内斜视，还可采用佩戴三棱镜的方法进行改善。

对于因外伤、发热或糖尿病等原因引起的急性麻痹性斜视，首先应治疗原发病，待斜视稳定 3～6 个月后，再考虑是否需要通过手术进行干预。

扫描二维码
观看科普视频

13 | 缓解咽喉炎小妙招

复旦大学附属华山医院

高 楠

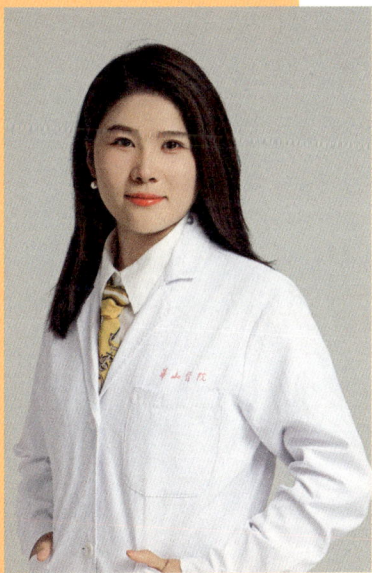

全国各地咽喉炎频发，成为热议话题。若您也曾饱受咽喉疼痛的困扰，以下为您提供几个有效的缓解方法。

1. 盐水漱口：将适量盐水含于口腔舌根处，保持20～30秒后吐出，以此冲洗咽喉黏膜。此举可起到杀菌消炎的作用。

2. 适量多饮温开水：建议成人每日饮水量约为1 500 mL，相当于3瓶矿泉水的量。应避免口渴时才饮水，可少量多次饮用。

3. 含服润喉片：润喉片中的薄荷成分能有效缓解咽痛，市面上常见的有薄荷喉片、草珊瑚含片等。使用时，应将含片置于舌根处含服，并在半小时内尽量避免进食，以免影响药效。

4. 适当吸入水蒸气：水蒸气有助于缓解咽喉不适。您可在面前放置 1 杯温开水，或使用蒸汽仪、雾化器等设备。建议每日进行 2 次，每次持续约 20 分钟。需注意的是，水温应控制在 60℃ 以下，以防烫伤。

若咽喉疼痛无缓解或有加重的趋势，建议及时医院就诊。

扫描二维码
观看科普视频

14 | 当心颜值杀手
——口呼吸

上海市第十人民医院

曹骏瑶

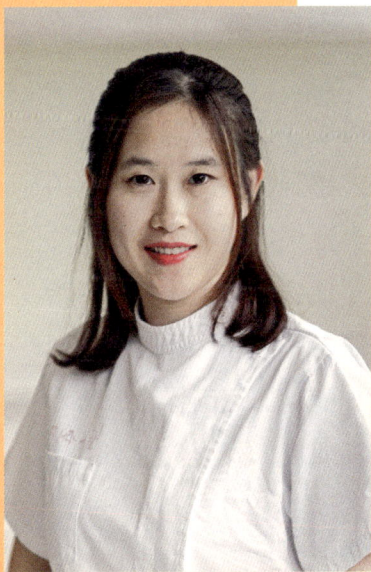

有家长反映，孩子幼时牙齿整齐，笑容灿烂，然而随着逐渐长大，颜值却有所下滑。针对这种情况，我首先会建议检查孩子晚上睡觉时是否张着嘴。这一行为与牙齿颌骨的生长发育息息相关。

口呼吸，指的是因上气道部分或完全受阻，导致气流改由口腔进入肺部的呼吸方式。正常牙弓的发育，由舌头、嘴唇、脸颊三者共同作用，形成舌头边缘的卵圆形。然而，当口呼吸发生时，嘴唇因长时间张开而失去力量，变得肥厚无力。舌头为打开呼吸通道会自动下放，离开上颚部，仅剩脸颊的作用，就会导致上牙弓狭窄、上前牙前突，即俗称的"龅牙"。另一些孩子尤其是扁桃体肥大的孩子，则可能不自觉前伸下颌，形成"地包天"的面型。

更为严重的口呼吸，会导致氧气在肺部的交换不充分，血氧饱和度降低，进而出现眼下青紫，即黑眼圈。部分孩子更是因脑部缺氧，注意力难以集中，导致成绩下滑。这两件看似无关的事情，实则有着令人意想不到的联系。

肯定有家长要问了，我怎么知道小朋友到底有没有口呼吸呢？一个简单的方法是使用镜子。孩子睡着后，可以将镜子置于孩子的鼻子和嘴巴之间，若镜子的一面朝向鼻腔时出现雾气，说明孩子是用鼻子呼吸；若朝向口腔时出现雾气，则表明孩子存在口呼吸问题。

若家长发现孩子在睡觉或专注某事物时，不自觉张嘴呼吸，或在睡觉时有打呼噜的习惯，应尽早发现并治疗。

但是解决口呼吸的第一步并不是来口腔科哦，让我们想一想什么情况下，我们会放弃鼻子呼吸而改用嘴巴呢？感冒鼻塞的时候吧。因此，治疗口呼吸问题，也得先从根源上排查鼻通气的情况，首先前往五官科（耳鼻喉科）排除鼻气道问题。若鼻子通畅，再前往口腔科治疗口腔不良习惯，必要时可进行正畸治疗或肌功能训练。

通过唇肌、舌肌等肌肉的简单训练，比如嘟嘴、瘪嘴练习，将卷舌、弹舌、舌头打圈撑开脸颊肉等，恢复口周肌肉的发力位置和肌肉力量，相信你一定能够重拾自信的微笑。

扫描二维码
观看科普视频

15 | 鼻出血的背后元凶

上海市第六人民医院

张维天　鲁海涛

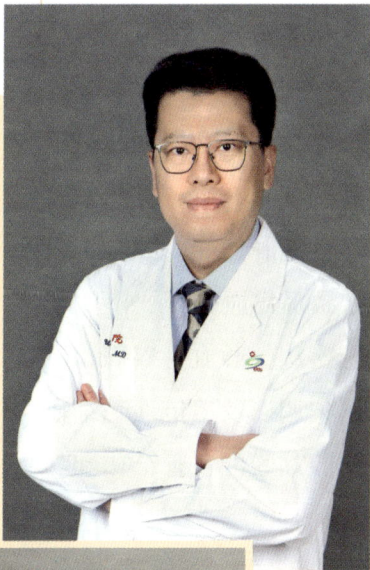

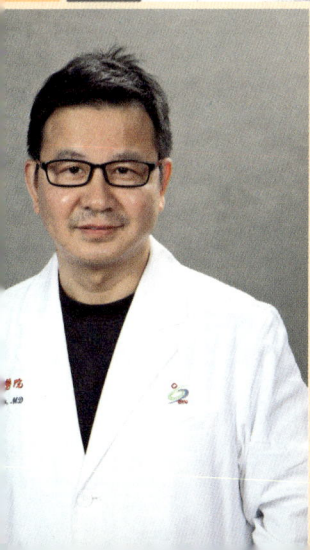

　　我们先谈谈鼻出血的一些基础知识。可能我们每个人都或多或少经历过鼻出血，尤其是到了秋冬季，空气干燥寒冷，鼻腔更易出血。鼻腔是我们呼吸道的一个重要门户，它不仅要适应环境温度和湿度，还要随时准备应对各种环境刺激。

　　鼻腔的结构较复杂，鼻孔位于面部的中央，而外鼻则对人体的面容起着重要的决定作用。在眼睛的周围、额头和眼睛的后方、牙齿和口腔的周围，都有一些空的骨腔，我们称为鼻窦。这些鼻窦通过窦口与鼻腔相连，进而形成鼻腔鼻窦复合体。因此，鼻腔的黏膜面积非常大，只要存在小面积的黏膜破损或血管爆裂，就很容易出血。

鼻腔有丰富的血管结构。在鼻腔前部，靠近鼻孔的地方，有几根动脉组成了一个网络，我们称为利特尔区。而在鼻腔后部，主要的供血来源则是颈外动脉系统。还有些动脉从颅内穿过眼眶，最后到达鼻腔顶部。由于鼻腔黏膜的血管网络发达，一旦出血，侧支循环会不断地向出血点供血，使得鼻出血难以停止。

接下来，我们谈谈鼻出血的病因。鼻出血的病因多种多样，既有局部因素，也有全身因素。局部因素主要包括鼻腔干燥、挖鼻、打喷嚏等日常行为对鼻腔黏膜的损害，以及鼻炎、过敏性鼻炎、鼻窦炎、鼻中隔疾病、鼻腔肿瘤等鼻腔疾病造成的鼻出血。其中，鼻炎和过敏性鼻炎是最为常见的鼻腔疾病，它们会导致鼻腔黏膜充血、脆弱，容易出血。而鼻腔肿瘤则分为良性和恶性2种，良性肿瘤如内翻乳头状瘤、血管瘤等，恶性肿瘤如鼻咽癌等，都会导致鼻出血。

全身因素则包括凝血功能障碍、血液系统疾病、心血管疾病、酗酒导致的肝脏损害、急性传染性疾病、内分泌失调以及遗传性毛细血管扩张症等。这些因素都会影响凝血功能、鼻腔黏膜的血管结构和功能，从而导致鼻出血。

在治疗鼻出血时，需要根据病因和病情采取不同的方法。对于轻微的鼻出血，可以采用指压法进行紧急处理。具体方法是身体前倾，单手或双手捏住鼻翼10～15分钟，同时冷敷前额和后颈。这种方法简单有效，可以迅速止血。

如果鼻出血较为严重或难以止住，则需要及时到医院就医。医生会根据病情采用膨胀海绵、棉片、纱布或充气水囊等压迫止血的方法。对于鼻腔后部的出血，医生还会采用内镜下电凝、等离子或激光等止血方法。这些方法可以精确地找到出血点并进行止血。

然而，对于一些难治性的鼻出血，尤其是由肿瘤或血管畸形引起的鼻出血，传统的止血方法可能效果不佳。这时，需要请出放射介入科的专家来进行血管内微创治疗。他们通过微创的方式，将一根细针穿刺到腕部桡动脉或股动脉根部，然后沿着血管到达出血部位进行栓塞治疗。这种方法定位准确、止血效果显著且创伤小、恢复快，是治疗难治性鼻出血的一种有效手段。

我们通过两个真实的病例来进一步了解血管内微创治疗的效果。第一个病例是一个10岁的小朋友，他患有鼻咽纤维血管瘤并导致大量鼻出血。在当地医院进行了部分肿瘤切除和血管栓塞后，症状有所减轻。但半年后肿瘤复发并再次出血。后来，他来到上海市第六人民医院，在我们医疗团队的共同努力下，通过术前血管栓塞和手术彻底切除肿瘤的方法成功治愈了疾病。第二个病例是一个72岁的男性患者，他患有鼻咽癌并在放疗后38年突然大出血。这种大出血是由于肿瘤复发侵袭颈内动脉导致的。在紧急情况下，医生团队及时为他进行了血管内微创治疗，通过支架植入和血管栓塞的方法成功止住了出血，并随后进行了病灶处理。目前，该患者已经痊愈并无复发。

针对一些常见的鼻腔健康问题，我们在此也做出解答。例如，为什么小朋友挖鼻孔会出血？这是因为小朋友的鼻腔黏膜非常娇嫩，挖鼻孔时容易损伤黏膜导致出血。另外，孕期挖鼻子或擤鼻涕时老是流鼻血，是由于孕期体内性激素和孕激素的剧烈波动导致鼻黏膜充血、血管增生从而容易出血。

此外，我们还提醒大家注意一些鼻出血的预警症状。例如，鼻咽癌患者在出血前可能会有发热、病变部位感染、恶臭、持续头痛等症状。一旦出现这些症状，应及时就医并进行相关检查。

最后，我们再次强调鼻出血虽然常见但不可轻视。一旦出现鼻出血症状，应及时就医并根据病因和病情采取相应的治疗措施。同时，我们也希望大家能够关注鼻腔健康，保持良好的生活习惯和卫生习惯，预防鼻出血的发生。

扫描二维码
观看科普视频

16 | 什么是腺样体面容

复旦大学附属儿科医院

张云飞

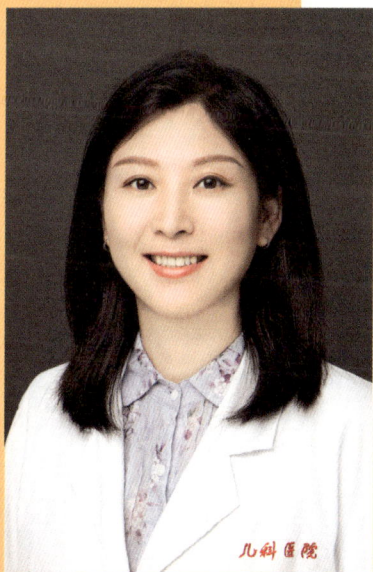

近年来，"腺样体面容"这一词频频牵动家长们的心，因为它与孩子今后的容貌密切相关。那么，究竟什么是腺样体面容？在阐明这一问题之前，我们需要先了解什么是腺样体。

腺样体，又称"咽扁桃体"，位于鼻咽腔的顶后壁，形状类似于半个剥了皮的橘子。它与口咽部的 2 个腭扁桃体、舌根及咽后壁的淋巴组织共同组成了"咽淋巴环"，构成了呼吸道的第一道防御门户。

虽然扁桃体和腺样体在 2～6 岁可能出现生理性肥大并发挥一

定的免疫功能，但如果孩子反复出现呼吸道感染、过敏或机体处于过度反应状态，这种肥大就可能持续存在，甚至进一步发展为病理性肥大。异常增生的腺样体会堵塞鼻咽部呼吸道，从而引起睡眠打鼾、张口呼吸等症状。

长期张口呼吸是会影响颌面部发育的，可能导致上颌骨延长、硬腭高拱、上切牙突出、牙列不齐、嘴唇增厚、下颌后缩以及面部表情迟钝等症状，这便是所谓的"腺样体面容"。一旦形成腺样体面容，即便通过手术或口腔正畸治疗，也难以完全恢复正常。因此，家长千万不要掉以轻心，不能将孩子睡眠打鼾误认为是睡得香，也不能自以为是轻微张口呼吸而置之不理。一旦出现上述问题，应尽早到耳鼻咽喉头颈外科就诊，切勿等到孩子发展成腺样体面容后才采取措施。

扫描二维码
观看科普视频

17 | "神射手"也有视力烦恼吗

上海市眼病防治中心

徐 蔚

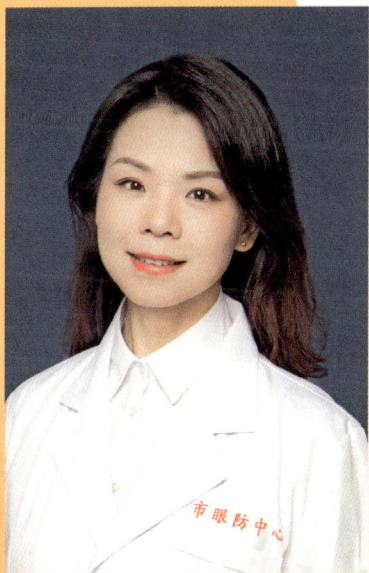

巴黎奥运会的射击赛场上群英荟萃，"00后"小将黄雨婷、盛李豪在混合团体10米气步枪金牌赛中勇夺首金，低调内敛的谢瑜获得男子10米气手枪金牌，齐莹又掌握了飞碟射击银牌，世界纪录保持者刘宇坤彰显超群实力，摘得男子50米步枪3枚金牌，为中国射击队实现了卫冕……

相信大家都很羡慕这些神射手们的好眼睛，但他们是否也会有视力烦恼呢？通常，我们认为弹无虚发、百步穿杨的神枪手应该个个都是目力惊人，然而，现实却并非如此。不少射手的视力仅在 4.7 左右；中国奥运金牌第一人许海峰的视力就只有 0.5，而射击教父王义夫的视力仅为 0.1。原来，神射手们也会面临视力烦恼啊！

不是每天都在"远眺"么，为什么反而近视了？原因在于射击时，射手的视线是聚焦在枪上，而不是 10 m 外的靶心。这种持续的近距离用眼容易导致眼睛疲劳、眼部肌肉紧张和调节异常等，如果从小就进行射击训练，很可能会形成"近视"。所以，在日常生活中，我们都要注意放松眼睛，不要让眼睛处于长时间的疲劳状态中。

神射手的"视力烦恼"不仅仅表现在"近视"方面，还可能有"屈光参差"。射击时，射手通常会用挡板遮住一只眼睛，从小在这样的专业训练和比赛中频繁地睁一只眼、闭一只眼，容易导致双眼视力不平衡、屈光状态不对称。当两只眼睛的度数相差超过 250 度时，双眼的融像能力就可能出现问题，立体视觉也会受到影响。

射击运动对射手们的视力要求其实并不高，因为在射击过程中，即使视力好到 2.0，也不可能看清楚靶子。要知道，10 米气步枪比赛专用的靶子，只比 1 元硬币大一些。在这种情况下，视力好坏对能不能打中靶心没有直接影响。相反，因为射击是一项注意力高度集中且用眼极度频繁的比赛项目，这就导致了许多射击运动员都是近视眼，但只要矫正视力达到 1.0 以上，就不会影响训练和比赛。

射击是一项精准和冷静的竞技，相对而言，眼、心、手的配合以及身体的稳定、平衡和动作的一致性更为重要。

扫描二维码
观看科普视频

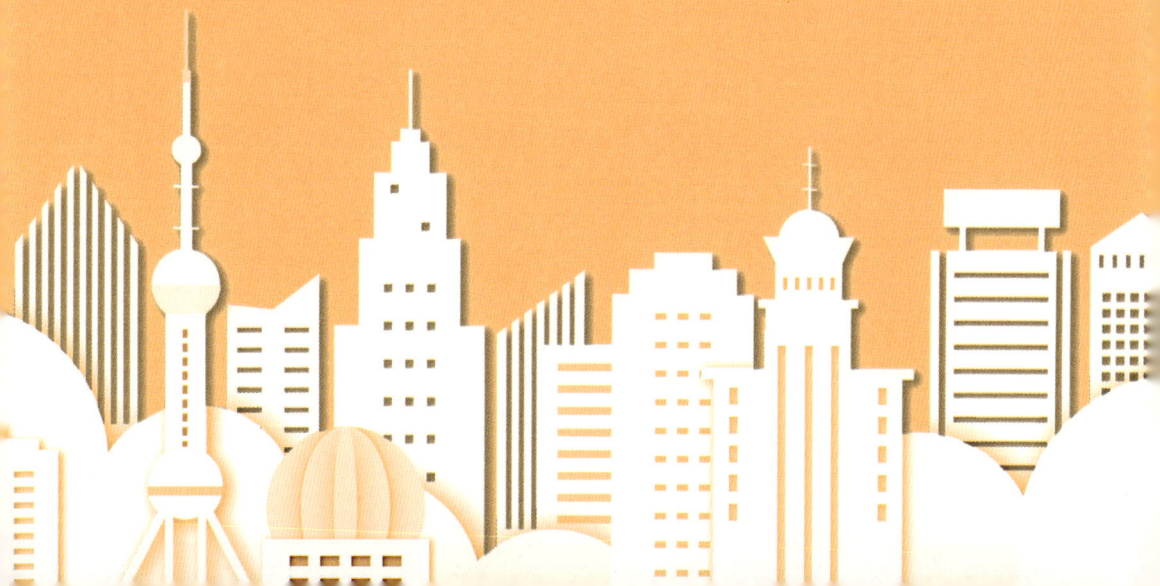

第四章

动静之法

01 | 睡觉打鼾莫轻视，小病不医惹大病

上海市口腔医院

刘月华

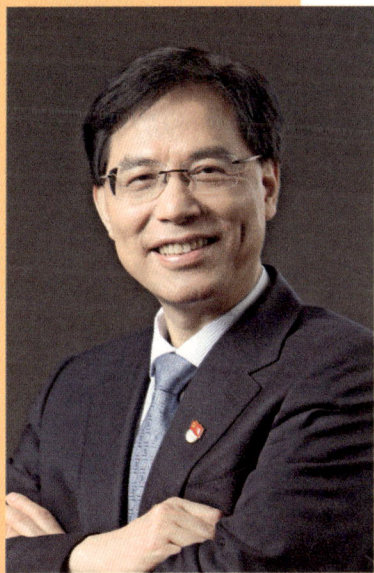

很多人觉得睡觉打鼾是一种普遍的睡眠现象，不分年龄阶层，因此不引起重视。实际上，偶尔在过度疲劳或睡眠姿势不正确时出现打鼾可以不做处理，但如果长期打鼾，就必须引起重视，因为这是一种严重危害人类生命健康的常见病、多发病，甚至可能诱发全身多系统疾病且具有潜在致死风险。

我们如何区分病理性打鼾与生理性打鼾？实际上，打鼾确实存在良性和病理性的区别。区分的标准是：打鼾期间或鼾声间歇中是否出现睡眠呼吸暂停（俗称

"憋气")。如果没有憋气，则认为是单纯的良性、生理性打鼾。如果有憋气，且每小时超过一定次数，则为病理性打鼾。病理性打鼾往往伴有呼吸暂停，引起低氧和一连串症状及并发症，因此必须高度重视。

打鼾不分年龄层。儿童打鼾的危害尤其大，因为儿童正处在各项身体功能发育成熟的阶段。如果儿童出现病理性打鼾、呼吸暂停和低氧，不仅会影响身体发育、身高和各器官成熟，还会影响大脑发育，长期低氧对智商、记忆力和集中注意力均有不利影响。

至于病理性打鼾的病因，肥胖是一个重要因素。肥胖一方面使脂肪沉积在上气道周围，占据正常气道的空间，使气道变得狭窄；另一方面，病理性肥胖还会引起身体功能的化学性损伤。此外，还有其他占位因素，例如鼻腔内鼻甲的炎性肥大，感冒时也可能使鼻腔气流受限，从而引起打鼾或睡眠呼吸暂停。

儿童时期，扁桃体和腺样体易受外界刺激而发生肥大增生，是常见原因之一。先天性因素也不可忽视，例如，遗传导致下颌偏小、下巴较小，使舌根易后坠堵塞部分气道；还有"地包天"，可能因上颌骨发育不足导致上颌后缩，使上气道变窄；牙弓狭窄也会影响上呼吸道的容积。除了局部解剖原因，部分打鼾可能属于中枢性原因，与大脑发育、呼吸中枢调节相关。

长期打鼾不仅影响生命健康，还对面容产生不良影响。小孩子长期打鼾可能导致腺样体面容或"地包天"，因为长期呼吸暂停或张口呼吸会打破牙弓上下、内外、前后的肌肉平衡。正常发育需要肌肉前后左右平衡，长期张嘴会使面部肌肉承受外界压力，舌头下坠失去抵挡，导致牙弓内缩变窄、脸型不美、马脸拉长，下巴后缩，使气道进一步变窄。

对于成年人，虽然发育已完成，但随着年龄增长（尤其 35 岁以上），体重增加导致脂肪沉积在气道周围，加上儿童时期未解决的问题，依然可能出现打鼾。成人睡眠呼吸暂停时中枢反应较慢，呼吸暂停时间更长（可能达到1分钟），低氧持续时间延长，对心脑血管造成更大负担。

因此，一旦发现打鼾现象，必须尽早治疗。总体地说，应尽早诊断明确，分轻中重、查清病因后采取适当治疗措施。为此，我们需通过专业设备——多导呼吸睡眠监测仪进行整夜监测，结合临床及形态学检查，根据病情轻重和具体原因选择保守治疗或手术治疗；对于儿童，还可采用口腔矫正器（如牙套）调整气道周围结构改善狭窄。

在日常生活中，护理措施也很重要。首先，保持适当的BMI非常关键，肥胖问题需要通过饮食调整和体育锻炼等方法减肥来改善。其次，如果使用了各种治疗方法（如呼吸机、牙套等），需要遵从医嘱，定期复查，一般矫治期每月复查一次，持续可能达一年。因此，看似平常的打鼾中隐藏着许多潜在风险，不容忽视，尽早治疗既是对自己健康的责仟，也是对家人健康的责任。

扫描二维码
观看科普视频

02 | 3分钟读懂脊柱侧弯

上海市儿童医院

马琪超

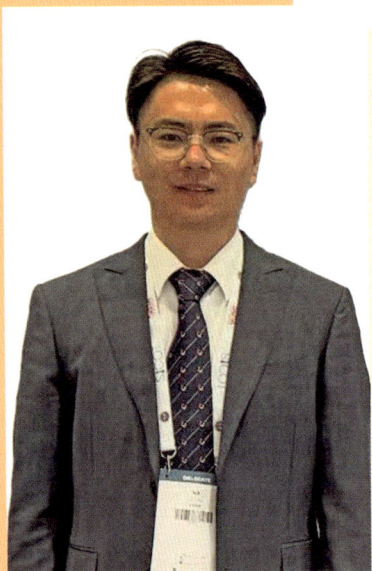

脊柱侧弯是一类常见的脊柱三维畸形，其中绝大部分发生在青少年时期，被称为青少年特发性脊柱侧弯，是一种严重危及青少年身心健康的疾病。临床数据显示，有10%～20%的脊柱侧弯患者会进展到需要手术治疗的程度，目前我国约有70万青少年急需接受手术治疗。

脊柱侧弯的类型主要包括特发性脊柱侧弯，其约占脊柱侧弯病例的80%～90%，好发于10～16岁的青少年，尤以青春期女性为主。特发性脊柱侧弯指的是发病原因不明确的脊柱侧弯，根据发病年龄可分为婴儿型、少儿型和青少年型，其中青少年型特发性脊柱侧弯尤为多见，占该类型的 70%～90%。

脊柱侧弯的临床表现因程度不同而有所差异。轻度侧弯患者可能没有明显症状，其早期主要表现为外观异常和形体姿态改变，如高低肩、剃刀背、一侧胸廓或腰部凹陷以及两侧臀部大小不等。由于胸腰背常被衣物覆盖，这些畸形容易被忽视，多数是在体检或更换衣物时被发现。而中重度侧弯患者除上述表现外，随着畸形的加重，躯干平衡失调、背部疼痛等临床症状会逐渐出现，生活质量也随之下降。

青少年可以通过自我筛查来初步判断是否存在脊柱侧弯。正常情况下，从后方观察，脊柱应呈一条直线，两侧躯干对称；若脊柱的某一段偏离中线，使整体呈现弯曲，则应怀疑存在侧弯。目前最常用的筛查方法是前屈试验。具体步骤如下。

第一步，观察孩子双肩高度是否等高。

第二步，检查肩胛骨位置是否对称。

第三步，观察两侧腰线是否对齐。

第四步，比较骨盆高度是否一致。

第五步和第六步，要求孩子弯腰，从正后方观察两侧腰部是否有突出以及脊柱是否呈现弯曲。当前屈试验为阳性时，应及时到正规医院专科门诊就诊，拍摄脊柱 X 线检查。若测得 Cobb 角大于 10°，即可诊断为脊柱侧弯。

关于脊柱侧弯的治疗，根据侧弯的严重程度可分为保守治疗和手术治疗。当测得 Cobb 角小于 20° 时，可通过运动矫正并定期复查；当 Cobb 角在 20°～45° 时，建议进行支具保守治疗——目前支具治疗是国际上最主要且有效的非手术治疗方法；当 Cobb 角大于 45° 时，则应采取手术治疗。

　　总之，脊柱侧弯并不可怕，关键在于我们要认识这一疾病，做到早期发现、早期干预。保持良好的心态，勇敢面对，积极配合医生进行科学治疗，治疗效果将会事半功倍。

扫描二维码
观看科普视频

03 | 腰椎滑脱的康复锻炼"腰"领

上海市同济医院

顾春雅

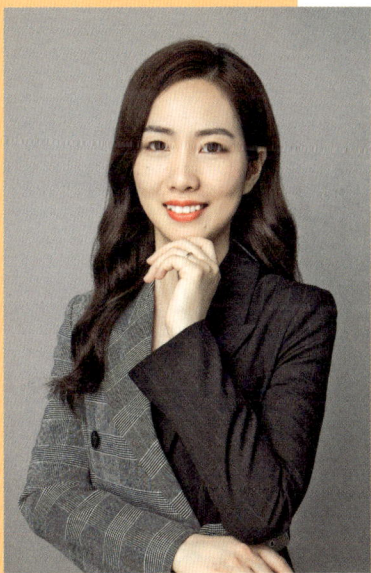

腰痛是常见的疾患，很多人一提到腰痛就认为可能是腰椎间盘突出，殊不知腰椎滑脱也是临床上引起腰背部疼痛的原因之一。

那么，腰椎滑脱后引起的腰痛应该怎么缓解？

一、腹部支撑

1. 目标作用：腹部收缩用力。

2. 动作要领：仰卧位，收紧腹部，将腰部压到地板上，保持这个姿势。

3. 动作要求：保持10～15秒后放松恢复，重复10次。

4. 注意事项：腰部紧贴地面，匀称呼吸。

二、部分卷曲

1. 目标作用：腹部肌肉锻炼。

2. 动作要领：仰卧位，腹部收紧，将下巴靠近胸部上半身向前卷曲，肩膀离开地面。

3. 动作要求：保持 3 秒后放回地面，重复 10 次。

4. 注意事项：腰部紧贴地面，匀称呼吸。

三、单膝拉伸

1. 目标作用：拉伸大腿后侧肌群。

2. 动作要领：仰卧位，抓紧一侧大腿后侧并将其拉向胸部，直到感觉臀部有拉伸感，另一侧腿放平。

3. 动作要求：保持 10～30 秒后放回地面，交替重复 3 次。

4. 注意事项：腰部紧贴地面，匀称呼吸。

四、双膝抱胸

1. 目标作用：拉伸腰骶筋膜。

2. 动作要领：仰卧位，收紧腹部，将腰部推到地板上，双腿抬高地面并拉到胸部。

3. 动作要求：保持 5 秒后放回地面，重复 10～20 次。

4. 注意事项：腰部紧贴地面，匀称呼吸。

五、死虫准备式

1. 目标作用：髂腰肌激活。

2. 动作要领：仰卧位，收紧腹部，将腰部推到地板上，一条腿抬起保持 5 秒。

3. 动作要求：保持 5 秒后放回地面，交替重复 10～20 次。

4. 注意事项：腰部紧贴地面，匀称呼吸。

六、鸟狗式

1. 目标作用：腰背肌。

2. 动作要领：4 点跪位，收紧腹部，抬起一条腿，保持 5 秒；再同时抬起另一侧上肢，保持 5 秒。

3. 动作要求：保持 5 秒后放回地面，交替重复 10～20 次。

4. 注意事项：骨盆稳定，匀称呼吸。

以上 6 个锻炼动作能有效缓解腰椎滑脱后引起的腰痛。

扫描二维码
观看科普视频

04 | 睡眠呼吸暂停综合征如何筛查

上海市胸科医院

王韡旻

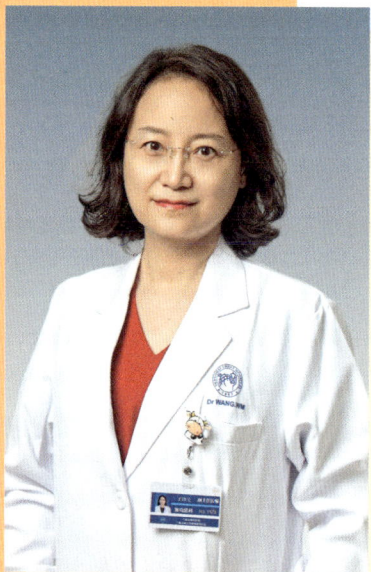

睡眠呼吸暂停综合征的筛查和诊断可采用便携式手腕式睡眠呼吸监测仪进行初筛。具体操作步骤如下。

首先，在胸腹部绑上绑带，调整好松紧度，并将感应电极按钮向前。

其次，将主机佩戴于手腕上，并调整到合适位置后固定腕带。

第三，将胸腹呼吸导连线插入呼吸组件的插口，并将呼吸组件佩戴于胸腹绑带上，再将胸腹呼吸道连线连接至胸腹绑带上的感应电极按钮。

第四，将斜血氧传感器的数

据线插入主机顶部的斜血氧饱和度端口，示指插入脉搏血氧饱和度传感器，确保手指伸至传感器底部，然后用胶布固定。

第五，安装气流管：将气流管的双孔对准鼻孔，将套管从耳后绕回下颌，然后向上推滑扣调节松紧，使气流管固定在下巴的舒适位置且不易脱落。

只需让患者佩戴设备一整夜，即可全面监测其睡眠中呼吸暂停时间、血氧饱和度、口鼻气流以及胸腹活动度等情况。如果患者的初筛临床症状表现与手腕式初筛结果不匹配，或患者平时已使用呼吸机治疗，则建议住院进行更详细的多导睡眠监测检查。多导睡眠监测是目前诊断睡眠呼吸暂停低通气综合征的金标准，其检查内容包括脑电图、心电图、肌电图、眼电图、口鼻气流、胸腹活动度及血氧饱和度等，根据所有数据综合判断病情及呼吸机使用是否合理。

睡眠呼吸暂停低通气综合征的治疗首先要求建立健康的生活方式，如戒烟、戒酒、减重及适当运动。其次可以佩戴口腔矫正器以防下坠的舌根阻塞气道，并建议患者睡觉时侧卧。对于中重度的阻塞性睡眠呼吸暂停（OSAS）患者，建议使用持续正压通气（CPAP），即通过鼻罩将设定的气流有规律地输送至上气道，撑开阻塞部位，保持呼吸通畅。中枢性睡眠呼吸暂停综合征的治疗亦建议使用呼吸机，同时配合心内科及神经内科等的相关治疗。

需要提醒的是，在使用呼吸机治疗期间，相关配件必须定期清洗消毒。如果使用呼吸机后症状未改善或反复发作，应及时到医院进行多导睡眠监测和呼吸机滴定检查，重新评估呼吸机压力等参数，使佩戴应用过程更加合理舒适。对于使用呼吸机治疗效果良好的患者，建议每3～4个月到医院进行随访观察。

扫描二维码
观看科普视频

05 | 五个动作助您健康生活

上海东方肝胆外科医院

王志伟

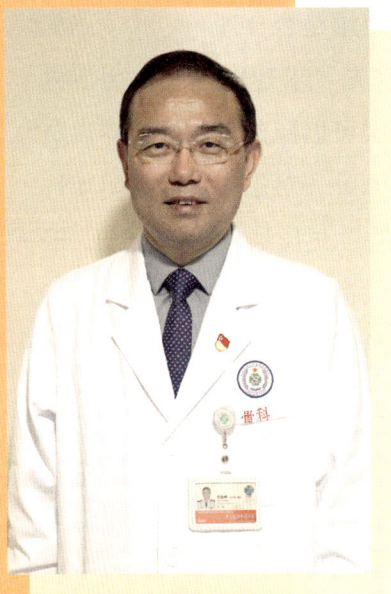

小腿拉伸

虽然小腿通常不会带来明显不适，但运动后若不及时拉伸，可能导致膝关节压力过大，使大腿前侧和小腿后侧变得粗壮。建议每天坚持拉伸小腿 2 分钟，有助于塑造细长挺直的小腿线条。

脖颈伸展

长期低头看手机是颈部最不喜欢的习惯，不仅会造成脖子前倾，还容易加重颈纹。

推荐动作：双手交叉抱于脑后，肘部向上滑动，坚持 1 分钟，有助于改善颈部线条，塑造优雅"天鹅颈"。

腰部保护

腰部柔软但脆弱，久坐或缺乏锻炼容易引发腰酸背痛。其最喜欢的锻炼方式是弓箭步拉伸。建议每日进行 10～20 次，能有效缓解腰部不适，提升灵活度。

脊柱矫正

作为人体的"顶梁柱"，脊柱承载着全身重量。长时间跷二郎腿容易造成脊柱变形、侧弯，进而导致驼背和高低肩。

推荐动作：屈膝扩胸，保持 30 秒，每次做 3 组，有助于脊柱保持健康。

关节保养

关节是最容易出现问题的部位，长时间蹲着干活会加重磨损。

建议动作：坐在椅子上，双腿交替抬高并伸直，可有效缓解关节压力，预防"嘎嘎响"等不适。

扫描二维码
观看科普视频

06 | 儿童睡眠障碍

上海中医药大学附属龙华医院

姜永红

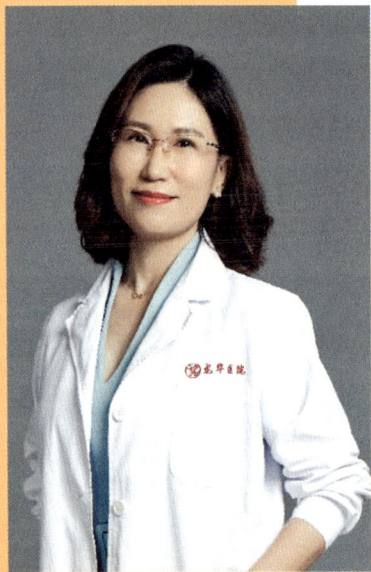

近年来，儿童睡眠障碍问题日益突出，对孩子的身心健康发育产生了重要影响。因此，我认为有必要对此进行深入探讨。

一、睡眠生理

睡眠分为快速眼动期（REM）和非快速眼动期（NREM）。入睡后，首先进入 NREM 期，包括一期、二期、三期，逐渐由浅睡眠过渡到深睡眠。随后，进入 REM 期，此时伴有做梦，肌张力低下，身体固定不动，这是一种保护机制，防止梦中动作造成伤害。长期阻断 REM 期可能引起认知障碍或精神类疾病。

二、睡眠障碍定义与分类

睡眠障碍分为睡眠量不正常和睡眠中发作性异常两大类。睡眠量不正常包括睡眠过多和睡眠过少，如嗜睡症和失眠。睡眠中发作性异常包括梦游、说梦话、夜惊、夜啼、磨牙等。美国睡眠协会将睡眠障碍分为七大类，其中儿童最常见的是失眠和异态睡眠。

三、失眠

失眠是睡眠障碍中发生率最高的类型，表现为入睡困难（儿童超过20分钟）、睡眠维持困难（反复夜醒）、早醒等，并伴随日间功能受损，如白天困倦、注意力不集中、情绪问题等。失眠分为急性失眠和慢性失眠，后者需高度重视并积极干预。

四、异态睡眠

异态睡眠分为与NREM期相关的和与REM期相关的2种。前者包括睡行症（梦游）、睡惊症、磨牙等；后者包括梦魇、说梦话、孤立性睡瘫等。此外，还有遗尿症等其他异态睡眠。

1. 磨牙：儿童磨牙发病率较高，原因包括睡前饮食过多、精神压力大、颞颌关节紊乱等。

2. 梦魇：儿童常从噩梦中惊醒，原因包括白天受惊吓、使用电子产品、被子过重、药物戒断反应等。

3. 夜惊：多见于4～12岁儿童，表现为睡中突然坐起、大声哭喊，可能与惊吓、焦虑等有关。

4. 梦游症：发病率有所增高，表现为睡眠中起床活动，但第二天无法回忆，有家族倾向。

5. 孤立性睡瘫：表现为清醒但无法动弹，伴有恐惧感，多见于压力大、焦虑、疲劳的人群。

五、发病原因

1. 特定诱导信号不良：如不良入睡方式（抱着睡、吃着奶睡）、特定刺激信息（睡前喝奶、开灯睡）、不规律睡眠习惯等。

2.压力性失眠：学业压力、自我要求高、电子产品使用过度等。

3.疾病相关：如注意力缺陷多动障碍、抽动障碍、自闭症谱系障碍、焦虑抑郁状态等，以及某些药物的影响。

4.铁缺乏：也可能引起睡眠问题。

六、危害

1.身体健康：睡眠不好导致抵抗力下降，易生病；影响生长激素分泌，导致身高落后；增加意外伤害风险。

2.心理健康：长期睡眠不好导致注意力不集中、认知能力下降、学习困难；增加抑郁、焦虑等情绪问题的风险。

七、治疗手段

儿童睡眠障碍治疗以非药物疗法为主。

1.睡眠卫生教育：保持卧室安静舒适，避免开灯睡觉，尽量让孩子独立睡眠，规律作息，避免白天过度睡眠。

2.睡眠刺激控制疗法：睡前避免进食、使用电子产品等。

3.睡眠限制疗法：避免白天过度小睡，保证夜间睡眠规律。

4.音乐疗法：推荐使用白噪声，如山间溪流声、林间鸟叫声等，有助于放松身心，快速入睡。

扫描二维码
观看科普视频

5.中医疗法：包括中药方剂（如蝉花散、妙香散等）、小儿推拿、耳穴贴压、针灸拔罐等，对儿童睡眠障碍有较好辅助治疗作用。

综上所述，儿童睡眠障碍问题不容忽视，需从睡眠习惯入手，必要时进行早期干预和治疗，以保障孩子的身心健康。

07 | 屈光手术后
多久能运动

上海市眼病防治中心

诸晓枫

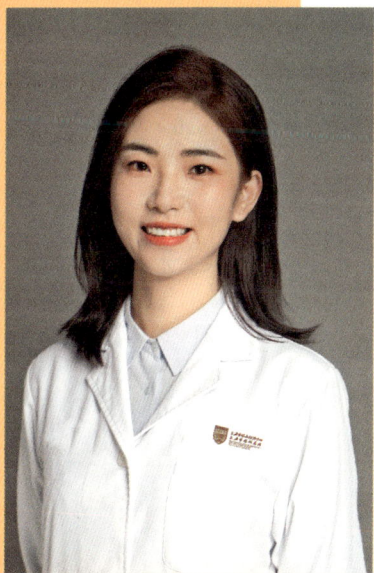

做完近视矫正手术以后，多久才能运动呢？实际上，近视手术后一周内就可以参加比较温和的体育运动，例如散步、慢跑、做瑜伽、骑自行车、打乒乓球以及使用普通健身器械进行锻炼。

但在术后 1 个月内，不可进行剧烈运动，如篮球、足球等对抗性运动，因为剧烈运动容易给眼睛带来意外撞击和伤害。建议剧烈运动至少在 1 个月以后进行。

另外，我们知道游泳池的水较脏，一旦水通过手术伤口进入眼睛，就容易导致感染，从而严重影响屈光手术的效果。一般要求术后 3 个月内不能游泳，半年内不能潜水。熬过这一段时间，只要定期复查，基本运动都是可以大胆进行的。因此，不必担心做完近视手术以后就不能游泳了，只是时间有所限制。

此外，还需提醒那些高度近视的小伙伴：本身眼底较脆弱，无论是否做近视手术，都不建议进行拳击、跳水、蹦极等强度大、危险性高且力量需求大的运动，以免造成视网膜脱离、晶状体脱位等问题。

扫描二维码
观看科普视频

08 | 骨质疏松
你要知道这些

上海市第十人民医院

王淑玲

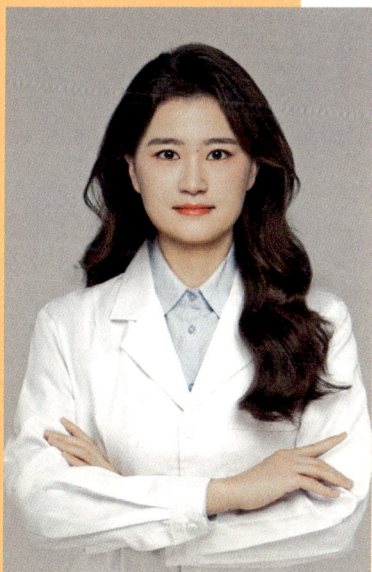

在日常生活中，腰酸背痛的症状颇为常见，却往往被忽视，这很可能是骨质疏松的预警信号。骨质疏松作为一种影响骨骼健康的隐形威胁，应当引起我们的高度警惕。

人体的骨骼如同建筑物一般，需经历翻新与加固。在这一过程中，成骨细胞与破骨细胞扮演着至关重要的角色。破骨细胞负责分解骨质，而成骨细胞则负责构建新的骨质。骨骼的代谢，正是在这种分解与构建的循环中得以完成。

当成骨细胞的活性强于破骨

细胞时，骨骼便得以增长，如儿童生长发育过程中的身高增长便是此理。而当两者活性相当时，骨骼便保持动态平衡，这是成年人骨骼正常的新陈代谢状态。然而，当破骨细胞过于活跃，而成骨细胞活性不足时，骨骼将逐渐变得脆弱，最终导致骨质疏松。

骨质疏松的筛查与诊断需遵循两个步骤。首先，应警惕骨质疏松的相关症状。骨质疏松如同温水煮青蛙，初期可能毫无察觉，但一旦症状显现，往往令人措手不及。常见症状包括腰酸背痛、身高明显缩短、驼背等。此外，骨质疏松还可能导致脆性骨折，尤其是髋部骨折，其死亡率高达20%，对患者的生活质量造成严重影响。因此，积极筛查骨质疏松至关重要。

其次，影像筛查是早期发现骨质疏松的重要手段。建议40岁以上人群，尤其是女性，每年进行骨质疏松筛查。利用影像学检查早期发现骨质疏松症对临床早期干预及时逆转骨质丢失、预防骨折至关重要。目前除常规的双能X线测定二维骨密度外，还有更加精准的定量CT可以测定三维骨密度，功能磁共振也可以测定骨内脂肪和铁含量，指导临床靶向用药改善骨量和骨髓微环境。

针对骨质疏松的预防与治疗，关键在于补钙与补充维生素D。通过补充足够的钙质，确保骨骼构建的原料充足。同时，加强维生素D的摄入，以促进钙质的吸收。晒太阳是补充维生素D的简便方法，一般建议上午11时至下午3时进行，每次30分钟左右。此外，还可通过食物摄入维生素D，如海鱼、蛋黄、动物肝脏等。

在治疗方面，双磷酸盐类药物能够抑制破骨细胞的活性，减缓骨质分解速度；而成骨细胞促进剂则能增强成骨细胞的活性，促进新骨质的形成。这2类药物是治疗骨质疏松的常用药物，但必须在专业医生的指导下使用。

最后，远离骨质疏松，需牢记以下几点：警惕骨质疏松症状，及时进行影像筛查，科学补钙与补充维生素 D，合理用药并在专业医生指导下进行治疗。通过综合管理，确保骨骼健康，享受美好生活。

扫描二维码
观看科普视频

09 | 正畸治疗对睡眠呼吸障碍有利吗

上海交通大学医学院附属第九人民医院

房 兵

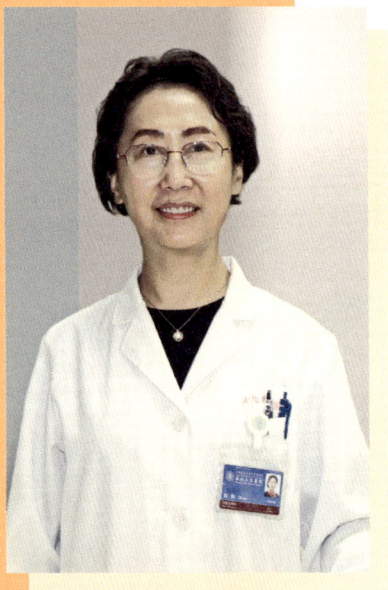

在临床实践中，我们日益发现，众多患者及其家长对睡眠呼吸问题给予了高度关注。特别是儿童群体中，口呼吸、打呼噜以及夜磨牙等现象较为普遍，这些症状均属于睡眠呼吸障碍的范畴。近年来，有科普资料及学术观点认为，此类症状可能会影响儿童的面部颜值，因此，家长们对此深感焦虑，迫切寻求有效的治疗方法。

针对正畸治疗是否对睡眠呼吸障碍具有改善作用的问题，答案是肯定的。正畸治疗通过矫正牙颌面畸形或发育不足的颌骨，有助于使颌骨骨骼结构趋于正常化，进而改善睡眠中的呼吸问题。然而，值得注意的是，若患者同时伴有鼻炎、腺样体或扁桃体肿大等耳鼻喉科问题，则需在耳鼻喉科医生处理完毕后，再转诊至正畸科进行进一步治疗。

那么，在临床上，我们如何初步判断儿童可能患有睡眠呼吸障碍呢？除了睡眠时张口呼吸和打呼噜外，家长还可以观察孩子是否伴有面部发育畸形，如上颌狭窄、下颌后缩等。这些异常的脸型可能与家长的遗传特征不符，且可能由不良的呼吸习惯等因素导致。此外，患有睡眠呼吸障碍的儿童还可能表现出身高发育迟缓、认知障碍以及行为改变等症状。家长可以通过询问孩子是否有打呼噜、尿床、注意力不集中、学习困难以及情绪波动大等病史，并结合孩子的身高偏矮、面部发育异常等体征，进行初步判断。但是确诊仍需进行专业的睡眠监测。

若儿童出现晚上睡眠时打呼噜、憋气或下颌后缩等症状，家长应及时带孩子前往医院进行检查。可以选择口腔正畸科、呼吸科、耳鼻喉科就诊，部分医院还设有专门的睡眠联合治疗专科门诊。通过电子鼻咽镜检查，可以判断鼻咽部是否存在阻塞，这是判断鼻部、咽部阻塞的金标准。在明确诊断并解决鼻咽阻塞问题后，再转诊至正畸科进行进一步治疗。

正畸科针对阻塞性呼吸障碍的治疗方法主要取决于医生对患者的病因和颌骨畸形的明确诊断。若患者存在上颌骨狭窄、额盖高拱影响了鼻腔狭窄等问题，临床上可采用上颌扩弓矫治的方式进行治疗。医生会根据患者的面部美学，牙量-骨量的协调情况选择合适的扩弓器，以改善鼻腔阻塞问题。若患者存在下颌后缩等问题，则可采用导下颌向前的矫形治疗方式进行矫正，使用相应的矫正器促进下颌骨的生长发育，从而增宽口咽部气道。同时，若患者还伴有不良的唇习惯或舌习惯，可配合前庭盾肌功能训练进行辅助治疗。

需要强调的是，正畸治疗的本质是改善颌骨不良的生长发育。因此，患者应在生长发育的高峰期前，一般在 7 岁左右开始前往口腔正畸科进行体检，发现问题明确诊断后进行矫正治疗。通过正畸治疗实现促进颌骨在宽度和矢状向的生长发育，联合耳鼻喉科医生共同治疗，可以有效改善儿童的睡眠呼吸障碍问题，促进他们的全身健康和面部颜值美观的改善。

综上所述，正畸治疗在改善儿童睡眠呼吸障碍方面发挥着积极作用。家长在发现孩子存在相关症状时，应及时带孩子前往医院进行检查并明确诊断，以便在合适的时机进行正畸治疗。

扫描二维码
观看科普视频

10 | 如何睡个好觉

海军军医大学第二附属医院（上海长征医院）

赵　婧

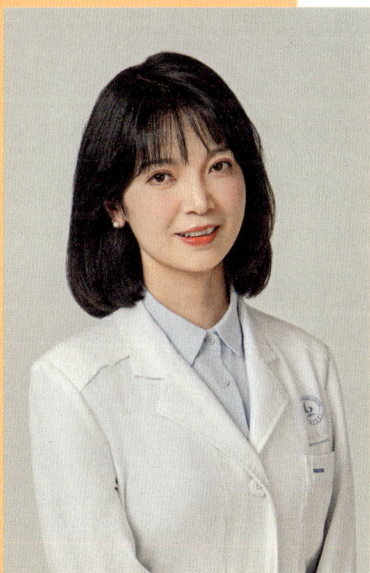

我国 38% 的成年人均存在睡眠障碍。在门诊中，众多患者向我倾诉失眠之苦：明明困意袭来，一旦躺下，大脑却异常清醒，难以入眠；或是夜半惊醒，凝视着 2:20 的钟表，在漆黑的夜里，连心跳声都震耳欲聋。作为医者，我亦曾深受失眠困扰，深知其中的无奈与痛苦，故对此话题感慨万千。

中医认为"阳不入阴则不寐"，白天的烦乱不能进入静谧的夜晚，我们的身体或意识过于躁动，就会导致难以入睡的结局。针对此症，内关、神门、三阴交、涌泉 4 个穴位尤为重要。睡前轻按 5～10 分钟，抑或是白天用艾灸辅助，都能起到好的改善失眠的效果。

除去穴位，食疗、足浴是另外两个疗法，我们大多数人可以在生活中应用的，治疗失眠的良方。《黄帝内经·厥论》里说："阳气起于足五趾之表，阴气起于足五趾之里。"人的足底有 64 个反射区，分别对应着我们的五脏六腑，所以从古至今都有"热水泡脚，胜吃补药"的说法。比如，热衷养生的大文豪苏东坡，他就是泡脚的终极爱好者。我们平时可以用一些中药煎汤泡脚，如紫丹参 30 g、远志 20 g、石菖蒲 20 g、珍珠母 30 g、酸枣仁（粉碎）30 g、合欢花 15 g、夜交藤 30 g、艾叶 30 g。以上中药煎煮后倒进盆里，加热水就可以泡脚了。能起到安神定志，养血宁心之功。如果不能做到用中药泡脚，我们也可以养成每天睡觉前用热水洗脚、按摩脚心和脚趾的习惯，一来改善睡眠，二来祛病健身。

此外，食疗茶饮亦有助睡眠。像百合莲子粥、酸枣仁茶（酸枣仁 30 g、茯苓 10 g、合欢花 10 g、百合 15 g），适合失眠多梦、心悸、心烦、头晕目眩，咽干口燥的失眠者服用。对于工作压力大、失眠同时伴有神经衰弱、手脚凉、月经不调的女性，推荐丹红桂圆茶（丹参 10g、桂圆 3 个、红枣 3 枚）。

现代社会的喧嚣与纷扰，工作和生活的各种压力，电子设备的干扰，让我们的内心难以宁静。孙思邈在《千金方》中说过"凡眠，先卧心，后卧眼"，我们都要给自己的心灵更多静下来的空间。如果你也是被失眠反复折磨，不要过度焦虑。请先静下来，放松下来，找回你自己。

在此，我没有推荐任何药物，因为世间并无包治所有失眠的灵丹妙药。愿诸位皆能找到适合自己的安眠之道，今夜好眠。

扫描二维码
观看科普视频

11 保持睡眠好习惯
让大脑"洗"得更健康

上海交通大学医学院附属仁济医院

邓秋琼

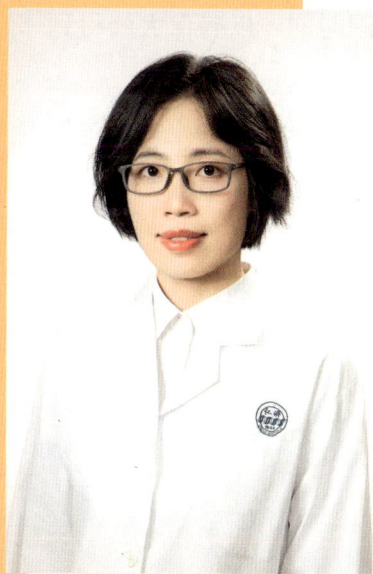

当谈及晚上仅睡眠 1 小时或 3 小时的情况时，我们不禁要思考睡眠的缺失对大脑的严重影响。如果晚上睡觉不足或睡眠质量不佳，大脑便如同未经清洁，其后果不容忽视。

作为大脑健康的守护者，我们深知大脑每日承担着复杂的思维活动，其间会产生大量废物，其中包括 β 淀粉样蛋白。如果这些废物未能及时被清除，将逐渐聚集，形成老年斑。这些老年斑主要位于神经元脑细胞之间，如同慢性毒药，经过 10～20 年的潜伏，逐渐侵蚀脑细胞，直至导致认知障碍，最终使大脑的主人甚至失去对至亲的所有记忆。

大脑拥有其独特的清洁机制。国外学者通过向大脑内注射示踪剂，模拟大脑废物的分布。研究结果显示，在经过一夜不眠后，大脑内大量区域显示出未清除的废物。值得注意的是，即便后续补足睡眠，也无法弥补这一损失！此外，有学者还发现，在睡眠期间，大脑周围的间质体积会增加 60% 以上，这明显加速了大脑表面废物的清除，提升了清除效率的 2 倍。间质体积，即脑组织周围的体液循环系统，是我们大脑的"豪华浴池"。

为了维护大脑的清洁和健康，国内学者指出，睡眠与大脑废物清除之间存在 U 型关系，即睡眠不足或过度均不利于大脑废物的清除，强烈建议：理想状态下，人们应该每晚 11 时之前入睡，养成早睡早起的好习惯，保持每天 6～7 小时的黄金睡眠时间，以确保大脑得到充分的清洁与休息。

综上所述，大脑的健康与睡眠息息相关。大脑如同一个需要定期清洁的精密机器，而每日 6～7 小时的优质睡眠正是其最佳的"清洁剂"。为了维护大脑的长期健康，避免未来的认知功能衰退，让我们从今天开始，珍惜每一夜的睡眠，给予大脑最贴心的呵护。

扫描二维码
观看科普视频

12 | 情绪不好，
身体也会痛

上海市精神卫生中心

牛小娜

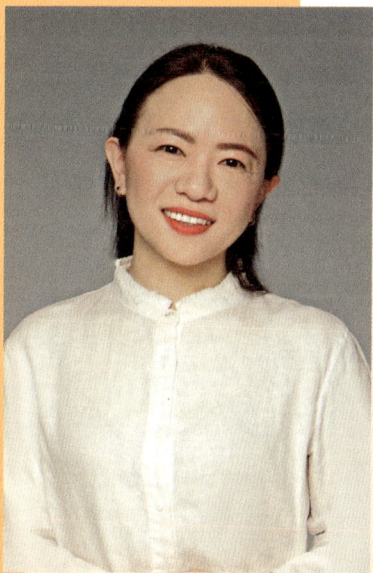

　　我们常说"心身一体"，就是说情绪会通过身体的舒服不舒服呈现出来，而身体的舒服不舒服同时影响着情绪。被压抑的情绪若未得到有效表达就会通过身体反应呈现出来。常常出现的身体反应有：食欲增进或减退、睡眠质量下降、嗜睡少眠、反胃呕吐、排便增多或减少、身体无力或某些部分的疼痛、紧绷、沉重感等等。

　　面对这种情况，我们可以尝试把身体作为开启点，通过专注于身体的体验练习，促进舒缓身体感受，调整情绪。同时不因为身体的反应给情绪带来更多的影响。

体验步骤如下。

1. 找一个足够大的方便活动的安全空间。

2. 稍稍舒展自己的身体，如甩甩手、踢踢腿、跺跺脚、伸伸腰等，做这些动作时嘴巴里可以发出某些声音以让自己更舒服。

3. 从头部到脚部由上到下一个部位接一个部位（如头、颈、肩膀、胳膊、双手、整个的后背、腰部、臀部、大腿、小腿、双脚以及10个脚趾）的只是跟随重力的牵引，感受身体从头到脚慢慢垮下来、荡一会儿，体验身体放空的感觉，同时调整自己的呼吸。

4. 从脚部到头部一个部位接一个部位（如双脚、10个脚趾重新稳定地站在地板上，小腿和双脚重新联结直立起来，大腿和小腿重新联结直立起来，臀部和大腿重新联结直立起来，腰部和整个的背部和身体重新联结直立起来，肩膀、胳膊和双手与身体重新联结，颈部和头部和身体重新联结直立起来）慢慢和身体重新联结、直立起来。

5. 调整自己的呼吸并感受身体放空后重新联结起来的感觉（如有需要可以再重复一次，效果会更明显）。

通过这种方式可以比较快速地感受到身体松弛放松的感觉。这对缓解情绪引发的身体紧绷、疼痛、沉重感等有帮助。

扫描二维码
观看科普视频

13 | 腰痛竟是开车惹的祸

上海中医药大学附属曙光医院

吕　强

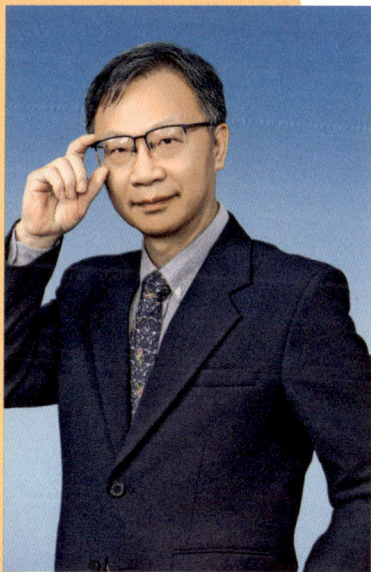

在临床实践中，我们观察到腰痛病因多样，其中，部分腰痛患者并无明显的神经症状。这类腰痛主要以退行性病变为主，而其发病诱因往往与个人的工作生活习惯紧密相关，如驾驶习惯。

一些驾驶者在调整驾驶座位时，倾向于将座位后移，以便能够半躺式驾驶，脚部得以舒展，追求驾驶过程中的舒适感。然而，这种驾驶姿势对腰椎健康并无益处。长期采用此类坐姿驾驶，很可能是部分驾驶者腰痛问题的诱因。

具体而言，当驾驶者将座位

调整到较为靠后的位置时，虽然能够获得更大的腿部伸展空间，但在踩油门或刹车时，这种姿势可能引发骨盆的额外运动。由于骨盆的运动与腰椎关节紧密相关，频繁的骨盆运动将对腰椎关节产生不良影响。短期内，此类动作或许不会产生显著影响，但长期累积下来，很可能导致腰部疼痛，并造成腰部肌肉的应力性损伤。

为了更直观地说明这一问题，我们可以进行一个简单的对比。当驾驶者将座位调整到靠前位置时，踩油门或刹车的动作主要局限于腿部，对骨盆和腰椎关节的影响较小。而当座位后移时，驾驶者在踩油门或刹车时，不仅需要腿部运动，还需借助骨盆的运动，这无疑增加了腰椎关节的负担。

因此，为了维护腰椎健康，驾驶者应注意调整驾驶姿势，避免长期采用对腰椎有害的坐姿。

扫描二维码
观看科普视频

14 | 谱好人生三部曲
骨骼健康乐逍遥

上海市第六人民医院

岳　华

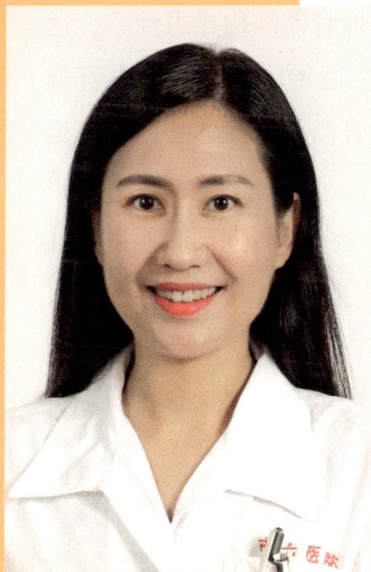

　　骨骼由无机质和有机质组成。无机质主要是由钙磷组成的羟基磷灰石，保证骨骼的硬度；有机质包括胶原纤维、非胶原蛋白及蛋白聚糖等，赋予骨骼柔韧性及结构支持。儿童青少年时期，有机质占比高，骨骼弹性好，骨折风险低，但骨量不高。随着生长发育，钙磷沉积加速，骨量逐渐累积，到35岁达到最高峰，即骨峰值。此后，骨量维持稳定，围绝经期开始，骨量开始下降；进入更年期后，由于雌激素断崖式下降，骨量丢失明显加速。

　　为了维持骨骼健康，需要从

3 个方面做起：青少年时期增加骨量，中年时期维持骨量，老年时期避免骨量快速丢失。

青少年时期，充足的钙和维生素 D 是维持骨骼正常生长发育的关键。奶制品、海产品、豆制品及芝麻等食物中还有充足的钙质，通过食物摄入可以获得充足的钙质。含有维生素 D 的食物种类较少，很难通过食物摄入获得充足的维生素 D。而晒太阳是获得维生素 D 的主要方式。此外，要加强运动、避免不健康的生活习惯，如过多摄入碳酸饮料、油炸膨化食品、等。运动对增加骨峰值至关重要。保证充足的户外运动，如球类、跳绳、跑步等，可以刺激骨骼生长发育。

运动不仅利于增加骨峰值，对于成年人可以维持骨量甚至通过肌肉的牵拉可以进一步促进骨骼的生长。然而，现代女性由于职场压力、家庭责任等，往往运动不足。此外，女性骨骼结构比男性小，达到的峰值骨量比男性少 10%。同时女性还受遗传因素影响，患有骨质疏松的母亲，其女儿发生骨质疏松的风险升高。因此，女性骨骼健康问题出现得更早，患病人数更多。

妊娠哺乳期是影响女性骨骼健康的另一个关键时期。胎儿生长发育所需的钙质均来自母体，如果母亲没有补充足够的钙和维生素 D，但是机体会优先保证胎儿需求，因此对母体影响巨大。而产后进入哺乳期，尤其是纯母乳喂养的母亲，每天通过乳汁会丢失大量钙质，长时间哺乳会导致腰椎骨密度快速下降，甚至椎体骨折的发生。

围绝经期更年期女性，由于雌激素水平下降，失去对骨骼的保护作用，伴随更年期症状的出现，骨量丢失迅速，此时可以考虑雌激素替代治疗。但需要在医生指导下，评估治疗风险和获益，选择最适合自己的方案。

均衡饮食是维护骨骼健康的基础，摄入充足的钙质和适量补充维生素 D 以及优质蛋白。同时，多晒太阳，增加户外运动。注意减少防晒霜的使用，科学防晒，上午 11 点到下午 3 点之间晒太阳最为有效，怕晒黑、怕面部长斑的女性朋友，可以晒四肢皮肤或背部皮肤。

运动也是维护骨骼健康的重要手段。包括增加力量的锻炼、有氧运动、增加柔韧性和平衡性的锻炼等。根据个人情况选择合适的锻炼方式，如燕飞、臀桥等动作锻炼腰背部肌肉，靠墙蹲马步增加下肢的力量稳定性。八段锦、太极拳等全身柔韧性锻炼也是不错的选择。

此外，早期筛查骨密度至关重要，建议 40 岁以上的白领女性尽早进行双能 X 线骨密度（DXA）检测，了解自己的基础状态。如果发现骨量减少或骨质疏松，应及时采取措施进行有效防治。目前治疗药物有多种选择，不仅可以维持骨量稳定，还可促使骨量生长，逆转骨密度。但具体方案需要在医生指导下进行，选择最适合自己的药物和治疗方式。

骨骼健康需要全生命周期管理。通过合理的饮食、运动和药物治疗，可以有效增加骨密度，降低骨折风险。

面对生活中的不如意、疾病和挫折，我们要时刻保持乐观的心态。骨骼健康也是如此，只要我们用心呵护，就能拥有健康的骨骼，享受自由自在的生活。希望每位女性都能重视骨骼健康，采取积极有效的措施进行预防和治疗，让骨骼成为我们坚强的后盾，保证生命自由，随时可以开启一场"说走就走的旅行"。

**扫描二维码
观看科普视频**

15 | 不容忽视的运动杀手
——前交叉韧带损伤

上海市第一人民医院

陈疾忤

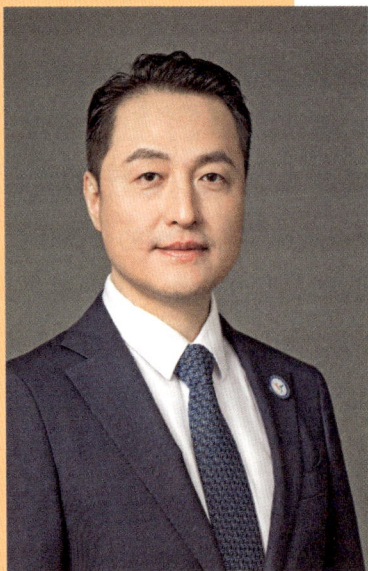

众多运动员在遭受前交叉韧带损伤后，仍坚持在竞技场上奋战。然而，从医学角度来看，这类损伤若未得到妥善处理，将极大地牺牲运动员关节的使用寿命。特别是对于足球、排球、篮球等需要频繁奔跑与跳跃的运动员，若发生前交叉韧带损伤，通常建议采取手术治疗。

首先，未接受手术的运动员可能面临反复扭伤的风险，这不仅影响其运动表现，还可能进一步加剧损伤。其次，未经手术治疗的关节更容易发生蜕变与老化，导致关节磨损加剧。长远来看，这类运动员的关节使用寿命将远低于正常人或未受损的一侧。

前交叉韧带在人体中扮演着至关重要的角色，一旦发生损伤，理论上应积极治疗。手术治疗是其中的一种主要方式，但并非唯一选择。然而，需要强调的是，不采取手术治疗可能带来相对较大的风险。

当前，前交叉韧带损伤的主流治疗方法是通过在大腿股骨和小腿胫骨上打骨隧道，引入肌腱来重建韧带结构。然而，在关节活动过程中，股骨隧道与胫骨隧道之间的距离可能会发生变化。若手术效果不理想，隧道间距离变化过大，可能导致关节僵硬或韧带松弛。此外，肌腱本身具有一定的延展性，在过度或过早的运动中也可能导致韧带松弛。

综上所述，前交叉韧带损伤不容忽视，运动员在遭受此类损伤后应积极治疗，并在专业医生的指导下选择最适合自己的治疗方案。

扫描二维码
观看科普视频

第五章

津津乐 "道"

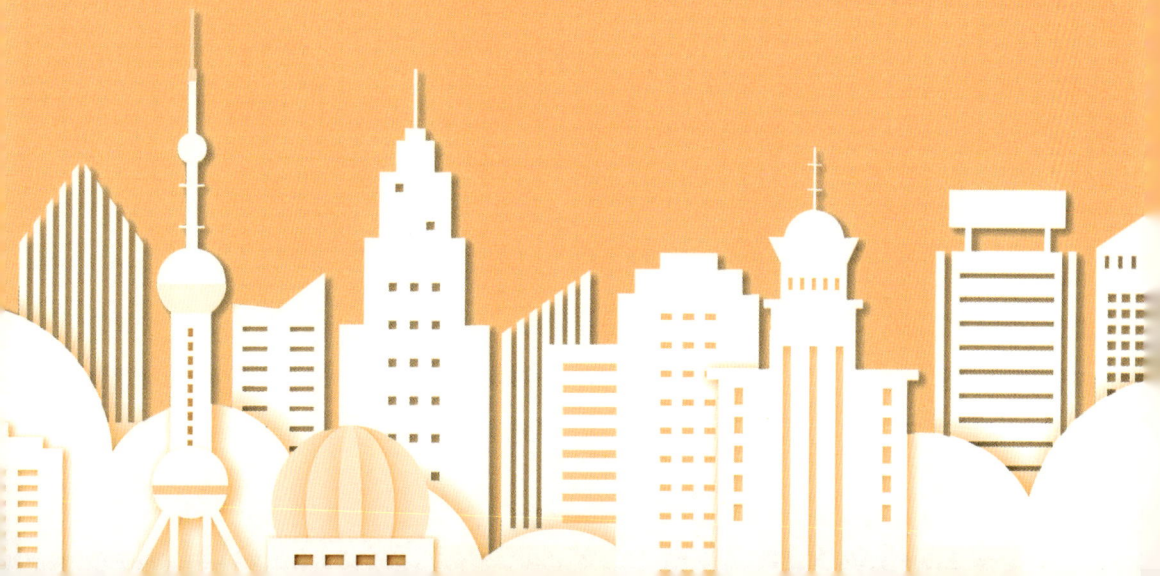

01 | 什么是胃黏膜萎缩肠化

上海交通大学医学院附属第九人民医院

庞文璟

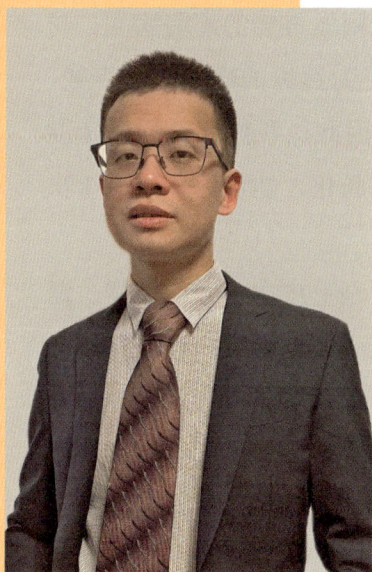

胃黏膜萎缩，即慢性萎缩性胃炎，指胃黏膜上本应存在的腺体数量减少。在我国，萎缩性胃炎的主要病因是幽门螺杆菌感染。此外，随着年龄增长，部分患者会出现生理性黏膜萎缩。另一种类型为自身免疫性萎缩性胃炎，常伴有贫血，我国人群中相对少见。

肠化指的是胃黏膜被小肠或大肠形态的黏膜上皮组织取代。在我国，肠化的首要病因同样是幽门螺杆菌感染，持续的胆汁反流等也是重要原因。

胃炎的诊断需依赖胃镜检查

及必要的病理组织活检。通过胃镜检查，经验丰富的医生可判断是否存在胃炎、黏膜萎缩和肠化，是否合并幽门螺杆菌感染，以及是否存在可疑病变需进一步检查。结合病理组织活检，通常可得出准确诊断。此外，胃泌素 17、胃蛋白酶原 1 和胃蛋白酶原 2（PG I 和 PG II）的血液检测对胃炎诊断也具有一定辅助价值，临床上可结合使用以评估病情。

解读胃镜活检病理诊断报告时，除关注萎缩、肠化外，还需注意幽门螺杆菌是否为阳性，这是诊断幽门螺杆菌感染的金标准。若报告显示幽门螺杆菌阴性，也不一定表示无感染，还需关注是否存在活动性炎症，因其可能提示幽门螺杆菌的现症感染。此时，需结合呼气试验等检测以明确诊断。

科学上，萎缩性胃炎属癌前状态，肠化则属胃癌的癌前病变，与胃癌发病密切相关。但萎缩、肠化最终转变为胃癌的病例仍为少数。据国外研究报道，肠化的癌变率约为 5%。因此，我们强调通过定期胃镜检查来发现可疑病变。对于重度萎缩和肠化，建议每年进行 1 次胃镜检查，以便早期发现胃内病变。

若胃镜病理报告中出现异型增生、低级别上皮内瘤变等字样，需提高警惕，因病变可能已开始形成。若出现高级别上皮内瘤变，则已形成早期胃癌。此时，建议前往三甲医院消化内科门诊寻求专业治疗意见，通过放大胃镜、染色胃镜等技术明确病变形态、范围及性质，必要时可在胃镜下对可疑病灶进行黏膜剥离术治疗。

综上所述，萎缩性胃炎与肠化虽可能转变为胃癌，但癌变率并不高。在接受规范随访的前提下，该风险完全可控。

扫描二维码
观看科普视频

02 | 消化性溃疡的症状及治疗方法

上海市同济医院

姜元喜

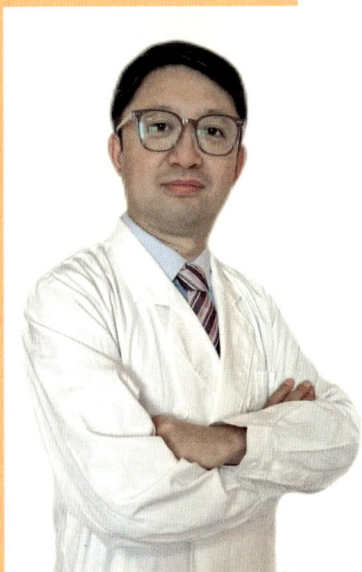

　　消化性溃疡，主要包括胃溃疡和十二指肠溃疡，是消化系统常见的疾病。这 2 种溃疡均可能引起腹痛等症状，并可能出现并发症，因此需引起足够重视。同时，两者在症状产生及治疗疗程等方面存在差异，需区别对待。

　　消化性溃疡最常见的症状是腹痛，通常位于上腹部，可能偏左或偏右。这种腹痛与季节变化有关，尤其在冬春交替时较为常见，且与饮食密切相关。例如，胃溃疡常在餐后感到疼痛，称为饱腹痛；而十二指肠溃疡则在饥饿或夜间疼痛，进食后可缓解，又称饥饿痛。然而，腹痛并非消化性溃疡的唯一症状，还可能出现反酸、烧心、恶心等症状。此外，即使无腹痛症状，也不能完全排除消化性溃疡，特别是老年人或正在服用止痛药的患者，其症状往往不典型。

消化性溃疡的治疗方法主要包括以下 3 个方面。

首先，若出现出血或癌变等并发症，应以治疗并发症为主。

其次，明确消化性溃疡的病因后，需针对病因进行治疗。例如，若存在幽门螺杆菌感染，需进行杀菌治疗；若正在服用止痛药或阿司匹林等药物，需评估利弊后停药。

最后，针对溃疡本身的治疗，主要以口服药物为主，最常用的药物是质子泵抑制剂（如奥美拉唑）。药物使用需遵循一定疗程，十二指肠溃疡一般需用药 4～6 周，胃溃疡则需 6～8 周。值得注意的是，胃溃疡存在癌变风险，因此治疗疗程结束后，建议复查胃镜以观察溃疡愈合情况。

扫描二维码
观看科普视频

03 | 胰腺癌如何防治

上海交通大学医学院附属新华医院

龚 伟

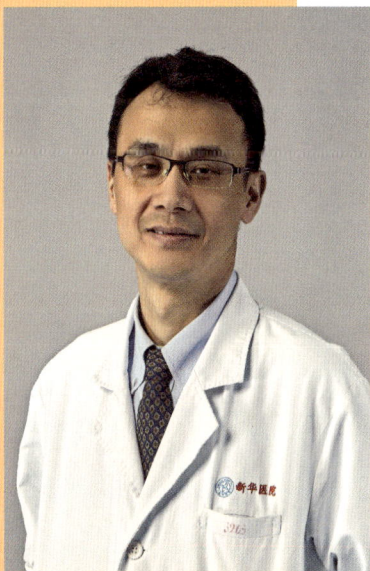

胰腺癌的发病率逐年上升，众多知名人士如帕瓦罗蒂、乔布斯等均因罹患胰腺肿瘤而离世。即便如乔布斯这样的名人，在未经有效治疗的情况下，肿瘤也会持续增大。

胰腺癌在早期可能表现出一些细微症状，如上腹部隐痛、消化不良、消瘦以及黄疸等。对于存在高危因素的人群，如长期吸烟者、糖尿病患者、高血脂患者及有家族史的人，应定期进行体检，检查肿瘤指标，并每年进行CT，尤其是增强CT检查，因为平扫CT的分辨率较低，早期病变可能难以检出。许多疾病与基因遗传和生活方式密切相关。

　　预防胰腺癌，首要任务是改善生活方式，减少高脂饮食，避免烟酒等不良习惯。高危人群应每年定期进行相关检查。一旦确诊，患者应避免讳疾忌医，可采取胆道引流以减轻黄疸症状。在治疗方面，化疗、靶向治疗、免疫治疗等新型科技手段，结合基因检测与多学科综合治疗（MDT），如影像科、肿瘤科、肝胆胰外科及放疗科的协作，为患者提供了更全面的治疗方案，有效减轻痛苦，延长生命，提高生活质量。患者应寻求专业医生及团队的治疗建议，以便获得更便捷、高效的医疗服务。

扫描二维码
观看科普视频

04 | 结直肠癌患者的饮食建议

复旦大学附属中山医院

崔越宏

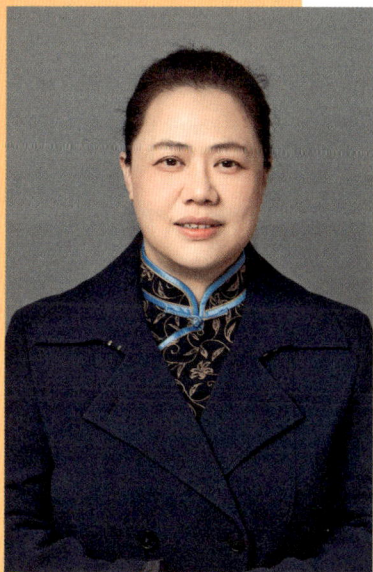

　　随着生活条件的改善和生活水平的提高，结直肠癌的发病率逐年上升。大肠癌包括结肠癌和直肠癌，统称为结直肠癌。从解剖结构上看，大肠由升结肠、横结肠、降结肠、乙状结肠和直肠组成，统称为结直肠。结直肠癌的发病原因尚不明确，但可能与饮食、遗传及疾病等因素有关。

　　在饮食方面，新鲜蔬菜的摄入和维生素的补充可降低结直肠癌的发病风险。相反，高脂肪、高蛋白质、低纤维素及腌制食品则是结直肠癌的高发因素。此外，久坐少动的生活方式也增加了患肠癌的风险。因此，保持适当运动，少吃油炸和腌制食品，有助于降低肠癌发病风险。

从遗传因素来看，70%～80%的肠癌是散发型的，而20%～30%的患者可能与遗传有关。家族性腺瘤样息肉病（FAP）是一种常染色体显性遗传性疾病，患者肠道内息肉众多，易发生恶变。此外，慢性溃疡性结肠炎、血吸虫病病史以及胆囊切除术也是易患肠癌的高风险因素。

流行病学数据显示，近10年来，结肠癌、胰腺癌等与生活水平相关的疾病发病率呈上升趋势。早诊早治是降低结直肠癌死亡率的关键。目前，我国结直肠癌的5年生存率已显著改善，但仍需加强筛查和防控工作。

结直肠癌的预防可分为三级：一级预防为病因预防，即通过改变饮食和生活方式来降低发病风险；二级预防为早诊早治，对高危人群进行定期筛查，早期发现并及时处理癌前病变；三级预防为临床治疗，通过多学科协作提高治疗效果。

对于结直肠癌的筛查，建议有症状者尽早行肠镜检查，高危人群（如有家族史者）应在40岁以上每3～5年进行1次肠镜检查。社区开展的大便隐血筛查是简便有效的初筛手段，建议大家积极参与。

在生活方式上，禁烟限酒对预防结直肠癌至关重要。吸烟和过量饮酒均可增加癌症风险。此外，烟熏油炸食物和霉变食物也含有致癌物质，应尽量避免食用。建议多吃富含维生素A、B族维生素、维生素E和胡萝卜素的新鲜蔬菜、水果，适量增加蛋白质和豆制品的摄入，保持营养均衡。

情绪因素也与癌症发病有关。长期抑郁、郁闷的心情可能导致肿瘤形成。因此，保持心情愉快对预防癌症具有重要意义。对于有家族史或其他高风险因素的人群，应定期进行筛查，做到早发现、早诊断、早治疗。

在结直肠癌患者的饮食方面,有以下具体建议。

1. 限酒:男性每天不超过 2 份乙醇含量的饮品,女性不超过 1 份(1 份:约 360 mL 啤酒或 150 mL 葡萄酒)。

2. 抗氧化剂:适当摄入富含维生素 C、维生素 E 和类胡萝卜素的新鲜蔬菜水果,但不建议通过保健品大量补充。

3. 钙与维生素 D:高钙饮食可降低结肠癌发病风险,但过量摄入可能与罹患前列腺癌的风险增加相关。建议 19～50 岁人群每天摄入 1 000 mg 钙,50 岁以上人群每天摄入 1 200 mg。维生素 D 有助于预防结直肠癌,但具体补充量需根据个人情况调整。

4. 其他营养素:大豆产品摄入可降低某些癌症风险,但过量摄入或补充剂可能增加激素相关肿瘤风险。硒和姜黄素等矿物质和植物成分对癌症风险的影响尚不确定。

5. 化疗期间的饮食:化疗期间可能出现恶心、呕吐等不良反应,应及时向医务人员汇报并采取措施缓解。对于使用奥沙利铂化疗的患者,应避免食用冷食和冷饮;使用伊立替康化疗的患者则应减少刺激性食物的摄入。

6. 肠梗阻患者的饮食:完全性肠梗阻的患者需积极就医,接受规范合理的诊疗;不完全性肠梗阻的患者应以流质饮食为主,在积极治疗原发病的同时,需注意能量平衡和营养摄入,必要时可咨询营养专家或营养门诊进行个性化营养指导。

总之,结直肠癌的预防和治疗需要综合考虑饮食、生活方式、遗传和疾病等多方面因素。通过科学的饮食指导和健康的生活方式,可以降低结直肠癌的发病风险并提高治疗效果。希望大家能够重视结直肠癌的预防工作,做到早发现、早诊断、早治疗。

扫描二维码
观看科普视频

05 | 你的便便暗藏健康密码

上海市第十人民医院

冯 娇

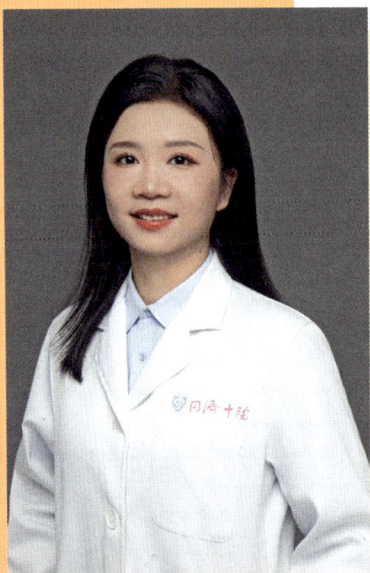

观察排便习惯是监测健康状况的有效途径。

正常的排便习惯应具有规律性，通常表现为每日 1～3 次，或每 2～3 天 1 次。理想的大便形态应为成形且呈黄色或黄褐色的香蕉状软便，排便过程顺畅，时间控制在 5～10 分钟为宜，每日排便量为 200～300 g。

排便性质的改变主要涉及大便的外形、颜色及气味等方面。大便外形的评估可采用布里斯托大便分类法（Bristol 大便分类法），其中淡黄色的香蕉状软便被视为正常形态。

关于大便颜色的变化，若呈现红色，需先排除食物因素，如红心火龙果、西瓜、番茄及胡萝卜等富含红色素的食物。若排除食物干扰，则可能由便血引起，主要包括下消化道疾病（如小肠、大肠疾病）及肛门疾病（如痔疮、肛裂）等，常见病因可涉及大肠与小肠肿瘤、缺血性小结肠炎及全身性出血性疾病（如过敏性紫癜）等。一旦发现大便发红，应及时就医，进行粪便隐血实验、血常规、凝血功能及肿瘤标志物等全身性检查。

若大便颜色发黑，则可能由上消化道出血所致，涉及食管、胃及十二指肠的疾病，例如炎症、溃疡、肿瘤以及肝硬化食管胃底静脉曲张等。此外，某些药物（如补铁的铁剂、胃黏膜保护剂、铋剂等）及食物（如巧克力、奥利奥等黑色食物，以及大量动物内脏、血液等）也可能导致大便发黑。若发现大便颜色发黑发深，应尽快就医进行大便隐血实验检查。

此外，白陶土样便（大便外观呈灰白色）可能预示胆总管梗阻性疾病，如胆总管结石或胰腺壶腹部肿瘤等。大便气味异常（如恶臭或酸臭味）则可能提示消化不良等疾病，同样需及时就医。

在特定疾病方面，痔疮的便血和结直肠癌的便血需要重点警惕区分。痔疮患者往往有反复发作的病史，可发生于任何年龄段，且可能伴有便秘或腹泻症状。痔疮导致的便血通常表现为便后滴血，血液与大便不相混合。而结直肠癌则多发生于中老年人，患者可能出现进行性乏力、消瘦等症状，且血液多与大便混合，伴有黏液，同时大便习惯可能发生明显改变，如大便变细、不规律等。因此，痔疮患者若便血情况发生变化，应引起高度重视。

综上所述，良好的排便习惯对肠道健康至关重要。通过观察排便情况，可及时发现身体异常，从而采取相应措施维护健康。

扫描二维码
观看科普视频

06 | 孩子经常腹痛、腹泻 小心炎症性肠病

上海交通大学医学院附属上海儿童医学中心

成 彧

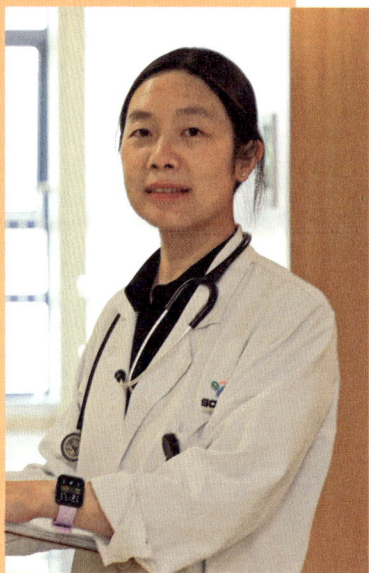

炎症性肠病（IBD）是一种慢性疾病，指部分肠道因炎症而发生病变，其症状往往持续较长时间或反复出现，对患者日常生活造成显著困扰。虽然小朋友偶尔腹痛属正常现象，但患有炎症性肠病的儿童会经常性地出现严重腹痛和腹泻。

炎症性肠病主要分为两类：第一类为克罗恩病，能使肠壁全层发生炎症和肿胀，并可能影响消化道的任何部位，包括口腔、食管、胃、小肠、大肠乃至肛门；第二类为溃疡性结肠炎，仅发生在大肠内，主要引起结肠内

壁溃疡。

最常见的症状包括剧烈腹痛和腹泻，此外还可能伴有恶心、发热、食欲下降、体重减轻、血便、关节僵硬或疼痛、口腔溃疡、眼部炎症，以及直肠周围刺激或肿胀等全身症状。由于营养吸收受限，患病儿童常常难以获得日常所需的能量和营养，可能导致生长发育迟缓，甚至青春期开始较晚。炎症性肠病还可能引起皮疹、眼部问题、关节炎以及肝脏问题等其他并发症。

炎症性肠病的诊断较为复杂，因为许多症状存在重叠。一般地说，溃疡性结肠炎患者较常出现血便，而克罗恩病患者的疼痛较为严重。溃疡性结肠炎通常较易诊断，但克罗恩病从症状出现到确诊往往需要数月时间。许多儿童的炎症性肠病诊断，是由于眼睛、口腔或直肠等部位炎症的出现而引起关注。如果孩子出现直肠周围刺激或肿胀，家长应避免简单地将其归因于痔疮，而应仔细排查是否为克罗恩病。

当孩子出现疑似症状时，应及时就医。医生会根据孩子的症状、既往病史、家族史以及服药情况，安排血液、粪便检查及隐血检查，必要时还会进行 X 线检查或内镜检查。内镜检查是利用带有摄像头的细长管子，从肛门或咽喉进入，观察胃肠道内的炎症、出血或溃疡，并可在操作过程中取出少量组织标本进行实验室检测。

炎症性肠病的治疗主要依赖药物，以减轻炎症和预防感染；若药物治疗无效，则可能需要手术治疗，如在肠穿孔、肠梗阻或活动性出血等严重情况下。与此同时，健康饮食和充足饮水对患者尤为重要。被诊断患有炎症性肠病的儿童应记录饮食情况，了解哪些食物会加重症状，建议坚持食用容易消化的低残留食物，如肉汤、去皮家禽、鱼、米饭、鸡肉和面食。在疾病活动期，油炸食品和奶制品应避免。采用少食多餐的方式（每日进食 5～6 次，而非传统的三餐）有助于减轻症状。如若出现体重减轻或生长不良，医生可能会建议补充维生素、矿物质或使用含有适当营养成分的特殊饮品。

需要注意的是，炎症性肠病并非随着年龄增长就能自行消失，但许多患者可以长期保持无症状状态。然而，部分儿童可能因持续疼痛、反复腹泻和疲劳而错过正常课程，给学习和生活带来不便。家长应在发现类似症状时及时就诊，并与医生讨论改善方法。同时，面对炎症性肠病，倾听和沟通十分重要，因为情绪压力虽不会直接引起炎症性肠病，却会加重其症状。如果儿科医生发现孩子因病情产生情绪问题，应考虑转诊精神科或合适的咨询师，帮助孩子更好地应对这一长期挑战。

扫描二维码
观看科普视频

07 | 哪些水果吃了容易腹泻

上海中医药大学附属龙华医院

朱凌宇

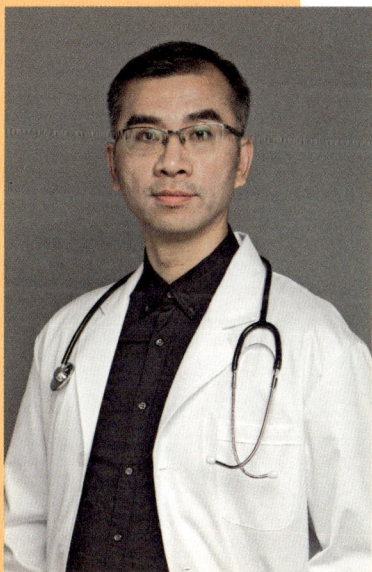

果糖是一种单糖，部分人群在摄入后会出现不良反应。那么，哪些食物果糖含量较高？苹果与梨便是其中的代表，它们富含果糖，因此，部分人在食用苹果后可能会出现腹泻症状。果糖的甜度是蔗糖的 1.5 倍，具有诸多优势，例如在某些糖尿病患者的补液治疗中，果糖可作为葡萄糖的替代品。但对于存在腹泻情况的患者而言，则需避免食用高果糖水果，转而选择低果糖的水果，如杏、李子、樱桃、草莓、菠萝、葡萄等，以此确保水果的摄入，同时避免果糖引发的不适，保证维生素的充足。

许多腹泻或便秘患者会寻求益生菌治疗，但此过程往往漫长。目前，市面上含有益生菌的饮料及网络可购的益生菌保健品日益增多。然而，需注意的是，益生菌的作用并非如大家所想象的那么显著。其效果还受到能否通过胃酸屏障、在肠道内定植以及是否能成为肠道主流菌群等因素的影响。临床中，益生菌通常以胶囊或不易崩解的孢子形式服用，以确保其能安全通过胃酸屏障并在肠道内定植。而市售的益生菌保健品及含益生菌饮品，则可能含糖量过高，本意补充益生菌，却可能导致糖分及脂肪摄入过多。

扫描二维码
观看科普视频

08 | 左半结肠癌和右半结肠癌有什么不同

复旦大学附属华山医院

张 瑞

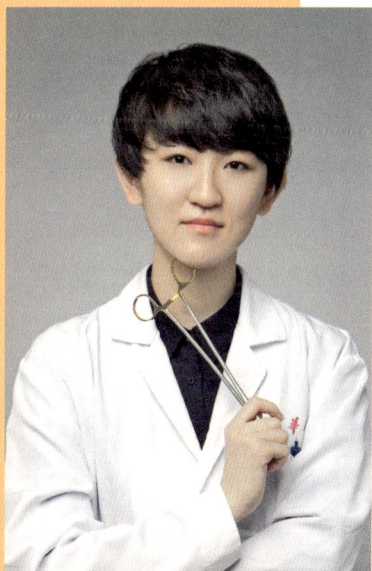

人体虽外观上呈对称结构，内部构造却并非完全对称。对于结肠而言，其可分为近端的右半结肠与远端的左半结肠，两者在多方面均展现出不同特征。

右半结肠在胚胎学中源自中肠，包括盲肠、升结肠及部分横结肠。升结肠之所以得名，是因为肠道内容物在此阶段随肠管向上行进。左半结肠则来源于后肠，包括部分横结肠、降结肠及乙状结肠，其中乙状结肠因形状宛如"乙"字而得名。

从解剖学结构上看，右半结肠较为宽阔，肠壁较薄，而左半结肠则相对细窄，肠壁更厚。在功能上，食物中的大部分营养在小肠中被吸收，剩余部分进入右半结肠后形成液体或半固体的肠内容物，其中水分和电解质在此被进一步吸收。当这些内容物进入左半结肠时，已形成半固体粪便，最终通过直肠排出体外。肠内容物的不同也导致了右半结肠与左半结肠在肠道菌群丰度及种类上的差异。

在肠道肿瘤方面，由于左半结肠较细，肿瘤往往容易引起梗阻，导致便秘、腹泻交替，有便血等症状。而右半结肠癌肠腔较宽，相对不易引起梗阻，肿瘤多为隆起性生长，晚期发现时可能导致贫血、黑便、腹部隐痛、体重减轻等症状。从分子生物学特点来看，左半结肠更易出现 *APC* 和 *TP53* 基因突变、*EGFR* 基因扩增和染色体不稳定；而右半结肠则更易出现 *BRAF* 基因突变、CPG 岛的高甲基化和微卫星的不稳定等。

在生物学行为上，早期右半结肠癌的预后相较于早期左半结肠癌更好，但晚期右半结肠癌的预后则相对左半结肠癌来说更差。在治疗上，左半结肠癌与右半结肠癌的术后辅助化疗药物也存在差异。临床研究发现，就靶向药而言，抗表皮生长因子受体药物对 *KRAS* 基因野生型的左半结肠癌效果较好，而右半结肠癌或 *KRAS* 突变型的结肠癌则多选用抗血管内皮生长因子药物。

综上所述，左半结肠癌与右半结肠癌在多方面均存在显著差异，医生在制定治疗方案时需充分考虑患者的具体情况，以实现精准治疗。随着医学的不断进步，治疗方案将愈发个性化，以更好地满足患者的需求。

扫描二维码
观看科普视频

09 | 儿童呕吐应该怎么办

上海市儿童医院

王 玲

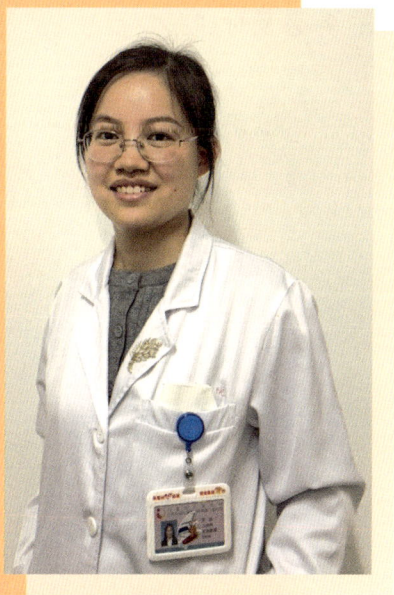

在门诊，我们经常遇到家长带着孩子就诊，家长通常会说："医生，我们孩子呕吐了。"此时，我们首先需要关注呕吐的频次、呕吐的内容和性质，以及持续时长，这些信息都需要详细提供。

呕吐在不同年龄段可能与不同疾病有关。对于刚出生的婴幼儿，我们更多考虑先天性结构异常和感染性疾病。先天性结构异常包括食管闭锁、幽门肥厚、肠梗阻和肠套叠，这类患儿往往表现为大量呕吐胃内容物，甚至在出生时就有呕吐现象。此时需要进行胃食管造影以及 24 小时 pH

监测，以排除常见疾病。而较多的情况则表现为肠胃炎，例如，因摄入不洁食物或接触患病者而引起病毒性或细菌性感染。对此，可通过大便检测、大便培养、腺病毒、诺如病毒及轮状病毒检测，并结合白细胞检查，必要时进行药物敏感实验，以指导后续治疗。

对于幽门肥厚或肠梗阻的疑虑，则需要进行腹部 B 超和腹部平片检查。对于年龄较大的儿童，同样需要排除感染性疾病，包括病毒和细菌感染；同时还要考虑急性阑尾炎的可能，因为这类患儿常表现为剧烈腹痛甚至发热。

此外，如果儿童出现呕吐情况非常频繁，且多次就诊后仍查不出具体原因，应排除是否存在器质性问题；如果所有器质性原因均已排除，则需考虑周期性呕吐的可能性。

总之，若发现任何无法解释的呕吐现象，务必及时到医院就诊。

扫描二维码
观看科普视频

10 | 结直肠癌 如何早发现

上海市养志康复医院

赵启成

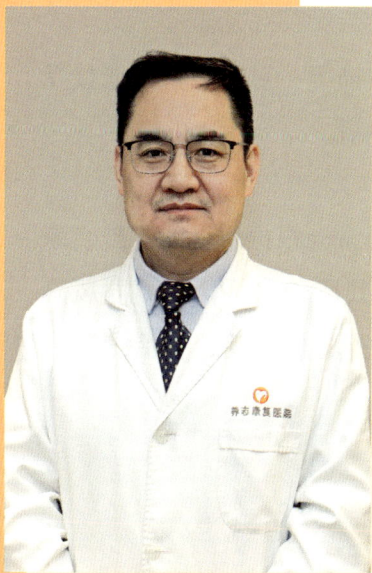

结直肠癌是常见的高发肿瘤之一，其发病率位列所有癌症前列。所谓结直肠癌，是指异常的癌细胞在结肠或直肠的黏膜层内生长，这些癌细胞的出现通常由基因突变引起。

息肉是否就是癌

很多人关心的问题是：结直肠癌中常见的"息肉"是不是癌？实际上，息肉是肠道黏膜上的一种异常生长，多为良性病变。虽然息肉本身并不等同于癌症，但绝大多数结直肠癌的发展都始于息肉。息肉如果长期存在，有可能会逐步进展，穿透黏膜层、进入黏膜下层乃至肌肉层，最终癌变并进入血管系统，发生远处转移。这也是癌症晚期的表现，治疗效果较差。因此，尽早发现并切除息肉，对于预防结直肠癌至关重要。

如何进行结直肠癌筛查

结直肠癌筛查的目标是尽早发现息肉或早期癌变，从而及时干预。常用的筛查方式包括以下几类：

1.肠镜检查：是最常见的筛查手段。通过肠镜，可以直观地观察肠道黏膜，发现息肉或早期病变，并可在检查过程中同步切除息肉，实现"发现＋治疗"一体化。

2.实验室检测：主要包括大便隐血试验（FOBT）和基因检测（如 Septin9 甲基化检测等）。这类方法适合人群普查，便捷、无创，适用于初步筛查。

3.影像学检查：包括 X 线造影、CT 扫描等。对于某些不能接受肠镜检查的患者，影像学检查可作为补充手段。

筛查方式如何选择

并非所有人都需要做全套筛查。医生通常会根据患者的年龄、家族史、生活习惯和既往病史等因素，判断其风险水平，为不同风险人群制定合适的筛查策略，以实现"早筛查、早发现、早治疗"的目标。

扫描二维码
观看科普视频

11

如何看待儿童炎症性肠病

复旦大学附属儿科医院

石杰如

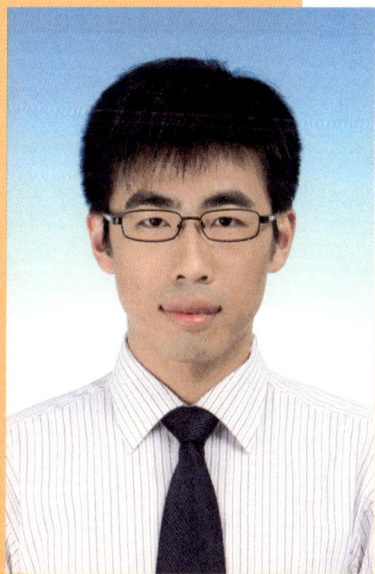

儿童炎症性肠病主要包括克罗恩病和溃疡性结肠炎，其患病率在全球呈逐年上升趋势，特别是近 10 年来我国儿童患病率明显增高，目前病因尚不十分明确。患儿的临床表现主要包括腹痛、腹泻、大便带血、体重下降、生长发育迟缓、发热、口腔溃疡以及肛周病变等。炎症性肠病不仅影响消化道，还可能波及关节、眼睛、皮肤、肝脏、胆囊、胰腺、肾脏等其他部位。

当孩子出现腹痛、腹泻、大便带血，体重下降或不增，或不明原因的反复发热，并且这些症状持续 1 个月以上，或在半年内反复发作 2 次以上，甚至伴有反复肛周脓肿、肛瘘不愈合时，家长应高度警惕孩子是否患有炎症性肠病，及时前往儿童消化科就医，进行相关检查和评估。若不及时处理，可能会引起肠狭窄、肠梗阻、肠穿孔等严重并发症，甚至会危及生命。

在治疗方面，大部分炎症性肠病患儿通过使用生物制剂、小分子药物和营养支持治疗，均获得了很好的效果，对于因白介素 10 受体基因缺陷导致的极早发型炎症性肠病，尽早进行脐血或骨髓干细胞移植是目前唯一可以根治该病的治疗手段。

为了让患儿得到最快最好的诊治，我们特别组建了由消化科、外科、营养科、影像科等多学科专家构成的团队，从精准诊断到个性化治疗，从急性期干预到长期随访管理，全程为患儿保驾护航。我们始终秉持"一切为了孩子"的信念，用专业与关怀为孩子们筑起健康"肠"城。

扫描二维码
观看科普视频

12 | 肛门出血
一定要手术吗

上海市第一人民医院

乐 枫

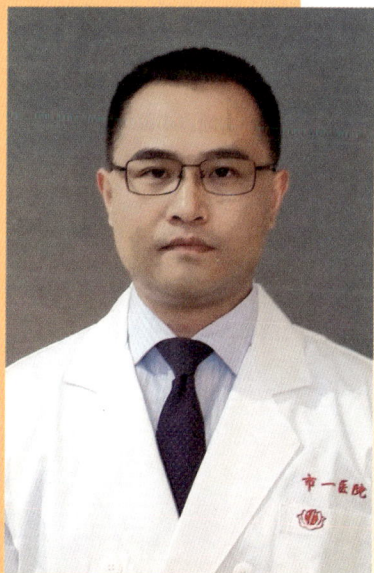

　　肛门肿痛与大便出血，作为日常生活中较为常见的症状，常常引起患者的担忧。临床上，不少患者会前来咨询，怀疑自己是否患有痔疮，并询问是否需要手术治疗。部分患者甚至在就诊时，首要表达的就是希望通过手术切除痔疮。

　　然而，肛门肿痛与大便出血的成因颇为复杂，炎症与血管破损是其主要的致病因素。从疾病发生的部位来看，这些症状可能源于肛门局部的疾病，也可能是肠道疾病的体现。

　　若单从肛门疾病的角度进行

分析，其成因同样多种多样，包括但不限于痔疮、肛裂、肛周感染、肛门肿瘤、肛门异物嵌顿以及物理机械性刺激等，这些因素均可能导致上述症状的出现。

关于是否需要手术治疗，必须由专业医生进行详尽的分析与科学的判断。不能仅凭肿痛和出血的症状，就草率地判定为痔疮并采取一刀切的治疗方式。

即便确诊为痔疮所引发的肿痛和出血，绝大多数患者也能通过药物治疗和生活习惯的改善，达到临床治愈的目标。仅有极少数病情严重的患者，才需要及时进行手术治疗。

任何手术均伴随一定的风险，并可能产生不同程度的后遗症。手术应被视为最后的选择，而非首选或唯一的治疗方案。草率的手术决策往往会导致诸多不可预见的后遗症，最终得不偿失。

扫描二维码
观看科普视频

13 | 防癌手段图鉴：
胃镜

复旦大学附属肿瘤医院

陈 杰

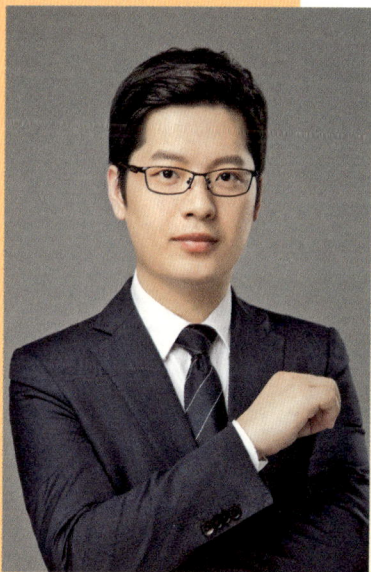

据相关资料统计，我国每年大约有 50 万例新确诊的胃癌患者，全世界近一半的胃癌患者都在我国。而绝大部分胃癌患者是在出现症状后才去就诊，发现时往往已为中、晚期。因此，做胃镜检查非常有必要。

很多人认为胃病只靠养生或忍耐一下就能恢复，但实际上，胃部疾病甚至发展成胃癌往往是拖延导致的。从最初的浅表性胃炎到萎缩性胃炎，再到肠上皮化生和异形增生，从胃炎到胃癌，仅需这四步。通过胃镜检查，医生可以直观地观察胃部内部情况，尽早发现胃部良恶性疾病，并及早给予相应治疗。而超声、CT及一些血液学检查目前无法替代胃镜的作用，因此，做胃镜检查是患者的最佳选择。实际上，如果年龄超过 40 岁，就应至少做 1 次胃镜体检；而符合以下条件者，更应定期复查胃镜：有幽门螺杆菌感染、萎缩性胃炎、胃溃疡等癌前病变者；有胃癌家族史者；以及长期食用高盐、腌制、油炸食物者。

许多人因恐惧胃镜检查，认为其过程难受，甚至在患胃病后仍不愿接受检查。事实上，大部分人对胃镜检查的不适是可以耐受的；若实在无法忍受，还可选择无痛胃镜，即打一针麻药，让患者在睡眠状态下便可完成检查，而且目前无痛胃镜也已纳入医保范围。

预防胃癌和食管癌，应从胃镜检查开始。

扫描二维码
观看科普视频

14 | 腹痛腹泻总不好，是得了什么疑难杂症吗

上海交通大学医学院附属仁济医院

黄美兰　颜秀娟

一、腹痛腹泻的常见困惑

在消化科门诊，我们经常会遇到这样的患者：他们有着各种各样的腹部症状，比如，反酸、腹痛、嗳气、腹泻、便秘等。但奇怪的是，很多患者做了各种检查，结果却显示没有明显异常，或者最多只是胃镜显示有慢性胃炎这样的轻度异常。然而，他们的症状却总是不好，辗转多家医院就诊，服用各种药物后疗效也不佳。

二、功能性胃肠病的概念

其实，这类患者中，很多人得的是一种叫功能性胃肠病的疾

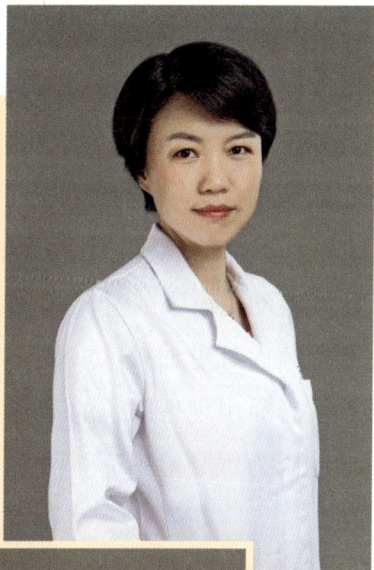

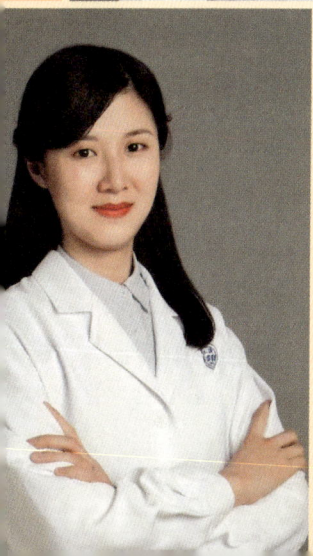

病。功能性胃肠病是一大类疾病的总称，它指的是患者有相应的消化道症状，但相关的检查却没有发现可以解释这些症状的病因。简单地说，就是胃肠道不适，但怎么查都查不出问题来。

据统计，功能性胃肠病的患者人数占了我们消化科门诊总人数的1/3 左右，是非常常见的一类疾病。很多患者担心自己是否得了疑难杂症，但实际上，他们可能只是得了功能性胃肠病。

三、功能性胃肠病的类型

功能性胃肠病的症状可能集中在上消化道或下消化道。上消化道症状包括胃食管反流病、消化不良等；下消化道症状则可能包括肠易激综合征、功能性腹痛、功能性腹泻、功能性便秘等。

四、情绪与功能性胃肠病的关系

情绪在功能性胃肠病的发病中起着很重要的作用。大脑是胃肠道的"司令部"，大脑和胃肠之间有着密切的联系。当情绪紧张、焦虑或低落消沉时，胃肠道也会受到影响，引起胃肠道动力过强或过弱。

此外，有些患者由于用脑多、思虑多，会导致内脏更加敏感。就像皮肤敏感一样，稍有风吹草动或饮食不当，就容易出现胃肠道的不适。还有一部分患者，则是肠道向脑方向影响，因为胃肠道不适而引起心情不好，出现焦虑、抑郁，形成恶性循环。

因此，调节好心理承受能力，让压力对胃肠道的影响最小化非常重要。现代社会工作和学习忙碌，生活压力大，这就要求我们要学会化解压力，不要让压力成为导致胃肠道疾病的隐形炸弹。

五、节律紊乱与功能性胃肠病

除了情绪问题，节律紊乱也是引发功能性胃肠病的一个重要因素。节律紊乱指的是人们每天 24 小时做事的规律性，包括饮食、睡眠等各个方面。饮食饥一顿饱一顿，或者睡眠不规律，都会影响胃肠道的功能。

有研究发现，节律紊乱会影响胃肠道的菌群，使肠道益生菌减少，还会影响肝脏代谢和免疫力，甚至引发心脑血管疾病。因此，保持规律的饮食和睡眠对于预防功能性胃肠病非常重要。

六、不良饮食习惯与功能性胃肠病

不良的饮食习惯同样会引起胃肠道的疾病。比如吸烟，喝酒，高糖、高盐、高脂饮食，以及嗜食烟熏、油炸、烧烤类的食物。这些所谓的"快乐食品"并不会让胃肠道快乐，反而会成为导致胃肠道疾病发生的巨大隐患。

七、功能性胃肠病的诊断与检查

功能性胃肠病的诊断首先需要排除器质性疾病。那么，什么情况下需要做哪些检查呢？

消化科的常规检查包括三大常规（血常规、粪常规、尿常规）以及血液检查（如肝功能等生化指标）。此外，还会根据病情需要选择腹部 B 超、胃镜和肠镜等检查手段。

对于胃镜检查，我国一般建议在 45 岁以上进行常规筛查。如果有报警症状（如吞咽困难、呕血、剧烈腹痛、黑便和血便、腹部不明原因肿块、发热、消瘦、重度贫血等），则不论年龄都应尽快就医检查。

对于肠镜检查，国内最新发表的大肠癌诊治共识建议 40 岁以上人群无论有无消化道症状都应进行一次肠镜筛查。

八、萎缩与肠化的解读

很多患者在做了胃镜后会担心报告中的"萎缩"和"肠化"。其实，萎缩是一个病理学的概念，指的是胃内分泌胃黏液的腺体比正常情况少了 1/3 以上。而肠化则是胃内环境发生改变后，胃内腺体和细胞逐步具备肠道功能的一种适应性反应。

萎缩和肠化的评估包括严重程度和累积范围 2 个方面。很多人在做了胃镜后可能有或多或少的萎缩、肠化问题，但不必过于惊恐。制定好随访计划，按部就班地进行随访治疗即可。

九、功能性胃肠病的治疗与护理

如果确诊为功能性胃肠病，患者不必过于担心。这是一种良性疾病，预后较好，而且治疗手段也很多。

治疗方面，首先，需要改善心理和情绪状态，调整应对事物的方式和方法。同时，注意饮食的合理性，遵循居民膳食指南的建议，保持食物的多样化、合理搭配，适量运动等。

对于症状较重的患者，可能还需要药物治疗。消化科的常规药物包括抑制胃酸、促进胃动力、帮助消化的药物等。对于情绪问题较严重的患者，医生可能会建议使用神经递质类药物来调节情绪。这类药物并不仅仅是针对精神系统疾病，而是帮助改善情绪和精神方面的问题，从而调节胃肠道的不舒服症状。

护理方面，患者自己要做好情绪的管控。对于症状几乎达到精神心理专科焦虑、抑郁诊断标准的患者，需要长期维持药物治疗，学会管控情绪，以调节情绪相关的胃肠道问题。

此外，中医学在调节情绪相关的胃肠道症状方面也有独特的优势。中医认为脾胃脏腑的功能与情志密切相关，因此可以通过中医药来调节情绪和改善胃肠道症状。

**扫描二维码
观看科普视频**

腹痛腹泻总不好并不一定是疑难杂症，很可能是得了功能性胃肠病。这种疾病虽然症状明显，但检查往往没有明显异常。对于功能性胃肠病的治疗和护理，需要从心理、饮食、运动等多方面入手，必要时还需要药物治疗。同时，保持规律的作息和健康的生活习惯也是预防功能性胃肠病的重要措施。

15 揭秘胃肠镜
看看"镜子"长啥样

上海市老年医学中心

朱泱蓓

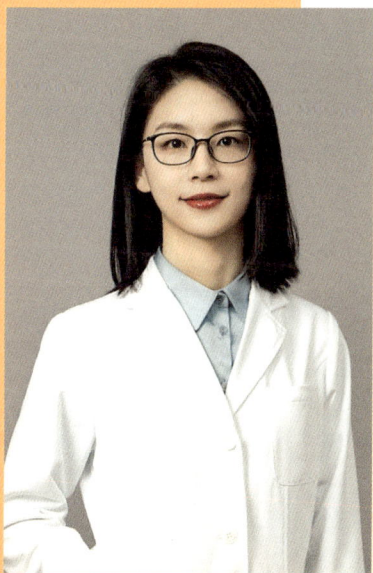

许多朋友对胃肠镜检查感到好奇，今天我们就带大家简单了解一下胃镜和肠镜的基本结构和功能。

在我们常用的消化道内镜中，胃镜通常较短且较细，而肠镜相对来说更长、更粗。这两者并不是同一根镜子，而是根据检查部位的不同分别设计的专用设备。

胃肠镜是一根黑色的软管，这是进入人体进行检查的部分。镜子内部设有一个中空的管道，用于向胃肠道内输送气体、抽吸胃肠液，还可以送入活检钳、手术器械等操作工具。同时，通过软管前端配备的小型摄像头，可实时观察胃肠道内壁的情况；摄像头两侧则是光源，确保视野清晰。

当镜面受到污染时，还可以通过冲洗装置对镜头进行清洁，以保障图像质量。此外，胃肠镜后方有一根长长的连接线，用于连接主机，接收图像及控制信号。医生操作时还会使用一个手柄操作杆，通过旋转和调整，控制镜头的方向和进退，实现精确的检查。

目前，胃肠镜检查已经可以选择无痛方式进行。在检查过程中，患者处于静脉麻醉状态，几乎没有不适感。整个过程如同"睡一觉"一样即可顺利完成，可以大大减轻患者的紧张和不适感。

扫描二维码
观看科普视频

第六章

健康随"心"

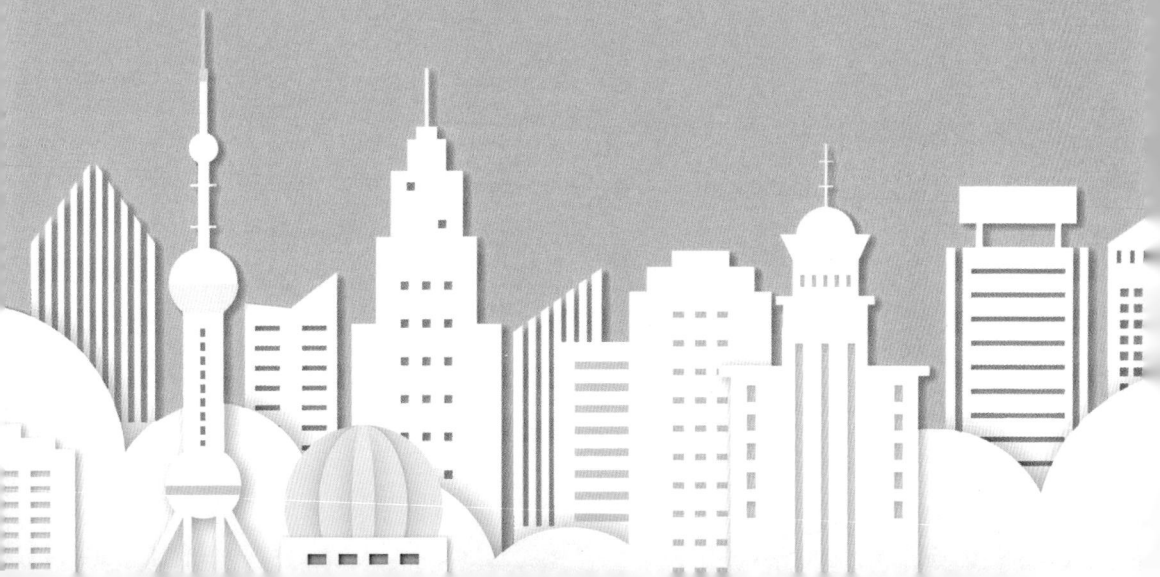

01 | 心肌梗死救治的黄金"120"原则

上海交通大学医学院附属第九人民医院

范虞琪

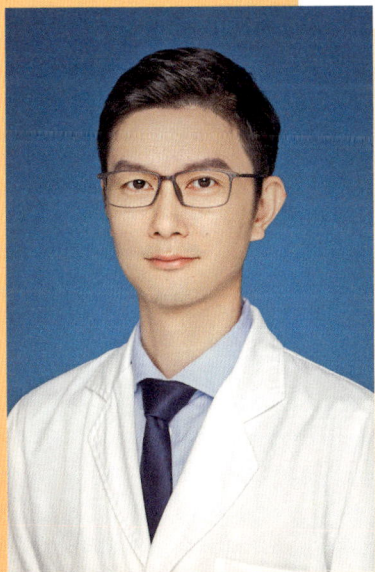

随着公众医学知识的普及，胸痛问题日益受到重视。部分患者在胸痛发作时会迅速自行前往医院，而有些患者则因自认为无高血压、糖尿病等病史，且年龄较轻，而选择忍耐。然而，这2种做法均非正确选择。

对于胸痛患者而言，需牢记"2个120"的原则。其一，一旦发生胸痛，应立即就医，但不建议自驾前往，而应迅速拨打急救电话120，由国家培训过的院前急救系统将患者送至相应医院。其二，胸痛救治的黄金时间为120分钟。一旦发生胸痛，患者应迅速就医，因为心肌细胞及主动脉夹层的损伤会随病程进展逐渐加重。心肌细胞一旦死亡便不可再生，拖延治疗将导致更多心肌细胞死亡，进而影响预后。即使患者侥幸度过心肌梗死，心衰仍可能随之发生。

此外，若发生胸痛，除拨打 120 外，患者应避免擅自服用硝酸甘油。胸痛原因众多，包括肺动脉栓塞、主动脉夹层及心肌梗死等。部分心肌梗死患者可能伴有血压降低，因此不推荐胸痛患者常规服用硝酸甘油，以免血压进一步降低，加重病情。患者此时应迅速平躺，保持静息状态，并拨打 120，后续救治工作将由专业人员进行。

扫描二维码
观看科普视频

02 | 心肺复苏三个最主要的步骤

上海市同济医院

章玺臣

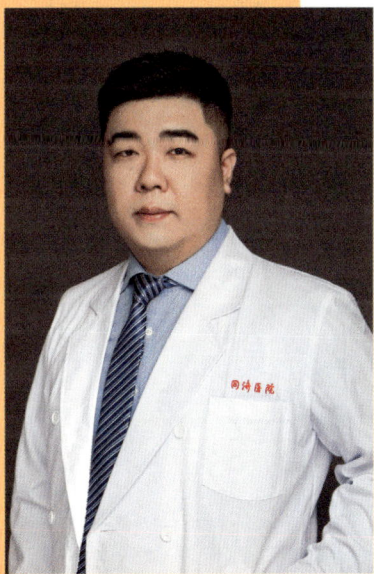

心肺复苏的核心步骤一共有以下三步。

第一步，胸外按压。确定按压部位位于胸骨与双侧乳头连线交点处，双手交叉，利用身体重量向下施压。按压深度需达到 5～6 cm，频率控制在每分钟 100～120 次。每次按压完毕胸廓需要充分回弹。

第二步，开放气道。操作者一手置于患者额头，另一手将患者下颌上提，以此打开气道。

第三步，人工呼吸。操作者用嘴包住患者嘴部，左手捏住患者的鼻子，进行人工呼吸，共计

2 次，每次吹气时间需超过 1 秒。同时，用余光观察患者的胸廓是否有起伏，有起伏为有效吹气。

以上即为心肺复苏的 3 个关键步骤。

扫描二维码
观看科普视频

03 | 胸痛会预示哪些疾病

上海交通大学医学院附属仁济医院

连 锋

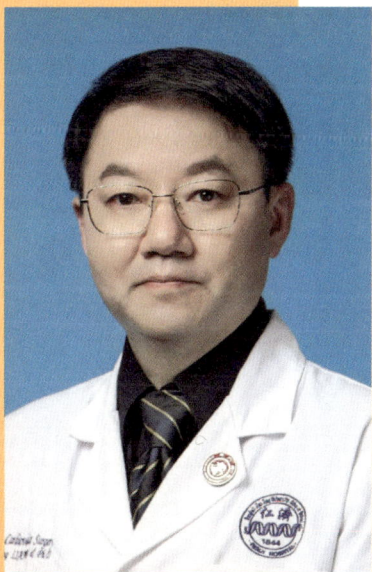

临床上，急性胸痛是一种极为危急的症状，因其可能预示着危及生命的疾病。需特别关注的4种疾病包括：主动脉夹层、急性冠脉综合征、肺栓塞以及气胸，这些疾病均可引发胸痛，且在短期内可能对患者的生命构成威胁。

首要关注的是急性冠脉综合征，即供应心脏肌肉的冠状动脉出现问题，此类疾病约占急性胸痛的20%。患者通常会感受到压迫性的胸痛及憋闷感，多在情绪激动或进行剧烈体力活动时出现。主要通过心电图或心肌缺血标志物，如肌钙蛋白，来进行明确诊断。

其次是主动脉夹层，主动脉自心脏发出，负责向全身输送血液。当主动脉内膜发生撕裂时，血液会从裂口涌入，导致血管分层，形成主动脉夹层。此类患者往往伴有高血压或动脉粥样硬化的病史，表现为突发的前胸、背部或腰部撕裂样、刀割样的剧烈疼痛，且双臂血压差异显著。主要通过主动脉夹层的 CTA 来进行明确诊断。

再者是肺栓塞，其典型表现为呼吸困难、咯血和胸痛，即肺栓塞三联症。然而，研究表明，仅不到 30% 的患者会同时出现这些症状，多数患者的临床表现缺乏特异性。由于血栓多来源于静脉系统，患者往往有长期下肢不动、长期卧床或下肢血管疾病等情况。主要通过检查 D-二聚体及肺动脉 CTA 来进行明确诊断。

最后是张力性气胸，其症状与心梗相似，表现为突发的胸部疼痛伴呼吸困难。患者的胸廓会变得饱满。此疾病常见于有肺部基础疾病的老年人或瘦高体型的青年人。主要通过 CT 来进行明确诊断。

需要注意的是，这些疾病的具体表现因人而异。因此，当出现胸部剧烈疼痛时，务必及时就医，以进行明确诊断。

扫描二维码
观看科普视频

04 | 急性心肌梗死一定会胸痛吗

上海中医药大学附属龙华医院

屠亦文

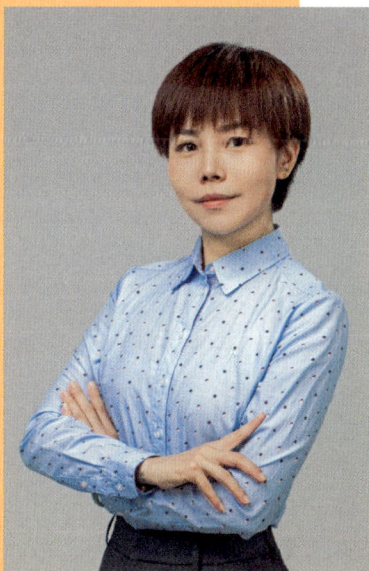

急性心肌梗死属于内科的四大高危胸痛之一。其典型症状为胸骨后或心前区出现剧烈且持续性的压榨样疼痛,这种疼痛可能向左上臂、下颌、颈部、背部或肩部放射,并常伴有冷汗及呼吸困难等症状。

心内科医生常言"时间就是心肌",在心肌梗死的治疗中,争分夺秒是跑赢死神的关键。然而,急性心肌梗死有时也会以各种不典型的临床表现出现。若被这些不典型症状所蒙蔽,未能及时就医,将错过最佳的抢救时机,从而危及生命。

　　不典型症状主要包括疼痛部位的不典型与疼痛性质的不典型。疼痛可能出现在下颌、牙齿、颈部、咽喉部、中上腹部以及右上肢等部位，这些部位往往伴随有胸闷、出冷汗等表现。而在疼痛性质方面，可能表现为针刺样痛、灼痛、酸痛，或者仅有胸闷而无胸痛，甚至仅表现为出冷汗等。尤其值得注意的是，在长期患有糖尿病的患者中，易出现仅有出冷汗表现的心肌梗死，称之为糖尿病无痛性心肌梗死。

　　因此，当出现这些症状且症状持续不缓解时，应高度警惕急性心肌梗死的可能性。并需牢记"心肌梗死无小事，2 个 120"的口诀，即在出现胸闷、胸痛等症状时，第一时间拨打 120，并抓紧 120 分钟的黄金救援时间。

扫描二维码
观看科普视频

05 | 房颤的症状及治疗

上海市胸科医院

姜伟峰

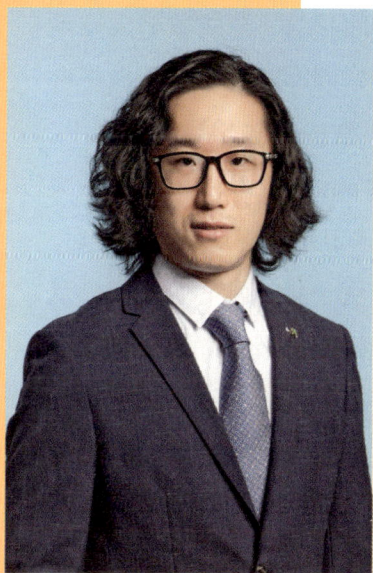

房颤，全称心房颤动，是老年人最常见的一种心律失常。房颤早起发病时多为阵发性，患者通常表现为心跳加快，出现心悸、胸闷等症状；部分患者可无明显心悸、胸闷症状，如未及时发现可进展为持续性房颤，进而可能引起心衰甚至脑梗死。心衰主要表现为活动后气促、气短，伴随体力下降，甚至腿部和脚踝部水肿。如未正规治疗，可进展并出现胸腔积液。同时房颤易引起脑栓塞，当出现口角歪斜、四肢活动异常，甚至神志不清时，情况非常危急，需及时就诊。

房颤是一种老年性疾病，发病率随着年龄增长而升高。据文献报道，60 岁以上人群中房颤的发病率达 6%～7%。而在 80 岁时，约有 1/10 的人存在房颤。即使一些没有不良生活习惯或基础疾病的人，到了一定年龄仍有可能发生房颤。而不良生活习惯（如抽烟、喝酒、熬夜等）或基础疾病（如冠心病、高血压、糖尿病等）会使心脏衰退加速，导致发病年龄提前，有些人甚至在年轻时就出现房颤。

房颤的治疗主要分为药物治疗和手术治疗。房颤的根本原因是心脏本身的电路细胞老化、心脏细胞功能紊乱所致，药物只能控制或压制老化的细胞不要发放紊乱的信号，并无法根除老化的细胞，因此治疗效果有限。对于早期的阵发性房颤，老化的细胞数量较少，且功能紊乱的程度不重，口服药物效果较好；但随着疾病进展，功能紊乱的细胞数量增加，房颤发作频率增加、持续时间延长，药物效果会逐渐减弱。若进一步发展则会进展为持续性房颤，到那时药物已难以将心律恢复正常，唯一可能让心律恢复并维持正常的方法是导管消融术。导管消融术是一种微创手术，伤口仅有约 4 mm。手术使用导管从大腿根部静脉血管进入心脏，应用三维标测技术定位到病灶具体位置后，用温度的变化让异常细胞丧失功能，使其无法干扰正常心脏节律，从而达到治疗效果。目前导管消融术是指南推荐的房颤治疗的首选方案。

因此，一旦出现房颤症状，应及时就医。越早发现，越早治疗，效果越好。如正规药物治疗无效，应尽早进行手术干预。

扫描二维码
观看科普视频

06 | 急性冠脉综合征的防与治

上海市第一人民医院

徐 浩

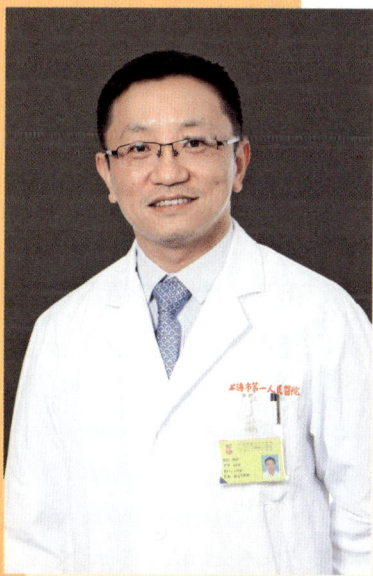

急性冠脉综合征（ACS），是冠状动脉急性病变导致的临床综合征，包括不稳定型心绞痛和急性心肌梗死，对健康危害极大。

心脏与冠状动脉

心脏作为全身的泵，通过冠状动脉为自身提供血液灌注。冠状动脉一旦出现病变，如动脉粥样硬化导致狭窄，将引发心脏缺血缺氧，严重时可导致心肌梗死。冠心病根据 WHO 分类，包括隐匿性冠心病、心绞痛、心肌梗死、缺血性心力衰竭和猝死 5 种类型。

急性冠脉综合征概述

ACS 涵盖了除稳定型心绞痛

外的所有冠心病类型，表现为冠状动脉狭窄或急性堵塞，从而缺血缺氧、坏死。其 1 年死亡率约为 3.4%，具有高危因素的患者死亡率可高达 13.8%。ACS 还可并发心衰（约 22.3%），并可能诱发恶性心律失常导致心源性猝死。

流行病学趋势

自 1990 起，中国心血管疾病（包括急性冠脉综合征、脑卒中和外周血管疾病）的死亡率和发病率居首位，且呈上升趋势。尽管上海等大城市医疗条件较好，但心血管疾病曲线仍未出现拐点。自 2012 年起，农村冠心病死亡率超过城市，这促使我们需要在基层加强医疗普及和胸痛中心建设。

ACS 的预防

ACS 的发病机制涉及可改变和不可改变的因素。不可改变的因素包括年龄、性别和家族史。可改变的因素则包括生活习惯（如高脂饮食、吸烟、缺乏运动等）、血糖和血脂控制等。预防 ACS 需从这些因素入手，进行生活方式调整和疾病管理。

ACS 的病理生理过程

ACS 的病理生理过程始于低密度脂蛋白（LDL）被巨噬细胞吞噬形成泡沫细胞，进而形成动脉粥样硬化斑块。斑块破裂后，血小板激活聚集形成血栓，导致冠状动脉堵塞。治疗 ACS 的关键在于降低 LDL 水平和抑制血小板聚集。

ACS 的诱发因素

剧烈运动、精神压力、情绪激动、感染和过劳等因素均可诱发 ACS。识别 ACS 的症状对于及时救治至关重要，典型症状包括心前区不适感（如压迫感、紧缩感等），可能伴有放射痛、气短、心律不齐等症状。

ACS 的应对措施

出现 ACS 症状时，应立即采取以下措施。

1. 保持冷静，避免慌乱。

2. 停止正在进行的运动或工作，采取静坐或平卧位休息。

3. 如有条件，可舌下含服硝酸甘油（需监测血压）。

4. 立即拨打急救电话，尽快就医。

ACS 的诊断与治疗

到达医院后，医生会进行详细的问诊、体格检查和辅助检查（如心电图、心肌酶谱等）以确诊 ACS。治疗方面，包括药物治疗和手术治疗。

1. 药物治疗：主要使用抗血小板药物（如阿司匹林、氯吡格雷、替格瑞洛等）和降脂药物（如他汀类、依折麦布、PCSK9 抑制剂等）来降低 LDL 水平和抑制血小板聚集。此外，还需针对基础疾病（如高血压、糖尿病等）进行治疗。

2. 手术治疗：包括急诊手术和择期手术。急诊手术主要针对急性心肌梗死患者，通过介入手术（如支架植入）或外科搭桥手术迅速开通堵塞的冠状动脉。择期手术则适用于不稳定型心绞痛患者，根据病情选择支架植入或外科搭桥手术。

ACS 的长期管理

ACS 患者需进行长期的生活方式管理和药物优化。建议坚持用药、适当运动、戒烟限酒、合理膳食、调整心态并定期随访。通过综合管理措施，可以有效降低 ACS 的复发率和死亡率。

ACS 是一种严重的心血管疾病，但通过早期识别、及时救治和长期管理，可以有效降低其危害。患者需积极配合医生的治疗建议，改善生活方式，控制危险因素，以提高生活质量和预后。随着医学的进步和药物的发展，未来我们将拥有更多更好的手段来治疗 ACS。

扫描二维码
观看科普视频

07 | 家族高血压

上海市第六人民医院

沈成兴

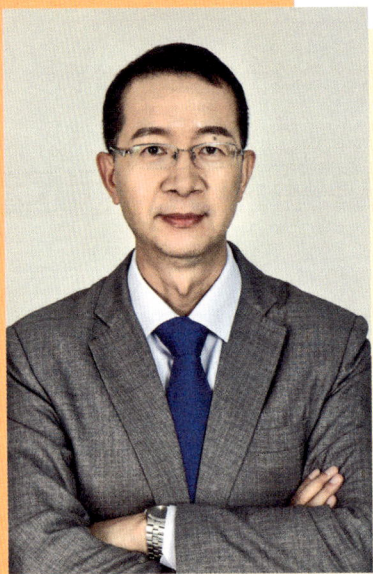

　　高血压作为一种常见疾病，其致病率、治疗率及控制率均相对较低，尤其是控制率，大致在15%左右，这一现象与家庭因素密切相关。许多患者认为高血压具有遗传性，但实际上，我们往往遗传的是不良的生活习惯，如重口味，饮食过咸过油。

　　观察当前情况，不少人的血压可能已经高了，却没有任何不舒服。有些人以为是"遗传"所致。询问其家族史时，父母血压的确也高，以为是遗传的原因，而实际上并不是基因的变化造成，与家庭中的饮食习惯，尤其是"掌勺者"的口味较重有密切关系。我国不少地区的饮食偏重，麻辣咸香，大多声称不以咸味为主，但麻辣餐饮中也往往添加了过量的盐分。因此，控制盐的摄入至关重要，牢记过度摄入盐分极易导致血压升高。据统计，我国约有 70% 的人群对盐敏感，从而易患高血压。

清淡饮食对女性群体也需要重视，她们的血压水平在绝经后往往呈现上升趋势，这增加了未来心脑血管事件的发生率，可能导致心慌、失眠等症状。因此，避免"三高"（高血压、高血糖、高血脂），养成良好的生活习惯，形成科学的生活方式至关重要。否则，患者可能需要不断地增加药物用量，陷入恶性循环。

此外，适宜的气候结合适度运动能显著促进心脑血管患者的康复，这也印证了"生命在于科学运动"的健康理念。

扫描二维码
观看科普视频

08 | 什么是冠心病

上海市同济医院

丁可可

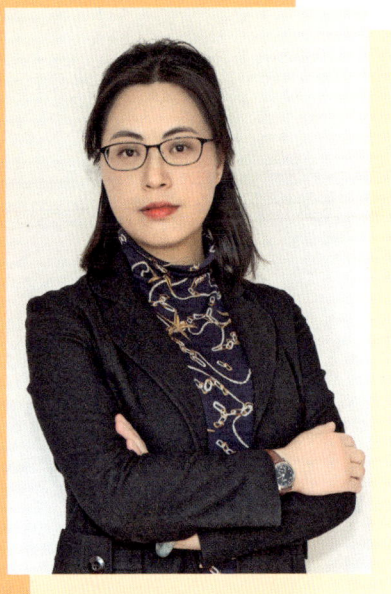

许多患者前来就诊时，会手持心电图报告，自述已被诊断为冠心病，并要求开药。然而，当我询问其诊断依据时，他们通常表示是在基层医院通过心电图检查发现心肌缺血，便自认为患有冠心病。但实际上，冠心病的狭义定义是冠状动脉粥样硬化性心脏病，可以理解为营养心脏的血管——冠状动脉血管发生堵塞（狭窄），从而引发一系列症状，如胸闷、胸痛等。若血管完全闭塞，更可能导致心肌梗死，甚至引发心衰、心律失常乃至猝死。因此，冠心病是一个涵盖多种症状与情况的广泛概念。

值得注意的是，冠状动脉的病变不仅限于粥样硬化所致的阻塞。还可能存在血管痉挛，以及先天性的血管畸形等。例如，心脏左侧的血管开口于右侧，或右侧血管起源于左侧，或是血管在走行过程中出现变异，形成心肌桥。即正常血管走行于心肌表面，但部分血管却穿行于肌肉内部，在肌肉收缩时可能受到压迫，从而产生症状。此外，还有部分患者的冠状动脉可能走向异常，形成冠状动脉瘘。这些情况统称为冠状动脉疾病。

因此，患者不应仅凭心电图显示的心肌缺血就自行判断为冠心病。目前，诊断冠心病的金标准仍是通过一系列方法明确血管的狭窄情况。其中，冠状动脉造影是一项非常精确的检查，能够直观显示血管问题。若需进一步了解血管内部情况，还可采用血管内超声（IVUS）或光学相干断层成像（OCT）等检查手段。

总之，患者应避免自行给自己贴上冠心病的标签。

扫描二维码
观看科普视频

09 | 心脏的五个求救信号

上海交通大学医学院附属新华医院

张 燚

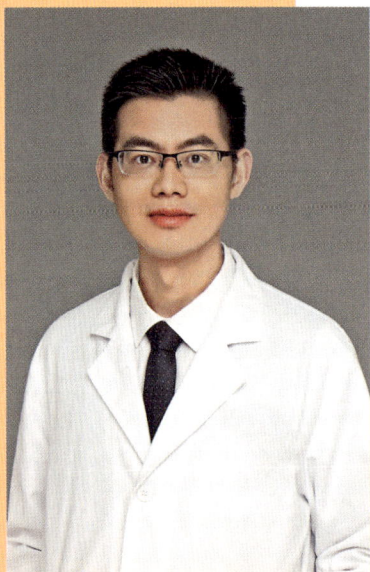

务必重视心脏的五个警示信号，以防不测。

第一，需观察嘴唇是否红润。若嘴唇发紫，可能表明身体缺氧。嘴唇的颜色能反映出心脏的供血状况。当嘴唇颜色变得苍白或发绀时，除考虑肺部疾病和贫血外，也应警惕心脏功能不佳的可能性，并应及时前往医院进行相关检查。

第二，需注意左胸口或靠近中间的疼痛。这种疼痛可能是心绞痛或心梗的征兆，特别是那种伴有压榨感且持续时间超过15分钟的剧烈疼痛，更应高度重视。建议及时前往医院急诊，进行心电图、心肌酶及心脏彩超等检查。

第三，全身乏力、出汗等症状也可能与心脏供血减少、交感神经过度兴奋有关。

第四，活动后出现呼吸困难，如原本能轻松爬上5楼而现在爬一层楼即感费力，也应警惕心脏问题的可能。

第五，胃部不适也可能具有欺骗性。有时消化科检查未能发现胃部问题，而患者却出现无缘无故的胃痛甚至呕吐症状，这有可能是心脏问题的前兆。尤其是老年人和患有高血压、高血脂、高血糖等基础疾病的人群，更应牢记这些警示信号。

扫描二维码
观看科普视频

10 | 我国心脏出生缺陷的诊疗现状、挑战和策略

上海交通大学医学院附属上海儿童医学中心

刘锦纷

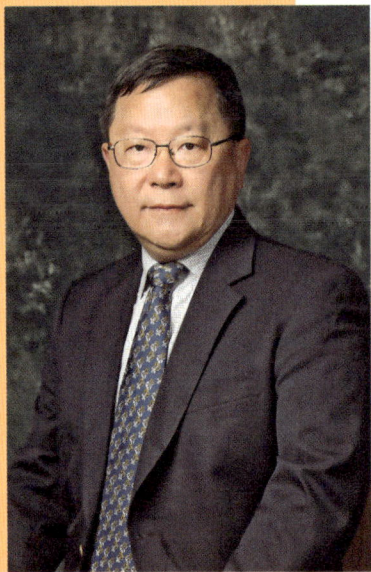

先天性心脏病（简称先心病）是严重危害儿童身心健康的常见病，其发生率为7‰～8‰。先心病在出生缺陷中排名第一，是国内5岁以下儿童非意外死亡的第一原因，给国家和社会带来了沉重的负担。因此，先心病的诊疗工作显得尤为重要。

一、诊疗现状

我国先心病诊治的整体数量常年稳步增加。但近年来，由于出生人口的下降，先心病手术量相比前5年有所下降。全国有300多家医院可以开展先心病手术，但手术数量超过1 000例的

单位并不多，主要集中在上海、北京、广州、成都、西安等大城市。尽管如此，我国先心病手术的成功率近年来上升明显，部分先心病诊治水平已达到国际先进水平。

然而，由于我国地域辽阔，医疗资源分布不均，许多偏远地区的先心病患者无法得到及时的治疗。此外，先心病种类繁多，包括简单先心病和复杂先心病两大类，其治疗方法和效果也各不相同。简单先心病如房间隔缺损、室间隔缺损等，治疗相对简单，效果也较好。而复杂先心病如法洛四联症、完全性大动脉转位等，治疗难度较大，需要高水平的医疗团队和先进的医疗设备。

二、面临的挑战

1. 医疗资源分布不均：我国医疗资源主要集中在大城市和发达地区，而偏远地区和农村地区医疗资源匮乏，导致许多先心病患者无法得到及时的治疗。

2. 诊疗水平参差不齐：由于先心病种类繁多，治疗方法和效果也各不相同，需要高水平的医疗团队和先进的医疗设备。然而，我国先心病诊疗水平参差不齐，部分医院和医生缺乏先心病诊疗的经验和技能。

3. 患者经济负担重：先心病治疗需要花费大量的医疗费用，对于许多患者家庭来说是一笔沉重的负担。此外，部分患者需要进行多次手术和长期治疗，进一步加重了经济负担。

三、策略与建议

1. 加强医疗资源建设：国家应加大对偏远地区和农村地区医疗资源的投入，提高基层医疗机构的先心病诊疗能力。同时，鼓励大医院与基层医疗机构建立合作关系，实现医疗资源的共享和优化配置。

2. 提高诊疗水平：加强对先心病诊疗技术和方法的研究和推广，提高医生的先心病诊疗水平和技能。同时，建立先心病诊疗质量控制体系，对医疗质量和安全进行监管和评估。

3. 完善医疗保障制度：建立健全的医疗保障制度，减轻患者经济负担。对于经济困难的患者家庭，可以提供医疗救助和慈善援助。此外，鼓励商业保险机构开展先心病保险业务，为患者提供更多的经济保障。

4. 加强科普宣传和教育：加强对先心病的科普宣传和教育，提高公众对先心病的认识和了解。通过举办讲座、义诊等活动，普及先心病的预防、诊断和治疗知识，增强患者的自我保健意识和能力。

5. 建立多学科协作机制：先心病的治疗需要多学科协作，包括心脏内科、心脏外科、儿科、产科等。因此，应建立多学科协作机制，实现各专业之间的无缝对接和紧密合作。通过多学科协作，为患者提供全面、个性化的诊疗方案，提高治疗效果和患者的生活质量。

6. 推动科研创新和临床研究：加强对先心病科研创新和临床研究的投入和支持，推动先心病诊疗技术的不断进步和发展。通过开展科研项目和临床试验，探索新的治疗方法和技术手段，为先心病患者提供更好的治疗选择和机会。

在具体实践中，我们提出了一些具体的措施和建议。例如，对于孕期发现胎儿患有先心病的情况，我们建议孕妇到心脏专科进行咨询和评估，以便得到准确的诊断和治疗建议。同时，我们建立了先心病多学科管理团队，对孕妇和胎儿进行全面的管理和监测，确保母婴安全。此外，我们还积极开展先心病科普宣传和教育活动，提高公众对先心病的认识和了解程度。

扫描二维码
观看科普视频

11 肺动脉高压
——神秘的另类"高血压"

上海市肺科医院

王 岚

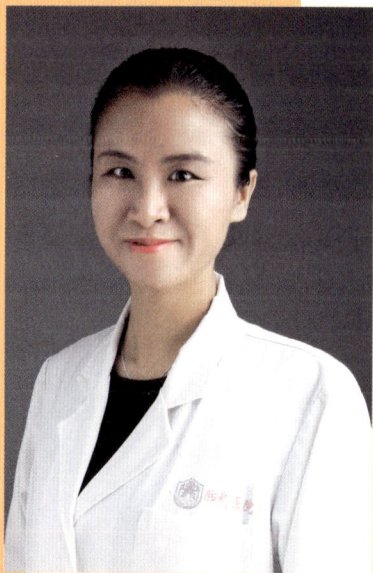

肺动脉高压是一种少见疾病，每100万人中只有15～50人患病。要了解这一疾病，首先需要知道两点：一是肺动脉的概念，二是为何肺动脉会出现高压。简单地说，心脏就像一台加压马达，负责将全身回流的血液推送到肺部以交换新鲜氧气；而肺动脉则是血液从心脏输送到肺部的主要干道。

肺动脉高压患者由于体内功能失调，导致血管收缩和狭窄，犹如重要道路车道缩减、马路不平，进而使肺动脉内的血流不畅。如果一开始压力仅轻微升高，患者可能感觉不到异常；但随着压力持续上升，血液通过主干道到肺部交换氧气就会变得越来越困难，进而出现喘、咳、胸闷等症状。为完成其使命，心脏不得不加压收缩以将血液送至肺部，长此以往，心脏因过度劳累而可能出现严重心力衰竭，血液进一步回堵到下肢，形成下肢水肿。

造成肺动脉高压的原因中，许多情况找不到明确原因，称为特发性肺动脉高压；而其他可以查明原因的，多与心脏疾病、肺部疾病、药物毒素或血栓等有关。该诊断最重要的依据是右心导管检查，通过导管进入肺动脉直接测量压力。

在没有有效药物治疗的情况下，肺动脉高压症状会迅速恶化，死亡率极高。30年前未经治疗的患者中，存活3年者不到一半。近年来，随着肺动脉高压靶向药物的重大突破，大部分患者能够长期存活。

总之，肺动脉高压是一种会持续恶化的疾病，一旦出现可能的症状，应及早诊断和治疗。医生还会根据定期出现的症状和病情变化进行随访，以便调整药物治疗。患友们一定要规律就诊，配合治疗，才能活得舒适自在，长长久久。

扫描二维码
观看科普视频

12 | 冠心病中医治疗名方

上海中医药大学附属岳阳中西医结合医院

姚 磊

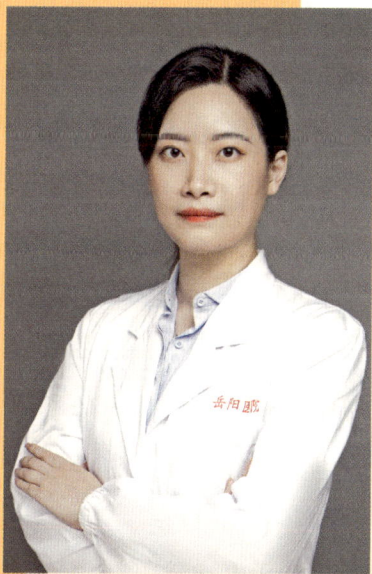

胸闷、胸痛乃至猝死，极有可能是心脏血管严重狭窄甚至完全堵塞导致的，西医称为冠心病，中医则称为胸痹心痛。医圣张仲景认为，此病主要源于胸中阳气不足，阴乘阳位，阴寒（如痰湿、水饮）之邪痹阻胸中，发为胸痛。那么，哪些人群更易罹患冠心病呢？请查看下页表格。若符合其中三项条件，并伴有胸闷胸痛症状，则需高度警惕冠心病，并及时就医。

这里为大家介绍一张源自医圣张仲景治疗胸痹心痛的名方——瓜蒌薤白白酒汤。瓜蒌，

项　　目	指　　标
血脂异常	总胆固醇、低密度脂蛋白胆固醇、三酰甘油高；高密度脂蛋白低
高血压	收缩压（上血压）≥ 140 mmHg，舒张压（下血压）≥ 90 mmHg
糖尿病	随机测得血糖 ≥ 11.1 mmol/L 或空腹血糖 ≥ 7.0 mmol/L 或餐后 2 小时血糖浓度 ≥ 11.1 mmol/L 或糖化血红蛋白（HbA1c）≥ 6.5%
吸烟	
超重与肥胖	BMI ≥ 24.0
冠心病家族史	直系亲属中有人患病
年龄	男性 ≥ 50 岁，女性 ≥ 60 岁，近年来发病年轻化
性别	男性高于女性

乃葫芦科草本植物栝楼的干燥成熟果实，《名医别录》记载其主治胸痹，善于宽胸利气以开痹，即疏导胸中郁滞、焦灼的阴寒之气，从而缓解胸闷胸痛之症。薤白，为百合科多年生草本植物小根蒜或薤的干燥鳞茎，可宣通胸中阳气，温散阴寒痰浊，与瓜蒌相辅相成，共奏祛痰行气之效。白酒，此处所指白酒实为古代米酒，亦可用黄酒或米醋替代，其味辛、性温，可行气活血，使清阳之气上行，同时加强薤白行气通阳之力，共同促进胸中阳气流通，使浊阴之邪散去，则胸痹之症自止。

如胸痛持续不缓解甚至伴冷汗出或反复频繁地发作，可能发展为急性心肌梗死，建议及时至医院就诊。

扫描二维码
观看科普视频

13 | 心需要你我守护
——居家急救

复旦大学附属公共卫生临床中心

王俊奕

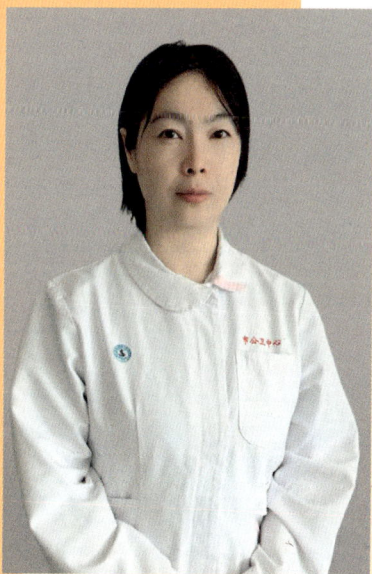

　　我国每年发生心脏猝死 54 万例，其中 90% 的心脏骤停发生在医院之外。心搏骤停 4～6 分钟后，脑组织将发生不可逆损害，心肺复苏是抢救心脏骤停最有效的措施，且心肺复苏越早，抢救成功率越高。

　　请先看一段电话抢救过程记录。

　　"奶奶，你怎么了？奶奶，奶奶，奶奶，你醒醒！"

　　"喂，是 120 吗？我奶奶在家里刚刚昏过去了，现在叫不醒，我该怎么办？"

　　"你好，请问地址是哪边？"

　　"我这边地址是××路 921 号，

3 号楼 801，请你们赶快开车过来。"

"好的，请不要紧张。你现在听我指挥，把免提打开。"

（免提已打开）

"请检查一下你奶奶还有没有呼吸和心跳。用两指轻触气管旁，感受动脉是否有搏动；然后解开衣服，贴近患者口鼻，感受是否有呼吸。"

"都有吗？"

"都没有。"

"请检查一下嘴巴内是否有分泌物，听一下。"

"现在，请站在患者旁边，将一只手的手掌放在患者胸前，另一只手压在其手背上，两手交叉，双臂伸直，然后快速用力向下按压 30 次。我来数，请按照我的节奏操作：01、02、03、04、05、06、07、08、09、10、11、12、13、14、15、16、17、18、19、20、21、22、23、24、25、26；27、28、29、30。"

"接下来，请抬起患者下巴，捏紧患者鼻子，进行连续对口吹气，呼气 2 次。然后，重复上述心脏按压和人工呼吸 5 次，观察患者情况。请一直坚持操作，直到救护车赶到，同时保持电话畅通。"

"好的。"

（救护车赶到后）

"奶奶，醒了吗？奶奶？"

"你先说，请你别担心，医生马上就到了。"

"你好，我是 120 医生。情况如何？"

"患者意识已恢复，但存在心律失常，可疑是心脏方面的问题。现在请立即将患者转移到医院，做进一步检查和治疗。"

心肺复苏成就你我。

扫描二维码
观看科普视频

14 | 心脏射频手术
探秘之旅

华东医院

张　颖

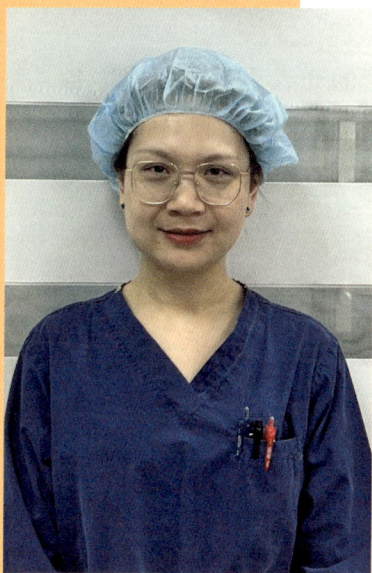

心脏射频消融术是一项复杂的介入手术，患者家属通常只能送至手术室门口，因此介入中心常带有神秘色彩。以下是对心脏射频手术的详细解析。

手术原理方面，心脏射频消融术是通过将电极导管经静脉或动脉血管送入心腔特定部位，释放射频电流，使局部心内膜及心内膜下心肌产生凝固性坏死，从而达到阻断快速心律失常异常传导路径和起源点的目的。

术前准备方面，首先，由于手术时间可能长达1～5小时，患者需要在术前排空小便，以确保手术顺利进行。其次，术前需禁食 8 小时，这是因为在手术中可能会使用镇痛剂，以防止因误吸等不良反应造成的风险。

术中注意事项方面，尽管会使用镇痛剂，但在处理局部病灶时，患者仍可能感受到一定的疼痛感。因此，患者需切忌大幅度呼吸和剧烈咳嗽，以保证手术的顺利进行。同时，由于手术采用局部麻醉，患者全程保持清醒，如有任何不适，应及时与医务人员沟通。此外，患者术中请勿随意移动身体，以免影响手术操作。

术后护理方面，由于术中会进行股静脉穿刺，术后需对穿刺部位进行加压包扎，并要求患者绝对卧床，下肢制动，不可高枕卧位或摇高床头。在此期间，如患者出现肢体发麻、发冷、疼痛或肿胀等异常症状，应及时通知医务人员。咳嗽时，需轻压手术伤口，避免过度用力。下床时间需遵医嘱决定。

综上所述，心脏射频消融术是一项精密的介入手术，术前准备、术中配合及术后护理均至关重要。希望以上解析能帮助你更好地了解心脏射频手术。

扫描二维码
观看科普视频

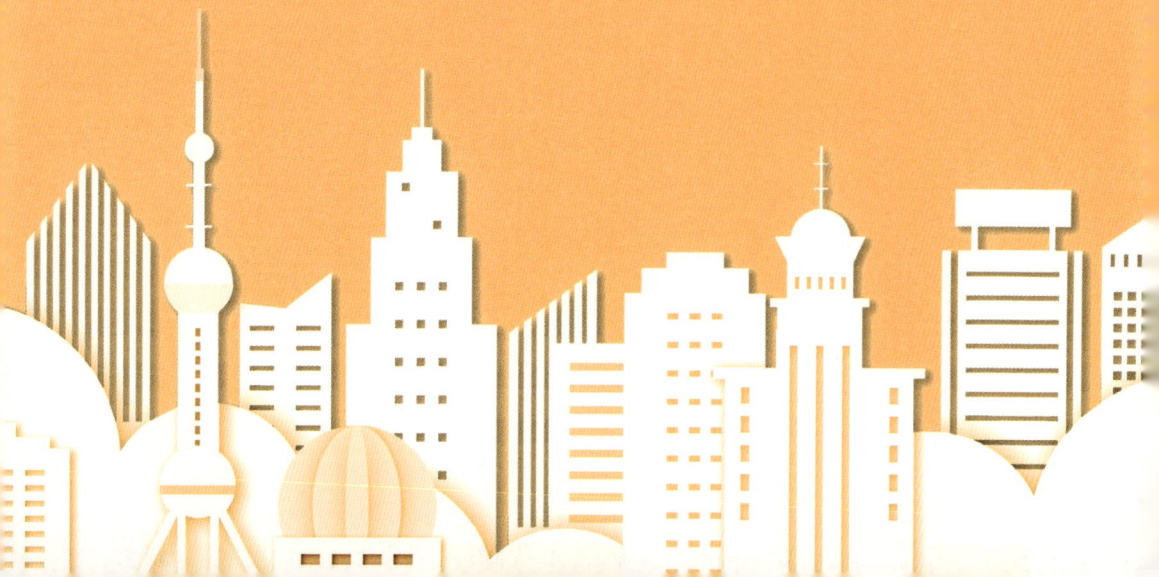

第七章

防癌攻略

01 | 出现这些症状需警惕骨软组织肿瘤

复旦大学附属肿瘤医院

孙正望

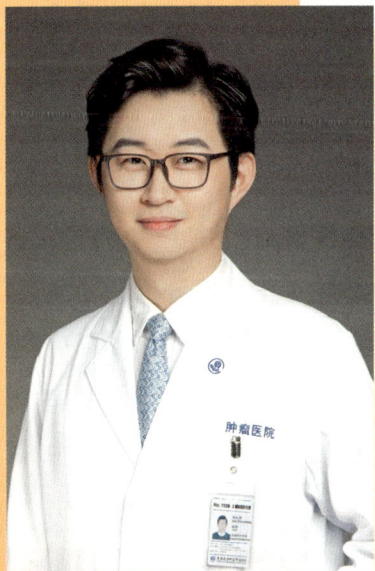

生活中，如果出现以下案例这些症状需警惕骨软组织肿瘤。

案例一：软组织肉瘤非计划手术

一位患者因左大腿包块接受切除术后 3 周，当地病理提示为左大腿软组织肉瘤。我院经病理会诊，确诊为左大腿黏液脂肪肉瘤，直径约 5 cm。有人误以为这只是近期锻炼后长出的肌肉，但实际上，患者左腿明显比右腿粗。术前既没有磁共振检查，也没有 B 超检查，医生仅凭触诊便直接于门诊局部麻醉下切除。软组织肉瘤起源于间叶组织，好发于四肢，主要表现为肢体无痛性软组织肿块。除局部肿胀外，患者通常无其他症状，除非肿块增大压迫血管和神经。很多患者因未重视，在术前没有进行充分的检查（如磁共振、B超、穿刺活检）而误将恶性肿瘤当作良性肿瘤切除，这种非计划性手术如果未达到R0切除（显微镜下切缘阴性），残留肿瘤复发率高达100%。建议非计划手术后3个月内，应进行全身评估及局部磁共振评估后，考虑扩大切除，约有30%的患者能获益。

案例二：肢端性恶性黑色素瘤

一位患者左足底黑痣存在长达50年，近1年出现增大并伴溃疡。恶性黑色素瘤多发生于皮肤，在我国发病率约为0.005‰。而亚洲人好发于足底、指尖、手掌、脚下等肢端部位，约占50%。长期局部摩擦和创伤可能导致黑痣恶变。恶变的迹象包括：皮损不对称、边缘不规则、色素沉着不均以及直径大于6 mm。发现异常时，应提高警惕，必要时预防性切除，以在未恶变前处理。

案例三：脊柱转移癌

一位肺癌综合治疗已1年患者，出现背部疼痛持续3个月，双下肢麻木乏力3周。经过全面术前评估后，患者接受了胸椎肿瘤切除内固定术。患者原以为仅因睡姿不当或化疗不良反应，但停化疗2周后症状仍未改善，最终查出胸椎肿瘤。我国每年约有337万癌症新发病例，其中30%～40%的肺癌患者在疾病进展过程中发生骨转移，脊柱转移最常见。若肿瘤侵入椎管引起脊髓压迫，可能导致瘫痪。积极治疗可防止骨相关事件，改善生活质量，使患者能接受系统治疗。

扫描二维码
观看科普视频

以上案例提醒我们，早期诊断、合理评估和多学科联合治疗对改善患者预后至关重要。

02 | 肠癌可预防
功课要做好

上海交通大学医学院附属第九人民医院

俞继卫

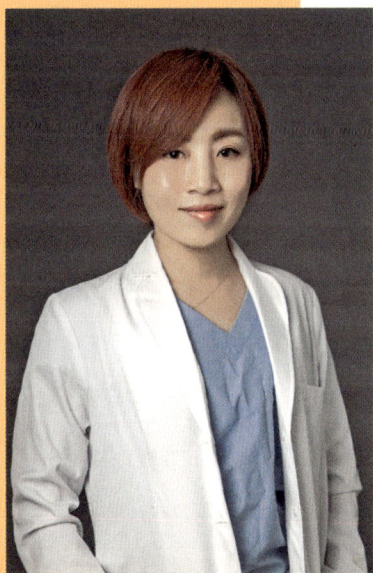

大肠是一个长约 1.5 m 的管状器官，由结肠和直肠两部分组成。直肠是末端长 12～15 cm 的肠段。结直肠癌是我国最常见的消化道恶性肿瘤，其中，低位直肠癌指距离肛缘 5 cm 以下的直肠癌。在全国范围内，结直肠癌的发病率位居恶性肿瘤第三位，尤其在北京、上海等大城市，其发病率已仅次于肺癌，成为第二高发的恶性肿瘤。与西方国家相比，近 40 年来，我国肠癌发病率逐年上升，这与城市的经济发展水平及优越的生活条件密切相关。

中国的直肠癌发病特征呈现

"三高一低"：直肠癌占比高达 60%，其中中低位直肠癌占 80% 以上；青年患者较多，35 岁以下人群占比约 10%；早诊率极低，仅为 10%。

直肠癌的保肛问题既是患者的痛点，也是医生治疗的难点，更是研究的热点。尽管如此，大肠癌仍是消化系统肿瘤中治疗效果较好的一种。

直肠癌的临床表现主要包括大便习惯的改变，如排便频率由每天 1 次变为每天 2～3 次，或三四天无排便；大便性状改变，由成型逐渐变为不成型，并出现血便、脓血，或大便表面有沟槽状、变细等。此类情况均提示可能存在大肠息肉、腺瘤或肿瘤等疾病。需注意的是，切勿将大便出血简单当作痔疮治疗。对于临床慢性失血且大便习惯改变持续一段时间的患者，应强调直肠指检的重要性，这是发现低位直肠癌的关键手段。

随着病情发展，患者可能出现不同程度的排便频繁、肛门下坠感、排便不尽感及下腹部疼痛，甚至出现黏液脓血便。部分患者还可能出现管腔狭窄，导致腹胀、腹痛、肠鸣亢进等肠梗阻症状。此外，患者还可能出现体重下降、消瘦等全身消耗症状。

目前，低位直肠癌的主要治疗手段以手术为主，辅以放疗和药物治疗。放疗包括长程放疗和短程放疗，药物治疗则涵盖化疗、靶向治疗和免疫治疗等里程碑式疗法，以及其他如光动力治疗的探索性疗法。中、低位直肠癌的治疗模式以精准手术为主的综合治疗为主，基于循证医学证据，治疗模式包括新辅助放化疗加手术，再加辅助化疗。

直肠癌的早期诊断和治疗，尤其是早期诊断，是提高治疗成功率和生存率的关键手段。因此，需要常规定期进行肠镜检查，以及血液肿瘤标志物的检查，这些均是早期发现肠癌的有效手段。

除了早期诊断，肠癌的预防同样至关重要。尽管治疗手段众多，但真正遏制高发的消化道肿瘤，还需将预防工作放在首位。预防的最简单方法是进行粪便隐血试验，并结合肠镜检查，这是最有效的大肠癌早期筛查及预防手段。另外，还可使用粪便甲基化试剂盒进行预防检查。建议 50 岁以上人群每年进行一次肠镜检查，特别是对于有肠癌家族史、曾患大肠腺瘤的患者，这有助于肠癌的发现及预防。因为从腺瘤到肠癌的转变往往非常迅速。

此外，保持健康的饮食结构，增加新鲜蔬菜、水果和全谷物的摄入，同时限制红肉和加工肉类的消耗，也是预防直肠癌的重要因素。同时，戒烟戒酒、保持适度体重和积极运动习惯，也是降低直肠癌风险的关键因素。

扫描二维码
观看科普视频

03 | 胃癌的常见病因及筛查方法

上海市第一人民医院

黄　陈

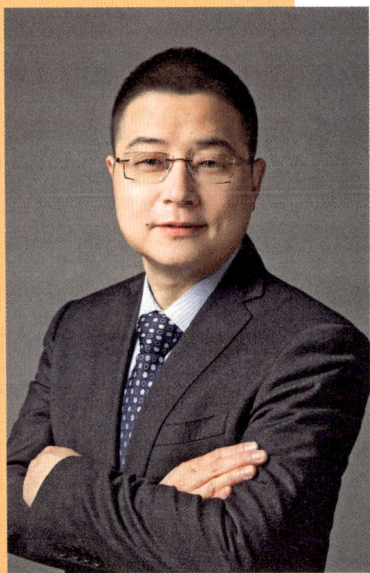

胃癌，源于胃黏膜上皮的恶性肿瘤，是全球发病率最高的消化道恶性肿瘤之一。据统计，全球每年新增胃癌患者达 109 万，因胃癌死亡的人数高达 77 万。而我国，占据了这一半的新发病例数与死亡人数，是世界上胃癌发病率与死亡率最高的国家。

胃癌的成因复杂多样，主要包括以下几点。

首要因素为遗传因素，约 10% 患者存在家族聚集性。对于有胃癌、肝癌、肠癌等消化道恶性肿瘤家族史的人群，其子女或亲兄弟姐妹发生胃癌的概率显著增加。

其次，环境因素亦不可忽视。长期食用腌制食品以及新鲜蔬菜、水果摄入不足的人群，其胃癌发病率相对较高。此外，吸烟也是胃癌的重要环境因素之一，尼古丁不仅增加肺癌等呼吸道恶性肿瘤的风险，同样也会提升胃癌的发病率。

再者，感染性因素亦需关注，80%～90% 的胃癌与幽门螺杆菌（Hp）感染相关。对于已感染幽门螺杆菌的患者，应尽早接受抗生素治疗，以杀灭病菌，降低胃癌的发生概率。

关于早期胃癌，其定义是胃癌细胞仅局限于黏膜层和黏膜下层，无论是否发生淋巴结转移。早期胃癌的 5 年生存率显著高于进展期胃癌。因此，早期发现胃癌至关重要。

早期发现胃癌的主要手段为胃镜筛查。我国已明确提出，对于 45 岁以上的人群，应每隔 5 年进行一次胃镜检查。胃镜检查种类繁多，包括普通胃镜与无痛胃镜，后者在麻醉状态下进行，实现无痛检查。此外，根据医生与患者需求，还可选择色素内镜、放大胃镜、超声胃镜等，以发现早期胃癌病变。

在胃镜检查中，对于可疑或高度怀疑为恶性肿瘤的病变，将进行组织活检，并将活检组织送至病理科进行确认，以明确是否存在恶性病变。

扫描二维码
观看科普视频

04 | 儿童头颈部常见恶性肿瘤有哪些

上海市儿童医院

王 颖

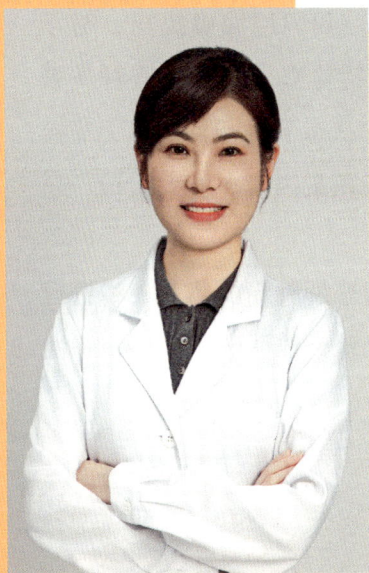

关于儿童头颈部常见的恶性肿瘤，有以下几类。

第一类肿瘤是甲状腺癌。小儿甲状腺癌与成人甲状腺癌相比，具有肿瘤生长迅速、颈部淋巴结转移早等特点。其颈部肿块主要表现为甲状腺结节和肿大的淋巴结，有时肿块质地坚硬、表面不光滑、凹凸不平且固定，活动度较差，与周围甲状腺组织界限不清。通常患者没有明显症状，但若肿块压迫气管可能导致呼吸困难，或侵犯喉返神经使声音嘶哑。B超与增强CT可用于辅助诊断，治疗主要以手术为主，术后辅以内分泌治疗，由于甲状腺癌多为分化型癌症，预后通常较好。

第二类肿瘤主要表现为颈部淋巴结肿大，其中包括淋巴瘤和鼻咽癌的颈部淋巴结转移。淋巴瘤是一种造血系统的恶性肿瘤，分为霍奇金淋巴瘤和非霍奇金淋巴瘤，临床上多表现为颈部无痛性淋巴结肿大，肿块质地坚硬、活动度差，边界不清，同时伴有全身症状，如恶心、呕吐、乏力、体重下降和反复低热。治疗以手术切除为主，术后进行病理诊断并辅以化疗处理残余病灶，有时需要再次手术。青少年鼻咽癌的颈部转移则常以颈部淋巴结肿大为首发症状，其临床表现除了颈部淋巴结肿大外，还可能伴有鼻塞、中耳炎等症状；当肿瘤侵犯颅底时，还可能出现神经系统症状。治疗上，在明确病理诊断后多采用放疗。

第三类肿瘤主要是儿童颈部软组织实性肿块。较为常见的是横纹肌肉瘤，它是软组织肉瘤中最常见的类型，其中约35%的病例起源于头颈部，多为胚胎型横纹肌肉瘤。治疗方案需根据患儿年龄、原发部位及周围淋巴结是否受侵综合考虑，治疗原则是尽可能完整地切除肿瘤，并在手术后进行放、化疗。另一种较为常见的是神经母细胞瘤，主要发生在5岁以下婴幼儿，起源于交感神经系统，多见于颈侧或咽喉部位。新生儿或婴幼儿常表现为呼吸困难、喂养困难，治疗主要以手术切除并结合术后化疗为主。

总体而言，儿童头颈部肿块中，先天性和炎症性病变较为常见，虽然部分病例为恶性肿瘤，但家长无须过度焦虑。若发现儿童颈部存在占位性病变，应及时到专科门诊就诊，实现早发现、早诊断和规范合理的治疗。

扫描二维码
观看科普视频

05 | 预防肺癌，日常生活中应该注意什么

上海市肺科医院

任胜祥

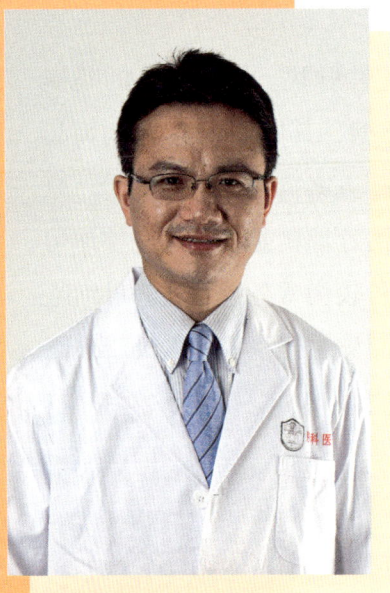

实际上，肺癌的预防一直是大家关注和探索的领域，但对于制药企业来说，以往用于预防肺癌的药物产品在临床上均未显示出预期的疗效，结果均为阴性。这提示，目前尚无能够预防肺癌发生的药物。如何在生活中预防肺癌的发生，则与肺癌关键发病因素密不可分。回顾这些因素，包括吸烟（一手烟、二手烟、电子烟）、肺癌肿瘤的家族史，以及接触放射性物质或其他具有辐射性的物质。此外，空气雾霾和慢性疾病也与肺癌的发生密切相关。

　　因此，我们在日常生活中必须有效克服和调整这些高危因素。首先，应戒烟，并尽量避免吸入二手烟；其次，在空气雾霾（PM2.5）浓度较高时，减少室外活动，在室内使用空气净化器；同时，要避免过度劳累，保持良好的情绪以增强机体抵抗力，从而减少慢性感染或慢性炎症的发生，促进炎症早日康复，这对降低肺癌风险非常重要。

　　此外，除了预防肺癌的发生外，保持愉悦的心情在肺癌治疗中也至关重要。特别在免疫治疗时代，治疗依赖于恢复人体免疫力，通过T细胞识别和杀伤肿瘤细胞。心情愉悦有助于提高免疫力，因此，保持舒畅愉快的情绪，对减少肺癌的发生以及在肺癌治疗中增强抗肿瘤效果，都显得尤为重要。

扫描二维码
观看科普视频

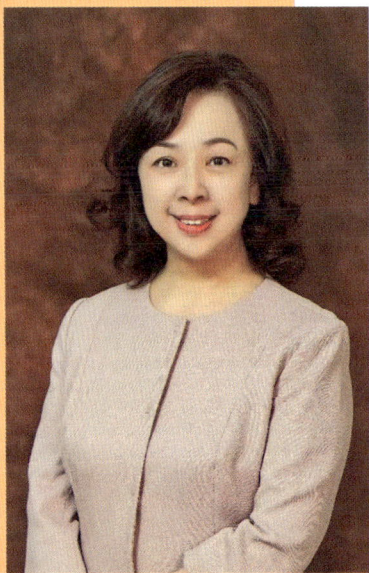

06 | 什么是增强 CT 与 CT 三维重建

上海市胸科医院

于 红

什么是增强 CT

增强 CT 是指通过向静脉注射造影剂来增强组织结构之间对比度，或者依据病变是否具备血供来判断病变性质。由于造影剂在 CT 成像下呈高密度状态，随着血流充盈到供血组织中，血管及含血组织在 CT 图像上便呈现出明显的高密度，与周围组织界限清晰。

增强 CT 常用于检查血管病变，例如，根据血流分叉情况判断动脉是否存在夹层破裂。此外，增强后因组织充盈造影剂导致密度差异变化，可进一步判断病变的良恶性。增强扫描还可人为增加病变与周围组织的密度差异，例如在肺门或纵隔部位，平扫时密度相近的血管和淋巴结，增强后可清楚区分。简单地说，平扫 CT 就像没有通电的房间，而增强 CT 则类似于通电后的房间，通过灯光亮度的差异展示各器官、组织或病变的血供强化程度。

什么是 CT 三维重建

CT 三维重建是基于 CT 扫描获得的横断面、冠状位或矢状位图像，通过整合原始数据还原出组织、器官或病变的三维立体形态。CT 平扫可以采用厚层、薄层或高分辨率扫描，获取的图像为不同层面、不同角度的平面图，就像切开的西瓜片，而三维重建则相当于重构出比例相同的完整西瓜模型。

CT 三维重建可在普通 CT 断层图像基础上，进一步显示肺部疾病的一些特殊征象、邻近结构及胸壁肋骨的改变，使图像呈现立体效果，更准确地确定病变的空间位置、大小形态以及与周围血管、气管、淋巴管等结构之间的关系。

扫描二维码
观看科普视频

07 肝癌早期治疗效果好 四类人群定期筛查可早发现

上海东方肝胆外科医院

杨　田

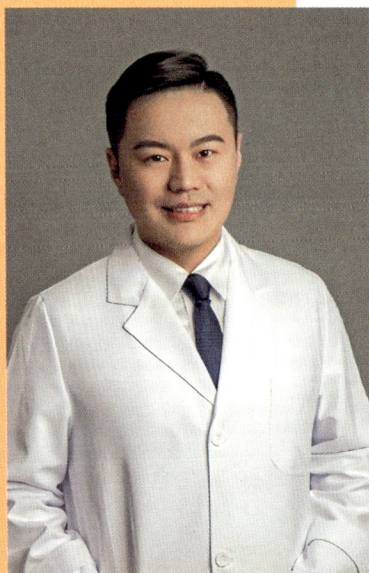

肝癌筛查频率该如何安排

肝癌是一种常见的恶性肿瘤，若能做到早期发现和早期治疗，可显著延长患者的生存期。针对不同人群的风险水平，肝癌筛查的频率也应有所区别。

根据《我国原发性肝癌二级预防 2021 年版专家共识》，肝癌筛查人群可分为四类：低危人群，建议每年筛查 1 次；中危人群，建议每半年筛查 1 次；高危人群，建议每 3～6 个月筛查 1 次；极高危人群，建议每 3 个月筛查 1 次。这样的分层筛查策略有助于更精准地监测病情风险，避免漏诊。

筛查肝癌应选择哪些检测方式

肝癌的常规筛查手段主要包括超声检查和血清标志物检测两大类。超声检查具备经济、操作简便等优势，但存在一定的漏诊和误诊风险。尤其在患者存在肥胖、脂肪肝或重度肝硬化等情况时，超声图像质量受限，容易影响检出效果。因此，血清标志物的检测成为超声检查的重要补充。目前临床上主要使用 2 种指标：甲胎蛋白（AFP）和异常凝血酶原（DCP）。甲胎蛋白的肝癌检出率约为 60%，而异常凝血酶原的检出率约为 80%。如果两者联合检测，肝癌的综合检出率可以提高至 85% 以上，显著提升肝癌早期筛查的准确性。

检测方式的可及性如何

在检测的可行性方面：甲胎蛋白检测已在各级医院广泛普及，几乎所有医院都具备相关检测条件；而异常凝血酶原的检测目前仅在部分大型三甲医院开展，尚未在基层医疗机构全面普及。

因此，在实际筛查过程中，建议尽可能选择联合检测方式，尤其是高危及极高危人群，应在具备条件的医院进行更全面的评估，以提高筛查的有效性。

扫描二维码
观看科普视频

08 | 月经与乳腺癌的那些是是非非

上海中医药大学附属曙光医院

王建东

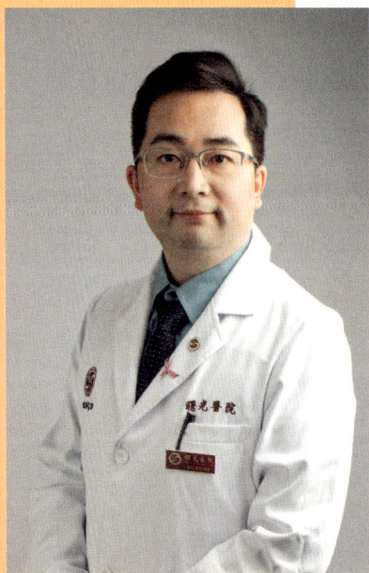

月经，作为卵巢周期性分泌雌激素的结果，是女性身体健康的重要指示器。这种周期性的生理变化，同样会使乳房受雌激素的调控而产生周期性改变。那么，月经与乳腺癌之间究竟存在着怎样的联系？月经状况能否反映出乳腺癌的发病风险？

乳房是受雌激素调控的器官，雌激素在各类乳腺疾病的发生和发展过程中均起着重要作用，且与乳腺癌的发生密切相关。若将雌激素与乳腺癌的关系进行通俗比喻，就如同植物与阳光：照射时间过长，即暴露于雌激素的时间越久，引发乳腺癌的风险便越高。

初潮年龄过早（如小于 12 岁）或绝经时间过晚（如超过 55 岁），均会增加乳腺癌的发病风险。月经周期的长短，也会对乳腺癌产生一定的影响。一般而言，月经周期在 25～35 天为正常。若月经周期过短，月经次数增加，则乳腺癌的发病风险亦会上升。而月经周期延长虽在一定程度上可降低乳腺癌的发病风险，但往往也提示存在妇科疾病。

乳腺癌治疗通常会影响月经状况，主要表现为月经紊乱，甚至闭经。这些影响主要由化疗和内分泌治疗引起。化疗药物在杀灭癌细胞的同时，会损伤卵巢的正常功能，导致月经量减少，甚至停经。其中，环磷酰胺对卵巢功能的损伤尤为显著，易造成化疗性闭经。蒽环类、紫杉类和铂类等药物，同样会对月经产生较大影响。绝经前的女性在化疗结束后，若卵巢功能部分保留，部分患者月经可能恢复，此为正常现象，不会影响治疗效果。

乳腺癌内分泌治疗药物通过作用于雌激素，导致子宫内膜无法自然增生或脱落，从而引起月经失调，甚至闭经。在此期间，若乳腺癌患者发现非经期不规律阴道出血，需引起重视，及时检查子宫内膜情况。

乳腺癌治疗期间出现的闭经或绝经，意味着患者体内雌激素水平降低，这能在一定程度上减弱激素对乳腺癌的影响，从而提高患者的预后。但对于未自然绝经且有生育需求的年轻女性而言，提前绝经可能导致卵巢早衰，影响生育能力等不可逆损伤。针对有生育需求的患者，可与医生沟通，在化疗前做好卵巢保护措施。

乳腺癌治疗期间，准确的月经状态判断对内分泌药物的选择具有重要影响。绝经前后的内分泌治疗方案不同。若双侧卵巢切除或年龄超过 60 岁，可界定为绝经状态。若年龄小于 60 岁，或因化疗、内分泌治疗、药物作用导致停经的患者，不能仅凭月经情况判断绝经状态，需通过测定体内雌激素水平来确定。

因此，建议所有女性朋友在关注月经状态和子宫卵巢健康的同时，切勿忽视乳房健康，应进行全面检查。

扫描二维码
观看科普视频

09 | B超君，儿童肿瘤早筛的良将

上海交通大学医学院附属上海儿童医学中心

丁夏荷

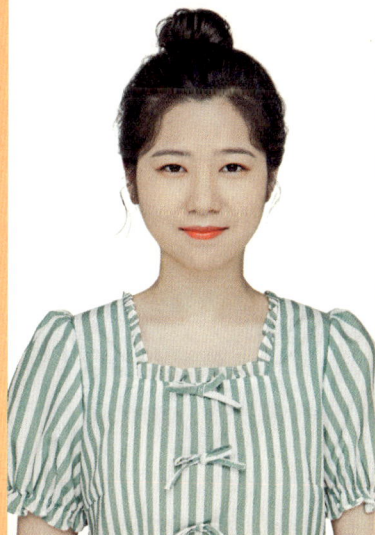

父母带着 1 岁的东东因腹胀来院就诊，行 B 超检查时意外发现左肾区巨大肿物，考虑为肾母细胞瘤，随后经手术切除。术后病理证实为肾母细胞瘤，并接受了规范的肿瘤内科治疗。专家共识指出，肾母细胞瘤术后复发率约为 15%，大部分复发发生在术后 2 年内，超过 5 年后复发较为少见。东东出院后仍定期进行腹部超声和胸部 X 线检查，持续随访 5 年未发现复发情况。第五年随访时，家长再次对第一次替孩子检查的超声医生表示感谢，由此可见，定期进行 B 超检查对于

肿瘤防治具有重要意义，能及早发现儿童健康隐患并进行干预。

今天就与大家聊一聊儿童肿瘤早筛的 2 项 B 超检查。虽然儿童肿瘤较为罕见，但儿童各年龄段、各系统均可能发生肿瘤。相关文献报道，恶性肿瘤已成为儿童除意外死亡外的第二大致死原因。儿童恶性肿瘤主要可分为血液系统恶性肿瘤（如白血病、淋巴瘤）和实体瘤。儿童实体恶性肿瘤包括肝母细胞瘤、肾母细胞瘤、神经母细胞瘤、横纹肌肉瘤、纤维肉瘤及恶性畸胎瘤等。血液系统疾病主要依赖骨穿、腰穿等有创检查明确诊断，而实体瘤则可通过影像学检查早期发现异常包块。

在影像学检查中，超声是发现腹部、颈部及四肢软组织肿瘤的首选方式。任何肿瘤的预后均与临床分期、分型及病理等因素相关，早发现、早预防、早诊断、早治疗至关重要。儿童肿瘤的发病高峰期多在 3 岁左右。由于患儿年幼时在不适时无法准确表达病情，加之肿瘤临床表现往往无特异性，常导致发现较晚、延误治疗。此外，腹部触诊较难触及腹腔深部肿块且无法定性，因此影像学检查显得尤为重要。

B 超检查具有无辐射、实时动态的优点，而且儿童皮下脂肪较薄，检查效果更佳，家长和患儿接受度也较高。B 超可在肿瘤初次筛查时提供占位性病变的形态、大小、内部回声及血流信号等重要信息，因此应作为儿童影像学检查的首选模式。专家建议将脏器 B 超纳入体检项目。相比成人定期进行全面健康体检，儿童健康检查通常侧重于生长发育、疫苗接种及心理卫生，目前类似 B 超这样简单、无损的基础辅助影像学检查仍较缺乏。

从上述病例可见，系统规范的健康体检对儿童至关重要。有些年幼儿童因惧怕医院环境或检查仪器而哭闹，影响超声检查效果。因此，在超声体检前做好安抚工作，使患儿安静配合检查非常重要，必要时可借助适当药物以达到舒适检查的效果，从而大大提高超声检查的效能，降低漏诊概率。

针对不同年龄段的建议是：3 岁以前为儿童肿瘤高发期，建议每年进行 1～2 次腹部超声检查；3～5 岁儿童建议每年进行 1 次腹部超声检查；5 岁以后肿瘤发病率相对较低，可根据需要每年进行 1 次腹部超声检查。

扫描二维码
观看科普视频

10 | 骨肉瘤应及时认识，早期诊断

上海交通大学医学院附属第九人民医院

艾松涛

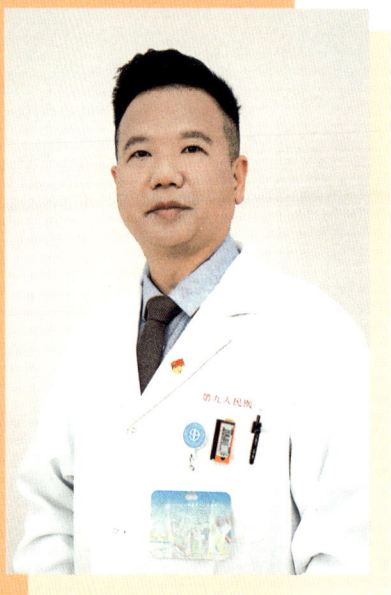

骨肉瘤，即民间所称的骨癌，是一种最为常见的原发性恶性骨肿瘤，因其难治且易复发。其主要症状包括疼痛与关节胀痛，导致活动受限，且多发生于10～25岁的青少年群体，对患者家庭造成巨大打击。

重要的是，骨肉瘤的早期诊断与治疗对提升患者生存率至关重要。据大量文献报道，早期诊断与治疗的5年生存率可高达70%以上。而晚期发现的患者，其生存率与治疗效果均显著下降。

骨肉瘤的发病部位多位于人体关键的支撑骨骼，如股骨、胫

腓骨、肱骨等。传统治疗方式多采用截肢手术，但死亡率较高，生存质量也较差。尽管当前医疗技术已有所发展，但早期诊断仍然是最为关键的。

在症状方面，患者应持续关注疼痛情况，尤其是持续性的疼痛与夜间加重的疼痛，以及局部肿胀等现象。对于青少年而言，轻微的外伤也可能引发病理性骨折，因此应及早就医。

在影像学检查方面，X线片因其简单、快速、成本低的优势，常被作为初步诊断手段。而CT则能发现更小的病变，但需注意其辐射问题。磁共振检查在骨肉瘤的诊断分期及治疗效果评估中具有重要作用。此外，当怀疑存在转移时，PET检查可成为主要手段。

建议患者在发现症状后，选择骨科或肿瘤科进行预约挂号，并通过网上挂号节省时间。就医时，应详细描述主要症状与病史，配合医生进行体检及X线、CT、磁共振等影像学检查。同时，术前还需进行病理学检查，以确定肿瘤类型，有助于后续的术前辅助化疗及手术方式的选择。

为确保检查的顺利进行，患者应提前预约，并空腹前往，以避免因打针引起的呕吐。同时，携带完整的病史资料就医，并在进行影像学检查时穿着宽松衣物，避免携带金属物品。

最后，提醒各位对青少年的持续性四肢疼痛给予重视，及时前往门诊就医。我们放射科门诊也将为患者提供早期的诊断服务。感谢大家的聆听。

扫描二维码
观看科普视频

11 | 中医支招肺癌术后咳嗽不休

上海中医药大学附属龙华医院

刘吟絮

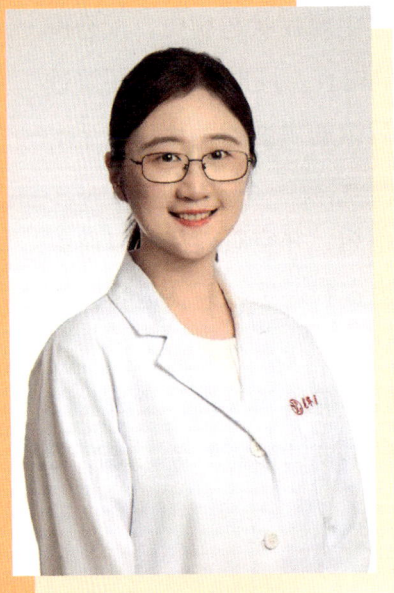

肺癌术后患者常面临咳嗽不止的问题。咳嗽作为人体的重要防御机制，有助于清除气道分泌物并防止异物吸入。然而，对于肺部手术患者而言，咳嗽是术后常见的症状，其持续时间因患者体质而异，部分患者可能持续数月甚至更久，严重影响心理状态与生活质量。

现代医学认为，术后咳嗽的主要原因包括手术创伤引起的局部物理刺激、神经损伤、麻醉插管后气道内黏膜敏感性增加、术后呼吸道炎症、局部胸腔积液及胸膜粘连等。中医则认为，肺癌术后患者肺体受损、气血耗伤、脾胃虚弱，咳嗽迁延不愈多与肺气不足有关。因此，解决疾病根本需通过整体辨证施治，调整人体至阴阳平衡的正常生理状态。

针对肺癌术后咳嗽问题，我们推荐以下调护方法。

首先，进行腹式呼吸锻炼，以增加呼吸深度、扩张肺容量。同时，配合简化太极拳、八段锦等功法锻炼，以增强呼吸肌的耐受力。其次，根据个人情况，患者还可选择散步、慢跑、游泳等体育锻炼方式，但需注意锻炼时间不宜超过1小时，以微微汗出为宜，避免过度运动消耗肺气。最后，在日常饮食方面，应注重营养均衡，摄入优质蛋白质、各种维生素和纤维素。久咳患者可适量食用银耳、百合等润肺补阴之品，以及黄芪、山药等补益肺肾之物，以辅助缓解咳嗽症状。

扫描二维码
观看科普视频

12 | 卵巢癌可以预防吗

上海市公共卫生临床中心

刘 敏

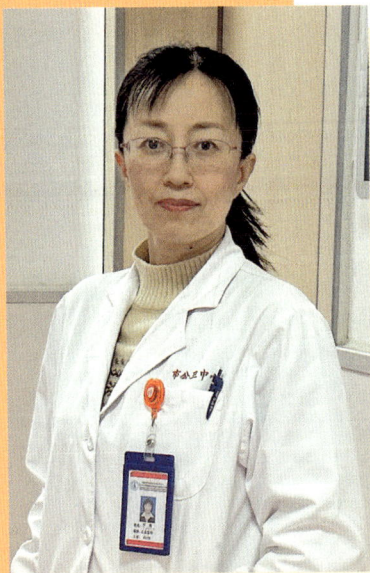

在所有妇科肿瘤乃至全身各器官系统的恶性肿瘤中，卵巢癌都是最棘手的癌症之一，其死亡率居于妇科恶性肿瘤之首，且超过七成患者在确诊时已为晚期，因此被称为"妇科第一癌"。2020年，全球有超过31.4万名女性被诊断患有卵巢癌，近20.7万名患者死于该病，死亡率高达65%以上。

那么，如何预防卵巢癌呢？在此提出以下几点建议。

第一，在医生的建议下口服短效避孕药。许多女性认为短效避孕药不良反应太大，会伤害身体，但研究表明，长期（超过 10 年）口服短效避孕药可以降低卵巢癌的风险，并且服用时间越长，风险下降幅度越大。不过，服用前应咨询医生，因为短效避孕药并非适用于所有人。

第二，母乳喂养。美国的一项研究发现，母乳喂养可使卵巢癌风险降低约 24%，而且喂养总持续时间越长，风险越低。

第三，妊娠和分娩。已怀孕生育的女性较未孕育女性患卵巢癌的风险更低，其机制可能与生育后一生中排卵次数的减少有关。

第四，不要吸烟。研究发现，吸烟会增加黏液性卵巢癌的风险，吸烟越凶，风险越高，而且还会降低患病女性的生存率。

第五，卵巢癌的筛查。目前尚无令人满意的卵巢癌筛查方法，因此不建议普通人群进行筛查，以免出现假阳性结果引起焦虑和不必要的手术。对于有家族史的高危人群，可进行基因检测，并定期进行血清肿瘤标志物和超声检查。

虽然卵巢癌十分可怕，但并非无迹可寻。各位姐妹一定要时刻关注自身健康状况，发现问题及时就医，积极预防癌症的发生。

扫描二维码
观看科普视频

13 | 如何应对直肠癌保肛术后排便不受控制

上海市第六人民医院

陈红旗

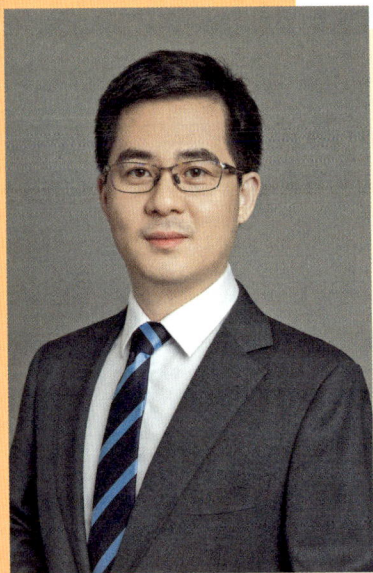

直肠癌患者在接受保肛手术后，常面临不同程度的排便功能障碍，如排便困难、便急乃至便失禁等问题，给患者带来沉重的心理负担，限制了其社会活动的参与。

临床数据显示，超过 70% 的直肠癌保肛术后患者会出现上述症状。这主要是因为手术切除了直肠壶腹——大便储存的部位及神经反射区域，并可能引发神经肌肉的损伤，导致排便功能障碍，医学上称为"低位前期综合征"（LARS）。

面对此类情况，患者应及时

就医，在专科医生的指导下进行规范化治疗。通过系统性的功能锻炼以及饮食、生活习惯的调整，可以有效改善排便功能。

首先，进行盆底肌训练，即提肛运动。建议患者在术后 2 周开始此项训练，具体操作为：提肛 10 秒，放松 10 秒，每日坚持 5～10 分钟，每日 3 次。此训练旨在增强盆底肌肉力量，改善排便控制。

其次，调整饮食结构。减少脂肪、高糖及刺激性食物的摄入，增加优质蛋白的摄入，并多食新鲜蔬菜水果。健康的饮食习惯有助于改善肠道环境，促进排便功能的恢复。

再者，进行温水坐浴。术后两周即可开始，每日 1～2 次，每次持续 15～20 分钟。此方法能有效缓解肛门部的水肿和炎症，从而改善排便功能。

若经过 6 个月以上的严格自我康复训练后，症状仍未得到显著改善，患者应及时就医，在医生指导下进一步采取药物或微创手术治疗。对于慢性且顽固的 LARS 患者，可考虑采用骶神经刺激疗法（肠道起搏）。这是一种安全、微创、可逆且可调的治疗方法，通过刺激盆底骶神经，调节直肠肛门括约肌及盆底的神经反射，有效改善患者术后便秘和变频等症状，重拾生活信心。

排便功能障碍不仅严重影响患者的生活质量，还增加了其心理负担。然而，随着医学的进步，针对此类疾病的治疗方法日益增多。在此，我们呼吁患者及早就医，科学诊疗，以恢复健康的排便功能。

扫描二维码
观看科普视频

14 | PSA 升高
就是得了前列腺癌吗

上海市第十人民医院

陈祎飒

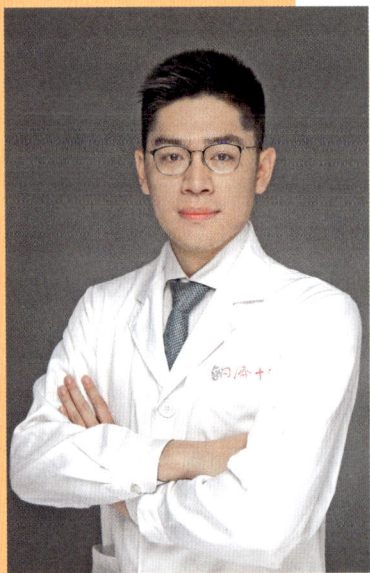

面对体检报告中前列腺特异抗原（PSA）的升高，许多人可能会陷入深思，甚至考虑前列腺切除手术。然而，在解读体检报告时，对"前列腺特异抗原"与"前列腺钙化"等术语的困惑并不少见。

前列腺特异抗原作为前列腺癌的筛查指标，其升高确实可能预示着前列腺癌的风险。但看到PSA值升高时，不必惊慌，因为这并不意味着一定罹患了前列腺癌。有些人可能会因为过度担忧而考虑手术切除等极端措施。然而，这种做法并不可取，因为过度治疗可能会带来不必要的心理负担。

实际上，PSA 的升高也可能见于性生活、前列腺增生和前列腺炎症等情况。例如，当 PSA 值为 8 ng/mL，并伴有前列腺钙化时，后者多为前列腺炎症留下的瘢痕，与前列腺癌并无必然联系。因此，在发现 PSA 升高后，应进一步进行检查，以排除前列腺癌的可能性。

即便真的确诊前列腺癌，也不必过于恐慌。早期前列腺癌的临床治疗效果非常理想，通过规范化治疗，部分患者的 10 年生存期甚至可高达 90% 以上。同时，需要了解的是，一些患者在面对 PSA 升高时，会感到极度焦虑，甚至要求切除前列腺。然而，前列腺具有其自然的生理功能，不能轻易切除。

对于中老年男性而言，每年进行 PSA 筛查固然重要，但保持健康的生活方式同样不可忽视。保持良好的饮食习惯、生活作息和乐观的心态，同时避免憋尿、久坐、饮酒和食用辛辣食物，这些都是对前列腺最好的呵护。

总之，许多 PSA 升高的情况可能仅为前列腺炎症，而非前列腺癌，通过进一步检查可以明确。因此，在面对 PSA 升高时，应保持冷静，理性对待，并在医生的指导下进行进一步检查和治疗。同时，珍惜自己的健康，关注生活方式的调整与疾病的预防也是至关重要的。

扫描二维码
观看科普视频

15 | 胃癌的早期症状及治疗方式

上海交通大学医学院附属仁济医院

庄　淳

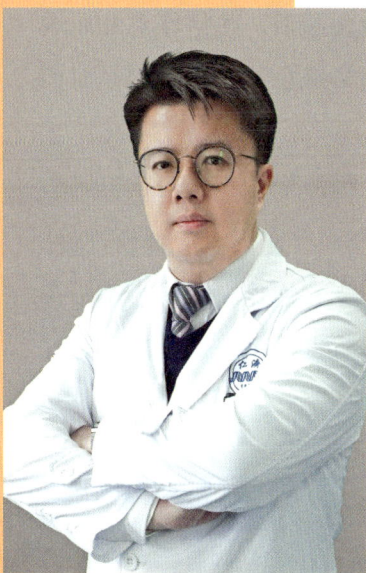

　　胃癌是生长在胃部的一种恶性肿瘤，其早期诊断对治疗疗效和患者结局至关重要。因此，了解胃癌的早期表现显得尤为关键。以下是胃癌早期可能出现的症状：

　　第一，消化不良是胃癌早期的常见症状之一。患者可能出现胃酸过多、食欲不振、恶心及呕吐等现象。

　　第二，上腹部疼痛也是胃癌早期的典型症状。这种疼痛可能会持续较长时间，应引起高度重视。

　　第三，有些胃癌的患者在疾病早期也会出现消化道出血的症状。患者可能出现黑便或呕血等胃肠道出血症状或者在粪便筛查中发现隐血阳性，需及时就医。

第四，体重下降也是需要引起警惕的胃癌早期征兆之一。由于肿瘤的影响，患者可能出现食欲不振或消化不良，进而导致体重发生变化。

第五，腹胀、胃胀气等不适也可能是胃癌早期的预警信号，需予以关注。

关于胃癌的治疗方法，手术是其中核心的手段之一。手术能够切除胃肿瘤及其周围可能转移的淋巴结，从而达到根治的目的。然而，是否选择手术治疗需根据患者的个体情况来决定。

对于早期胃癌，若肿瘤仅生长到胃的黏膜或黏膜下层，且病理类型较好，可考虑胃镜下切除或腹腔镜保留胃功能的微创手术等治疗方法。

对于中晚期胃癌，若仍有手术机会，应优先选择根治性手术，即切除受肿瘤影响的部分胃段及胃周淋巴结，以获取最佳治疗效果。

当然，除手术外，胃癌的治疗方法还包括化疗、放疗、靶向治疗和免疫治疗等多种方式。医生会根据患者的疾病及个体情况，采取单一或联合多种治疗方式，以达到最佳疗效。最终的治疗方案需在医生和患者共同决策的基础上确定。

扫描二维码
观看科普视频

16 | 肿瘤筛查，到底查些啥

海军军医大学第二附属医院（上海长征医院）

柳　珂

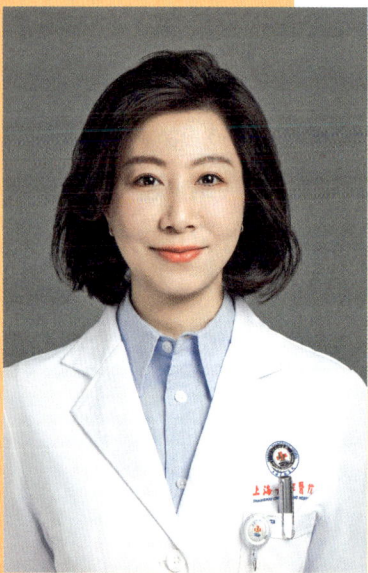

关于肿瘤标志物，以下进行详细说明。

首先，需明确肿瘤标志物的来源。一方面，它可能源于肿瘤在体内发生、发展过程中自身分泌的物质；另一方面，也可能是在机体对肿瘤产生反应时，由机体分泌的物质。这些物质可在患者的血液、胸腔积液、腹腔积液及相应的肿瘤组织中检测到。其主要作用在于，当肿瘤标志物升高时，可能提示机体中存在肿瘤，从而辅助诊断。

其次，对于已确诊肿瘤的患者，肿瘤标志物的水平有助于判断疾病的进程。

再者，在接受治疗后，肿瘤标志物的水平也可作为监测疗效的指标。

常见的肿瘤标志物包括癌胚抗原、CA19-9、CA125、CA72-4以及甲胎蛋白 AFP 等，还包括与肺癌相关的 CYFRA21-1 等。这些标志物通常在体检等过程中需要完善检查。

然而，需要明确的是，肿瘤标志物的升高并不一定意味着存在肿瘤。其升高可能与多种因素有关，如机体炎症、特定生理阶段（如妊娠期）或患者饮食等。例如，甲胎蛋白 AFP 虽与肝癌密切相关，但在肝炎、妊娠期及生殖系统肿瘤等情况下也可能升高。同样，CA72-4虽与消化道肿瘤有一定关系，但其敏感性高而特异性低。因此，其升高并不一定代表消化道肿瘤，可能与患者减肥、服用保健品或食用菌菇类食物等有关。

此外，肿瘤标志物不高也并不代表一定不存在肿瘤。部分肿瘤患者的肿瘤标志物可能始终保持在正常水平。

最后，对于肿瘤标志物的数值，应理解为大众人群的平均值。轻微的高于或低于平均值并不具有特别意义，除非出现数十倍甚至上百倍的增长，此时应及时就医。

扫描二维码
观看科普视频

17 如何进行乳房自检

上海市第一妇婴保健院

庄志刚

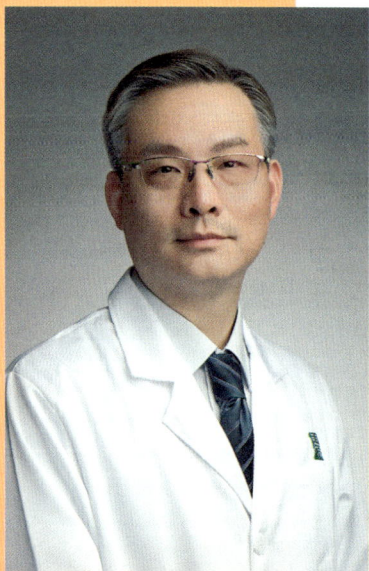

乳腺自我检查是一项非常重要的健康课程。我们建议每位女性在月经结束后 4～5 天进行自检，因为此时乳房受到雌激素和孕激素的影响最小，有利于观察出异常情况。

检查方法遵循"一看、按摩、三捏"的口诀。所谓"一看"，指的是在沐浴时脱去上衣，对着镜子观察乳头、乳晕以及乳头皮肤，注意是否存在凸起或凹陷。同时，可举起双手检查腋窝是否有局部异常改变。

在"按摩"阶段，可在右手涂抹沐浴露后，用指腹对乳房进行检查，另一只手也可以以相同方式检查另一侧。按摩时应从上至下、左右对比，顺时针或逆时针均可，以便发现乳房内部是否存在肿块。

"三捏"则是指轻轻挤压乳头，观察是否有异常溢液，如血性或呈咖啡色的分泌物。若发现异常情况，应及时前往医院进行详细检查。

请各位女性切记"一看、按摩、三捏"的检查方法，并在每月月经结束后4～5天进行乳腺自我检查。

扫描二维码
观看科普视频

18 | 从HPV到宫颈健康关爱，再谈宫颈癌三级预防

复旦大学附属中山医院

史庭燕

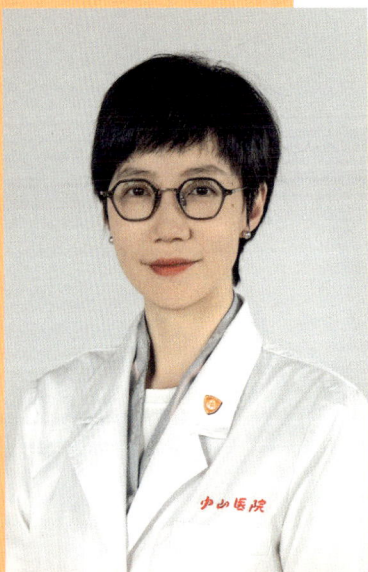

一、HPV 病毒概述

人乳头瘤病毒（HPV）目前国际上已报道有 200 多种亚型，其中 50 多个型别与生殖道感染有关。在临床应用中，主要关注十几个高危型别，尤其是 16 型和 18 型，它们是宫颈癌的主要致病因素。其他高危型别还包括 31 型、33 型、35 型、39 型、45 型、51 型、52 型、56 型、58 型、59 型等。HPV 检测报告通常仅列出与宫颈癌密切相关的高危型别，以避免增加患者的心理负担。

在 2013 年，我们基于上海

郊区 1 万名健康女性进行了 HPV 筛查，发现高危型 HPV 感染率为 12.6%。不同亚型的感染率存在差异，其中 HPV52、HPV16、HPV33 等在中国女性中较为常见。HPV 感染在女性一生中较为普遍，大多数感染会被身体清除，但高危型 HPV 的持续感染可能导致宫颈癌前期病变及宫颈癌。

二、宫颈癌前期病变及宫颈癌的危险因素

宫颈癌前期病变包括低级别鳞状上皮内病变和高级别鳞状上皮内病变。低级别病变多可逆转，而高级别病变则可能发展为宫颈癌。

宫颈位于子宫最下端，妇科医生可在直视下检查，一旦有癌前期病变，容易通过专科检查早期诊断。另外，宫颈癌的早期症状主要是同房出血或异常子宫出血，易被女性察觉。因此，宫颈癌的早期防治效果显著。

宫颈癌前期病变和宫颈癌的主要危险因素包括 HPV 感染、过早开始性生活、多个性伴侣、分娩次数多、吸烟、口服避孕药以及经济条件差等。发展中国家宫颈癌发病率较高，而发达国家则相对较低。

三、宫颈癌的三级预防

1. 第一级预防：即 HPV 疫苗接种，旨在阻断 HPV 感染。建议女性在适龄年龄接种 HPV 疫苗，即便有性生活，只要未超过 45 岁，均可接种。

HPV 疫苗有二价、四价和九价 3 种，分进口和国产，女性可在适龄年龄选择接种。二价疫苗足以保护 16 型和 18 型，预防约 90% 的宫颈癌。九价疫苗覆盖范围更广，适用于 9～45 岁女性，且去年已扩大接种年龄范围。世卫组织建议，9～14 岁女孩可接种 1 剂或 2 剂 HPV 疫苗，15～20 岁女性同样适用 1 剂或 2 剂方案，21 岁以上女性建议接种 2 剂，间隔 6 个月。

需强调的是，即便接种了 HPV 疫苗，仍需进行宫颈体检。因为疫苗仅针对部分 HPV 亚型，无法预防所有高危型 HPV 感染。此外，也不能忽视 HPV 非相关宫颈癌的防治。

2. 第二级预防：规范的宫颈癌筛查。建议由宫颈病变专科医生进行宫颈细胞学检查和 HPV 检查。宫颈细胞学检查报告需关注最后一行，未见上皮内病变或恶性细胞即表示正常。HPV 检查则需关注 HPV 高危型别感染，尤其是同一型别的持续感染。

3. 第三级预防：及时治疗宫颈癌前期病变和早期宫颈癌。早期宫颈癌手术根治性治疗的 5 年生存率可达 95%，治疗效果显著。因此，宫颈癌的早期筛查、及时治疗很重要。

四、宫颈健康关爱措施

1. 适龄女性接种 HPV 疫苗：9～45 岁女性均可接种，接种后仍需进行宫颈体检。

2. 定期宫颈体检：有性生活史的女性建议每年行宫颈癌筛查。育龄期女性应关注月经史的异常，绝经后女性如出现阴道出血等症状，均应立即专科就诊。

3. 重视妇科检查：妇科检查对于发现宫颈癌及癌前期病变至关重要。但也要避免过度治疗和不必要的手术，特别是宫颈锥切和子宫切除手术，应严格掌握治疗指征。

4. 消除误区：公众有必要正确认识 HPV 感染和宫颈癌，避免不必要的恐慌和误解。如 HPV 不是传染病，公共厕所如厕并不是会直接导致 HPV 感染、家人共用坐便器也不会导致相互传染，HPV 感染不等于一定会得宫颈癌等。另外，育龄期女性的宫颈糜烂绝大多数情况下是生理现象，不是一种疾病，只要宫颈癌筛查没有问题就不用紧张。

总之，宫颈癌的三级预防需从 HPV 疫苗接种、规范宫颈癌筛查和及时治疗癌前期病变入手。同时，需加强宫颈健康宣传教育，提高女性对宫颈癌的认识和重视程度。让我们共同努力，为全球消灭宫颈癌这一目标而奋斗。

扫描二维码
观看科普视频

第八章

妇孺应知

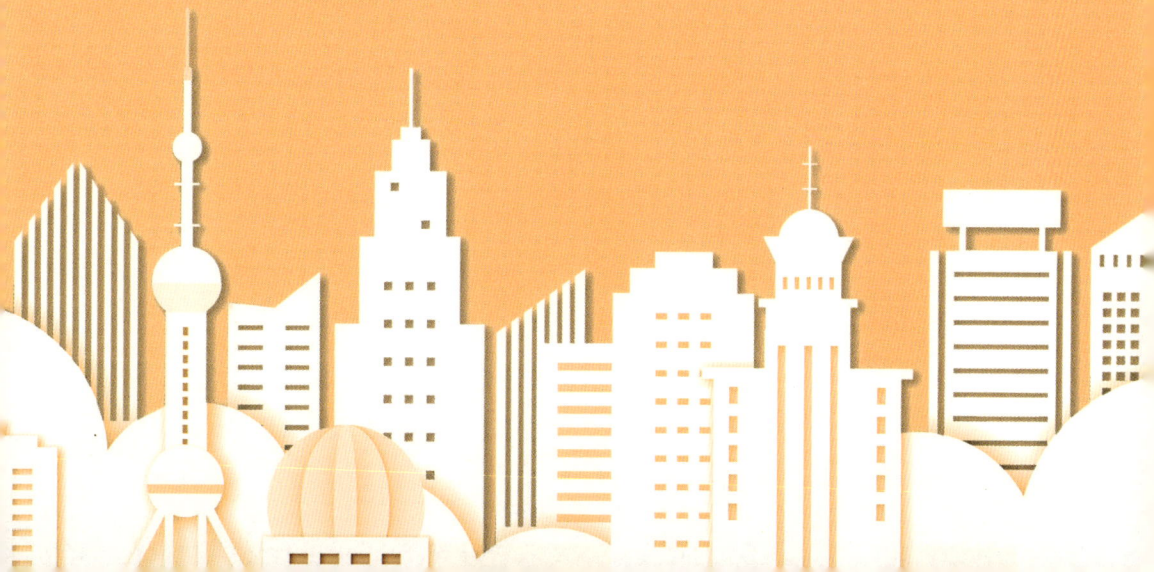

01 | 孕妇误服可能致畸的药物，孩子还能要吗

上海市第一妇婴保健院

谢红娟

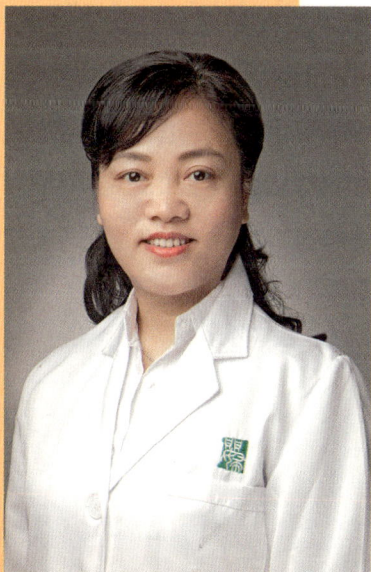

　　孕妇在不知道怀孕的情况下服用了严重致畸的药物，这个孩子就一定不能要了吗？答案是不一定。孕妇不小心服用了严重致畸的药物，孩子也是有可能健康的。那么，哪些情况下，孩子可以要呢？

　　第一种情况，只用了一次药物。我们知道，任何药物，抛开浓度和剂量谈毒性，是不科学的。如果仅仅用了一次，药物进入血液循环以后，很快就会被代谢掉，大概率达不到有效的血药浓度。即使少数达到了有效血药浓度，维持时间也是非常短的。

所以通常情况下，不考虑单次用药对胎儿造成的损害。

第二种情况，药物本身并没有致畸性，但它会对胎儿造成间接致畸。比如，常用的减肥药——奥利司他。它本身不会导致胎儿畸形，但长时间使用会让孕妇体重减轻，导致胎儿生长发育所需要的脂溶性维生素 A、维生素 D、维生素 E 缺乏，间接对胎儿造成损害。但这种药物短时期或少量服用不会造成对胎儿伤害，所以腹中的孩子还是可以考虑要的。

第三种情况，是小面积涂在皮肤等局部的外用药物。因为外用药物即便是严重致畸，但它必须进入母体血液循环流经子宫，才能对胎儿造成伤害。如果仅仅是小面积局部使用，透过皮肤被吸收进入血液循环的剂量很小，用了以后也不会对胎儿造成伤害。

综上所述，即使服用了严重致畸的药物后发现怀孕了，胎儿也是有可能健康的。准妈妈不要慌，可以通过一妇婴公众号、好大夫网站等在线预约我们的药学门诊，让产科专业临床药师对你进行妊娠期的用药风险评估，再结合自己及家庭的实际情况作出合理的决定。切记：千万不要在没有进行风险评估的情况下轻易做决定，生命至上。

扫描二维码
观看科普视频

02 | 关注儿童"口呼吸"

复旦大学附属儿科医院

李 冰

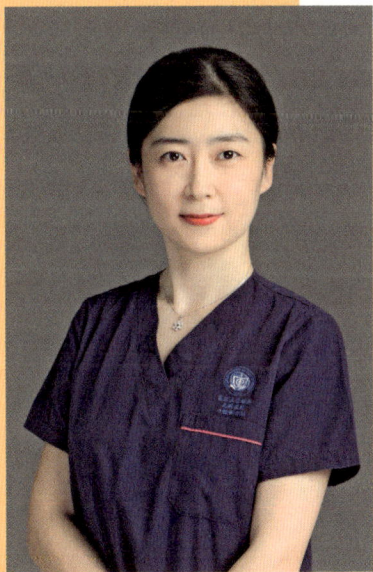

今天让我们一起来探讨一下近年的一个热门话题"口呼吸"。有些家长认为孩子哪怕平时经常张着嘴巴但只要呼吸主要是靠鼻子换气的，那就不算口呼吸，这种认知是错误的，就像房间门开着、窗户也开着，就因为门比窗大，空气就一定是从门进来一样，这种观点并不正确。判断口呼吸的方法之一是进行封口试验，具体的方法是：让孩子闭紧嘴巴，仅用鼻子换气，观察是否出现憋气的情况。如果有，则说明存在口呼吸。

口呼吸会影响孩子的颜值，

但由于这种影响是渐进性的，许多家长在早期可能自己无法察觉，因此会选择暂缓干预，但待问题加重，家长作为非专业人士也能发现时，情况就比较严重了，难以逆转。所以家长应定期带孩子到医院检查。让医生可以及时介入干预。另外，孩子的口腔健康也很重要。如果医生准备治疗时发现孩子有大量龋病（龋齿）、牙龈炎、牙周炎甚至根尖周脓肿问题就会变得非常棘手，这就像是准备建造桥梁时发现桥墩已经腐烂，便难以构建坚固的桥梁，因此在进行牙齿矫正前，必须确保孩子有一口健康的牙齿。

口呼吸不仅影响外貌，其对健康的危害更为广泛。例如，有家长反映孩子不听话，总是驼背，可能孩子并非出于自己本意，而是由于口呼吸导致气道阻塞，孩子为了保证气道通畅而自然含胸，从而表现为驼背。口呼吸还会影响睡眠质量，由于张口睡觉，孩子难以进入深睡眠，这不仅干扰内分泌激素的正常分泌，对生长发育也会产生不利影响。因此，口呼吸对身体的危害远不止于影响颜值。

所以，一旦发现孩子存在口呼吸问题，应及时到医院进行正规的检查。多学科联合诊断有助于查明病因，并可以在早期解除问题，不要等到孩子身高和体质已经明显落后于同龄人后再处理，这样才能真正解决口呼吸带来的负面影响。

扫描二维码
观看科普视频

03 | 性早熟的这些"蛛丝马迹"，你都了解吗

上海交通大学医学院附属上海儿童医学中心

陈　瑶

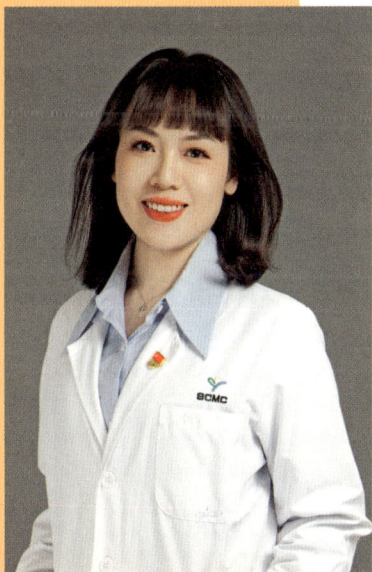

孩子未到青春期便迅速长个，究竟是天赋异禀、营养充足，还是性早熟所致？女孩的乳房发育和月经来潮明显早于同龄人，这是否意味着身体出现了异常？近年来，性早熟的发病率呈上升趋势，已成为儿童内分泌科常见疾病，并逐渐成为全球性的公共卫生问题。下面，我们将系统介绍识别性早熟的蛛丝马迹，帮助家长更好地辨别这一情况。

什么是性早熟？性早熟是一种以性成熟提前出现为特征的性发育异常。从年龄上看，如果女孩在 7 岁半前或男孩在 9 岁前出

现第二性征的发育，或女孩在 10 岁前发生月经初潮，则可视为性早熟。

那么，哪些线索可以早期发现性早熟呢？首先要注意第二性征的提前出现。对于女孩来说，第二性征通常首先表现为乳房发育，如乳房出现硬块、肿胀或疼痛，随后可能出现阴唇发育、阴道分泌物增多、阴毛及腋毛萌出，以及月经来潮；而对于男孩，第二性征最初通常表现为睾丸增大，之后逐渐出现阴茎增粗、阴毛及腋毛萌出、声音变化及遗精等。

此外，提前出现的性早熟往往伴随身高加速增长。受体内性激素影响，性早熟的孩子在早期可能长得比同龄人快，身高增长呈线性加速。因此，如果发现孩子的身高增长明显超前，也应警惕是否由性早熟所致。孩子早早窜个子不见得完全是好事，可能暗示着性早熟带来的隐患。

家长应多留意孩子的身体变化，一旦发现第二性征或身高增长提前出现的迹象，应及时带孩子到正规医院的儿童内分泌专科门诊就诊，避免可能发生的严重后果。同时，通过正确认识性早熟，有助于改变一些传统的错误育儿观念，使家长更加理性地对待孩子的生长发育问题。

扫描二维码
观看科普视频

04 | 近视防控神器
——OK 镜

上海市眼病防治中心

李 滢

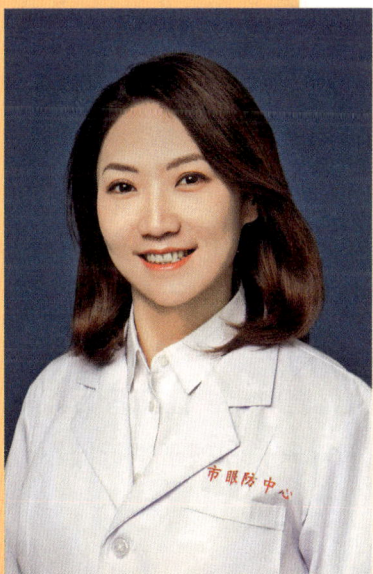

OK 镜安全吗？会不会伤角膜

很多家长担心孩子戴 OK 镜会不会伤到眼角膜，其实，佩戴 OK 镜就像我们日常开车一样，确实存在一定风险，安全佩戴的前提是规范操作和定期复查。遵循医生指导佩戴，保持良好的卫生习惯，角膜发生严重问题的概率是非常低的。同时，就像汽车需要定期保养一样，佩戴 OK 镜期间也需要定期到医院做检查，这样即使出现轻微角膜损伤，也能及时发现并处理，避免严重后果。因此，OK 镜的安全性在规范使用前提下是可以保障的。

孩子戴 OK 镜有异物感怎么办

佩戴过程中出现异物感，多数是因为镜片表面有蛋白质沉积或清洗不彻底。家长可先让孩子躺下，滴润眼液帮助冲洗镜片表面；如果仍感不适，应取下镜片重新清洗并佩戴。如果清洁后仍然异物感明显，可以暂时停止佩戴，次日消毒后再尝试。如果症状持续，如红、肿、痛等，应及时就医。

此外，也要注意镜片是否有划痕、缺损或变形，如有则应及时更换。

滴眼药水，孩子总抗拒怎么办

滴药水是 OK 镜佩戴过程中不可缺少的部分，但很多孩子会紧张甚至抗拒。操作时，家长可以采取一些小技巧：让孩子看向上方，同时轻轻拉开下眼睑，避免孩子直接看到药瓶靠近，减少恐惧感。若孩子强行闭眼，可将药水滴在翻出的下眼睑"红肉"处（睑结膜），药液仍可通过黏膜吸收进入局部发挥作用。如果滴完药后孩子哭闹，眼药水被泪水冲掉，可以适当补滴几滴。

同时，家长的态度也很重要。很多家长因担心操作不当而迟迟不敢动手，其实孩子是可以察觉家长态度的。如果家长自己都犹豫不定，孩子更容易抗拒。相反，坚定而温和的态度会给孩子安全感，多给孩子一些鼓励，也更容易配合操作。当然，同时也要注意量力而行，确实存在困难的话，及时联系医生，重新对家长和孩子进行操作培训。

早上取不下 OK 镜怎么办

取 OK 镜前应先滴 1～2 滴润眼液，配合眼球转动，起到润滑作用，镜片就会变得容易取出。用吸棒轻轻一吸，一般就能取下。

镜片吸不下来怎么办

如果 OK 镜吸不下来，可继续滴润眼液，多转动眼球，再次尝试；必要时可多次反复操作，不要强行用力，以免损伤角膜。

还有一种情况是：吸棒吸在镜片上，和 OK 镜连在一起都拿不下来。这时可请另外一个人协助滴润眼液，同时轻轻旋转吸棒并平移，让镜片稍微移位，产生缝隙让润眼液进入，帮助松动。如果仍无法取下，只能小心拔出，事后观察是否有眼部不适，如有异常，尽快就医。下次佩戴前务必充分润滑。

哪些时候最容易出问题

佩戴初期和佩戴 0.5～1 年时最易出现问题。初期因不熟练易出错；半年后因操作熟练反而容易掉以轻心，暴力操作，甚至忘记定期复查。如果长期不复查，可能错过角膜问题的早期处理，因此每 3 个月复查 1 次非常重要。

OK 镜和软性离焦镜的区别

OK 镜夜间佩戴，通过角膜塑形实现白天裸眼视物清晰并控制近视进展；软性离焦镜则是白天佩戴的日抛隐形眼镜，也能控制近视进展。

1. 软镜优点：护理简便、试错成本低、适合追求便捷或者夜间睡眠不足 8 小时的孩子。

2. 软镜限制：不适用于散光大的情况；不支持个性化定制。

3. 软镜特殊优势：适用于轻度倒睫毛儿童，可减少倒睫毛对角膜的摩擦；佩戴时间 10～15 小时可保障其有效性。

医生会根据孩子的角膜参数如曲率、散光、泪膜质量等来判断适配的镜片类型。

如何选择合适的 OK 镜品牌

选择 OK 镜就像挑衣服，最重要的是合适。不是品牌越贵越好，而是要看是否贴合孩子的眼部参数，保证安全、有效。

佩戴 OK 镜前，医生会对孩子进行全面的眼部检查，包括角膜曲率、眼轴长度、屈光度、眼压和视功能等指标。如果孩子的参数适配多个品牌，医生会向家长介绍各品牌特点，让家长根据自身需求选择；如果孩子参数特殊，只能佩戴某一品牌，医生也会明确说明并推荐合适镜片。

曲率对近视的影响

很多家长熟悉"眼轴越长越近视"，但却不了解"角膜曲率"对于近视也有重要影响。角膜曲率值大多数取决于先天条件，代表角膜的弯曲程度。曲率越大，角膜越圆；越小，则越平。

偏平的角膜会部分抵消眼轴增长带来的近视表现。比如某些孩子虽然眼轴已经长达 24 mm，但由于角膜偏平，测出的近视度数却很低，甚至仍是远视状态。这种情况会掩盖真实的近视风险，容易被家长误认为视力正常，从而忽略了近视管理。然而，一旦表现出近视，孩子的眼轴可能已经长到 25 mm 甚至 26 mm 以上，这时候再控制近视也只能是"亡羊补牢"，依然存在发展为高度近视及发生视网膜并发症的高度风险。相反，角膜曲率偏圆的孩子（如 45～46，甚至更大）则容易早期表现为近视。但这未必不是一件"好事"，因为家长能较早发现和介入，及时进行防控和干预。

因此，不论孩子表现是否近视，都要定期进行近视筛查，如果发现眼轴增长明显，就需要重视并干预，避免错失最佳控制时机。

扫描二维码
观看科普视频

05 | 儿童支原体肺炎的 中医药治疗

上海市第六人民医院

王 彬

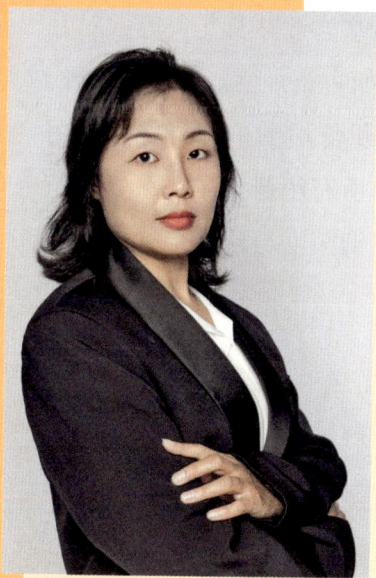

支原体肺炎，作为一种由肺炎支原体诱发的急性呼吸道感染病症，其主要症状包括发热与咳嗽。发热通常持续 1～3 周，而咳嗽可能迁延 6 周甚至更久。该病症在 5～14 岁的儿童群体中尤为高发。在临床治疗中，大环内酯类药物阿奇霉素被视为首选药物。然而，诸多患儿表现出耐药性。新版治疗指南针对耐药患儿，推荐使用新型四环素类药物及喹诺酮类药物，但这些药物在患儿年龄层方面存在严格限制，并伴有明确的不良反应。例如，米诺环素可引发牙齿发黄或牙釉质发育不全，故仅适用于 8 岁以上儿童，因而在临床应用中表现出一定的局限性。在此背景下，探索中医药在治疗儿童支原体肺炎方面的优势显得尤为重要。

从中医药角度看，支原体肺炎归属于肺炎咳喘的范畴。依据疾病进展，可将其分为急性期与恢复期。急性期根据病情轻重，可进一步细分为轻症、重症及危重症。恢复期则依据病邪的留存情况，分为两型。在急性期治疗中，存在风热闭肺证、痰热闭肺证、心阳虚衰证及邪陷厥阴证等多种证型，各证型的治法与用药亦有所不同。例如，在痰热闭肺的治疗中，可采用金振颗粒、肺力咳合剂及复方鲜竹沥合剂，以达到清肺化痰、定喘的功效。而在恢复期，则分为正虚邪恋证及肺脾两虚证，需根据患儿的具体情况进行补虚与益气治疗。

此外，中医外治法，如香囊、拔罐、推拿、敷贴及艾灸等，对儿童支原体肺炎亦具有一定的防护作用。正如古语所言，"虚邪贼风，避之有时"，预防至关重要。在患病后，提供舒适的护理与安全的用药，均有助于患儿的康复。值得强调的是，所有用药均需在医生与药师的指导下进行，如遇任何问题，请及时咨询医生与药师。

扫描二维码
观看科普视频

06 | 避孕针知多少

上海市第一妇婴保健院

仰少君

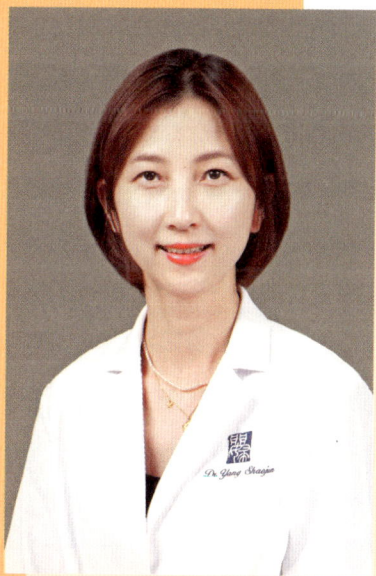

复方避孕针是一种科学的避孕方法，其避孕有效率高达99%以上，具有高效、可逆和安全的特点。在计划怀孕时，使用者可随时停止注射，以恢复生育功能。

使用该避孕针需要在医院进行肌内注射。首次注射时一次性注射2支，建议在月经开始前7天或在人流药流术后当天使用。之后，每个月注射1次，每次1支，维持1个月的避孕效果。

此外，复方避孕针除高效避孕外，还具有一定的额外益处。它不仅能缓解痛经，还对缓解子宫腺肌症和子宫内膜异位症等症状有一定作用，同时还能降低盆腔炎、宫外孕以及子宫内膜癌的风险。

扫描二维码
观看科普视频

07 | 围绝经期综合征该怎么办

上海中医药大学附属岳阳中西医结合医院

董　莉

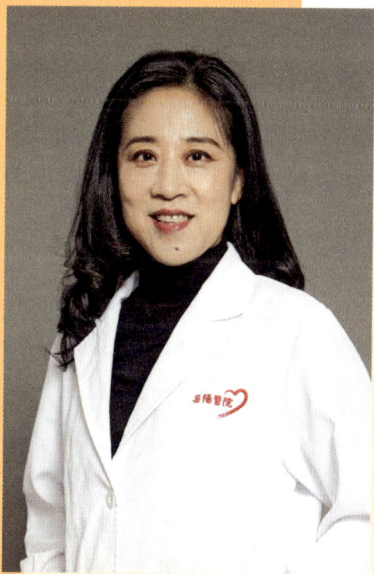

卵巢早衰与围绝经期综合征是女性生命周期中的重要议题，关乎女性身心健康与生活质量。

一、卵巢早衰与围绝经期综合征概述

围绝经期，医学上通常指女性45～55岁的生理阶段，此时卵巢功能逐渐衰退，雌激素水平下降。然而，部分女性可能在40岁甚至更早之前出现闭经、月经量少等症状，且卵泡刺激素（FSH）水平高于40 IU/L，这被称为卵巢早衰。卵巢早衰不仅影响女性生育能力，还对其身心健康产生深远影响。

中医将女性生命周期分为七个阶段，每个阶段都有其特定的生理特征和病理变化。围绝经期大致对应于中医所说的"六七"至"七七"之年，此时女性三阳脉皆衰，面焦发堕，天癸竭，地道不通，形坏而无子。

二、卵巢早衰的原因

卵巢早衰的原因多种多样，主要包括医源性因素、免疫系统疾病、遗传因素以及情绪压力等。

1. 医源性因素：如卵巢囊肿手术，尤其是卵巢囊肿剥离术或部分卵巢切除术，可能影响卵巢功能，导致早衰。

2. 免疫系统疾病：如系统性红斑狼疮、风湿性关节炎、类风湿关节炎等，使用某些药物（如雷公藤）治疗时，也可能引发卵巢早衰，但这种早衰通常是可逆的。

3. 遗传因素：母亲或外婆绝经早的女性，其绝经时间也可能相对较早，这可能与染色体基因遗传有关。

4. 情绪压力：现代都市生活节奏快，工作压力大，情绪波动频繁，尤其是长期焦虑、抑郁等负面情绪，可能导致肝郁气滞，进而影响卵巢功能。

5. 环境因素：如长期从事某些影响卵巢功能的化学制品的工作，环境污染、微塑料颗粒的吸入及食入，都可能引起卵巢功能衰退。

三、卵巢早衰的治疗与预防

针对卵巢早衰，治疗与预防同样重要。

1. 正确就医：女性若出现月经异常、FSH 水平升高等症状，应及时就医，通过正规医院的性激素检查明确诊断。

2. 中西医结合治疗：西医多采用激素替代疗法，而中医则注重整体观和辨证论治，通过补肾、疏肝等方法调理身体。此外，膏方等中医传统疗法也显示出良好的疗效。

3. 生活方式调整：保持规律的作息时间，避免熬夜；适当进行有氧运动，如散步、瑜伽等；保持心情愉悦，避免长期精神压力。

4. 家庭支持：家庭和睦、夫妻关系融洽对女性身心健康至关重要。家人应给予女性充分的理解和支持，帮助其渡过难关。

四、围绝经期综合征的表现与应对

围绝经期综合征是女性在围绝经期出现的一系列生理和心理症状，主要包括潮热、盗汗、皮肤蚁走感、月经失调、失眠、情绪焦虑抑郁等。

1. 正确认识：围绝经期综合征是女性生命周期中的自然生理过程，应正确认识并接受其存在。

2. 就医咨询：若出现严重症状影响生活质量，应及时就医咨询专业医生。医生会根据具体情况制定个性化的治疗方案。

3. 生活方式调整：保持健康的饮食习惯，增加钙和维生素 D 的摄入；适当进行户外活动，晒太阳有助于钙的吸收；培养兴趣爱好，转移注意力，缓解情绪压力。

4. 激素替代疗法：对于症状严重的女性，医生可能会建议使用激素替代疗法。然而，使用激素替代疗法需严格遵循医嘱，并注意监测身体反应。

五、围绝经期的健康管理

围绝经期是女性生命中的重要阶段，通过科学的健康管理可以有效提升生活质量。

1. 定期体检：定期进行妇科检查、乳腺检查等，及时发现并处理潜在的健康问题。

2. 合理用药：避免滥用保健品或药物，以免对身体造成不必要的伤害。如需用药，应在医生指导下进行。

3. 心理调适：保持积极乐观的心态，学会调节情绪，避免长期陷入负面情绪中。可以通过参加社交活动、与家人朋友交流等方式缓解情绪压力。

4.继续学习与工作：围绝经期并不意味着生活的终结，女性可以继续追求自己的梦想和目标。通过学习和工作保持活力与自信，有助于提升生活质量。

六、结论

卵巢早衰与围绝经期综合征是女性生命周期中的重要议题。通过正确的认识、及时的就医咨询、科学的生活方式调整以及必要的医疗干预，女性可以有效应对这些生理变化带来的挑战，提升身心健康与生活质量。同时，家庭和社会的支持也是女性度过围绝经期的重要保障。希望每位女性都能以积极的心态面对围绝经期，享受健康、快乐的生活。

扫描二维码
观看科普视频

08 | 明明是月经紊乱，医生怎么说是癌

复旦大学附属妇产科医院

罗雪珍

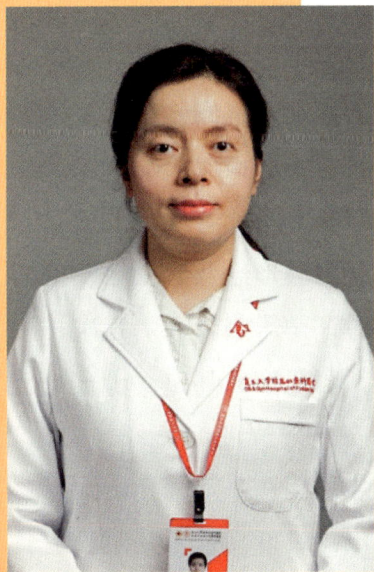

扫描二维码
观看科普视频

月经紊乱实际上仅是一种症状，指的是月经周期、经期和经量出现异常。背后可能存在多种原因，包括功能性病变和器质性病变。

当月经紊乱伴有宫腔占位、子宫内膜异常增厚或不均等表现时，医生通常会建议进行内膜活检、子宫内膜吸取活检、宫腔镜检查以及刮宫等进一步诊断措施。通过对获取的标本进行病理检查，若在显微镜下发现癌灶，就会被诊断为子宫内膜癌。

因此，月经紊乱只是表面症状，而子宫内膜癌则是其潜在的根本原因。

09 | 不同类型子宫肌瘤对怀孕的影响

上海市第一人民医院

贺小进

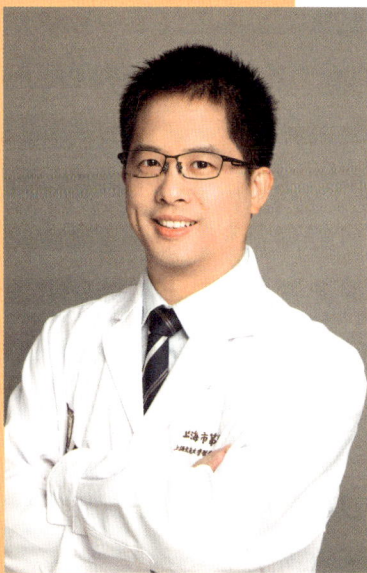

　　不同类型的子宫肌瘤对怀孕有不同的影响。首先是黏膜下子宫肌瘤，这类肌瘤向子宫腔内凸出，不仅占据宫腔的正常空间，还会导致内膜形态及容受性发生改变，对怀孕影响较大。其次是肌壁间子宫肌瘤，其位于子宫肌层，存在不同程度的宫腔压迫，这类肌瘤可能在一定程度上增加胚胎着床的难度。最后是浆膜下子宫肌瘤，它主要向子宫肌层之外生长，即向浆膜面生长，尽管有时体积较大，但通常不会影响宫腔的正常形态和内膜，对怀孕影响较小。

　　无论何种类型肌瘤，当子宫肌瘤的大小超过 5～6 cm 时，应充分评估，及时采取相应手术措施，以避免在妊娠期出现红色变性等异常情况，从而防止妊娠急诊手术的发生。手术后，肌层上会留下瘢痕，因此，通常需要等待 1～2 年后再考虑怀孕，以防止子宫破裂。然而，对于年龄较大的患者，若等待时间过长可能面临其他风险，因此需在医生指导下权衡利弊，做出最适合自己的选择。

　　对于肌瘤的观察与处理，每个人情况不同。若肌瘤在数月内保持稳定，可能生长速度较慢；而若肌瘤迅速增大，则需尽早手术。对于年轻患者，可以先进行手术治疗，再考虑怀孕；而对于部分肌瘤生长缓慢、对宫腔影响较小的患者，也可选择先怀孕，在孕期进行密切监测。

　　总之，子宫肌瘤的类型及对怀孕的影响因人而异，需在医生指导下根据个体情况制定最适合的围生育期处理方案。

扫描二维码
观看科普视频

10 | 全麻下的儿童口腔治疗

上海市儿童医院

郭姜莉

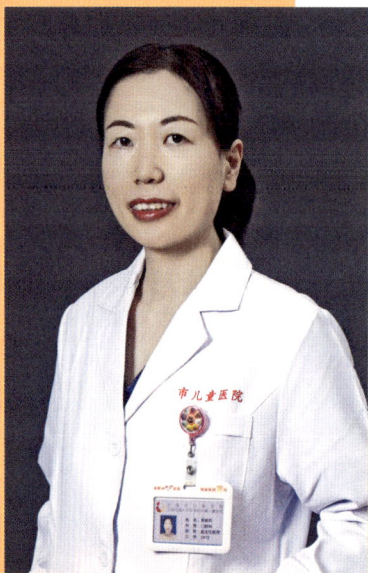

众所周知，儿童口腔治疗需要孩子的充分配合。然而，对于胆小、年龄较小且蛀牙较多的儿童，或者自闭症、脑瘫等特殊情况的患儿，他们可能无法在门诊中配合医生进行常规治疗，此时可选择全麻治疗。

全麻是一种使孩子在治疗过程中处于完全无痛和无意识状态的麻醉方式。由经验丰富的专业麻醉师操作，他们会采用先进设备，实时监控孩子的心跳、血压和呼吸，确保整个治疗过程的绝对安全。孩子在全麻状态下能够在睡梦中完成所有口腔治疗，治疗结束后也不会留下不愉快的记忆。

对于需要多次治疗的复杂病例，全麻下可以一次性完成所有治疗，避免孩子反复接受治疗所带来的痛苦和不便。同时，医生在全麻状态下不受孩子情绪干扰，能够更加专注、高效地进行治疗，从而缩短治疗时间。家长可以放心，全麻治疗是在专业医疗团队操作下进行，风险极低；孩子经过几小时的观察后便可清醒回家，无须住院。

是否选择全麻治疗需由医生根据孩子的具体情况进行评估。术前，我们一般会对孩子进行必要的检查，以确保治疗安全。家长们可能会担心全麻的不良反应，但目前麻醉技术非常成熟，副作用极小，目前也没有明确证据表明全麻会对孩子的智力发育和记忆力产生负面影响。

在治疗前，我们会详细向家长解释麻醉过程和可能的风险，确保家长知情同意。总之，全麻下儿童口腔治疗是一种安全、有效且能够减少孩子痛苦的治疗方法。守护孩子的口腔健康是我们共同的责任。

扫描二维码
观看科普视频

11 | 新生儿听力及基因联合筛查

上海交通大学医学院附属第九人民医院

陈 颖

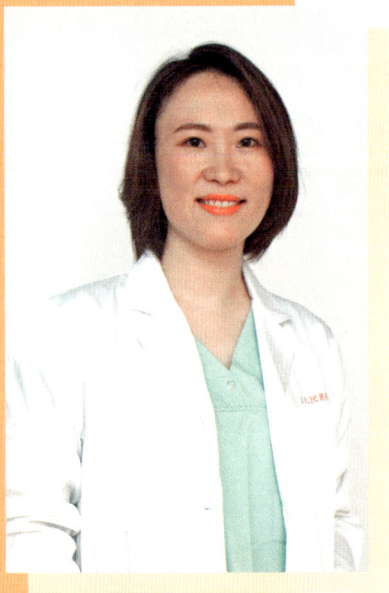

耳聋是常见的出生缺陷之一，我国新生儿听力下降的发生率为0.1%~0.3%。新生儿听力筛查是早期发现耳聋的最有效手段。目前，我国普遍实行两阶段听力筛查法：第一阶段在新生儿出院前完成初次筛查；第二阶段针对初筛未通过或漏筛的新生儿，在42天内进行复筛。若复筛仍未通过，则需在出生后的3个月龄内，前往省级卫生行政部门指定的听力障碍诊治中心进行听力诊断。

目前，我国主要采用筛查型耳声发射（OAE）和自动听性脑干反应（AABR）两种方法。OAE

主要测试耳蜗中毛细胞的功能，测试结果分为通过或不通过。需要注意的是，OAE 不通过仅提示新生儿有听力损失的风险，但不能断定其一定存在听力问题。同样，OAE 通过也不代表听力一定正常。如听神经病等情况，毛细胞功能可能正常，但听觉通路存在问题，仍可能导致听力下降。AABR 则能够测试整个听觉通路的情况，通过轻声刺激，判断新生儿听力是否正常。

遗传因素是导致先天性耳聋的主要原因，占比为 50%～60%。因此，专家提出应进行普遍性新生儿听力及基因联合筛查。近年来，新生儿听力与耳聋基因联合筛查已成为耳聋三级预防的有效手段。该筛查费用较低，操作简单，只需在新生儿出生时取足底血进行相关基因位点检测。

基因筛查阳性的新生儿，家长需及时寻求专业医生的遗传咨询。医生可根据已有文献，帮助家长分析新生儿未来的听力变化情况，并制定最佳干预方案。对于携带药物性耳聋基因的新生儿，医生还可提供用药指导，如终身避免使用氨基糖苷类抗生素等。

此外，耳聋基因检查对于生育指导也具有重要意义。已生育耳聋患儿的家庭，若希望再次生育听力健康的宝宝，应进行全面耳聋基因诊断，而非仅针对几个热点突变的筛查。

综上所述，新生儿听力及基因联合筛查是早期发现先天性听力损失、药物敏感个体等高危患儿或耳聋基因携带者的有效方法。

扫描二维码
观看科普视频

12 | "巧囊"很痛苦
超声有解囊妙计

上海市第十人民医院

卢梦雨

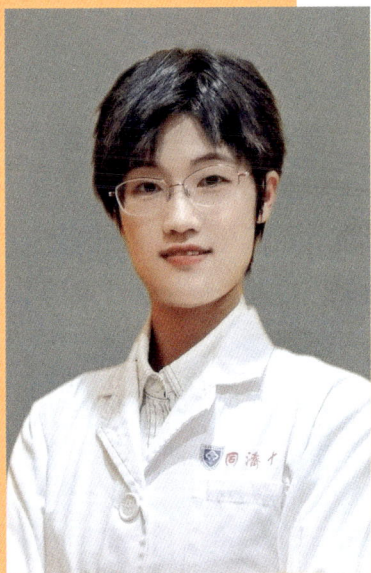

卵巢巧克力囊肿（简称为"巧囊"）是一种常见的妇科疾病，常引发痛经、月经失调及性交痛等症状，甚至可能导致女性卵巢排卵和分泌功能障碍，进而降低受孕率，对众多育龄期女性造成困扰。对于轻症患者，可通过药物及改善生活方式来缓解症状。然而，对于囊肿较大、症状严重且有生育需求的患者而言，往往需采取手术治疗。面对手术，多数患者存在顾虑与不安，担忧手术疼痛、麻醉风险及伤口留疤等问题，宁愿忍受病痛。

那么，是否存在一种创伤小、

恢复快且降低不适感的治疗方法呢？答案是肯定的，这便是超声引导下囊肿穿刺硬化治疗。这是一种新型的微创治疗方式，即在超声探头的实时监视下，医生能够清晰地观察到囊肿的位置与大小，随后使用一根细针，经皮或经阴道精准刺入囊肿内部。一开始，医生将抽出大部分深褐色囊液，然后用生理盐水反复冲洗，直至剩余囊液变清亮并抽出。之后，将硬化剂注入囊腔并反复抽吸冲洗，最后抽出大部分硬化剂，保留小部分于囊腔内。

此方法可有效破坏囊壁的内皮细胞，使其脱水、变性、坏死，引发无菌性炎症反应及纤维组织增生，从而使囊腔粘连、缩小、闭合，直至消失，最终达到治疗目的。其显著优势包括如下几点。

1. 局部麻醉，患者在整个治疗过程中保持清醒状态。

2. 创伤小，治疗结束后皮肤上仅遗留一个针眼样大小伤口，不会留下瘢痕。

3. 疗效显著，治疗过程中患者几乎无不适症状，结束后囊肿明显缩小。

4. 恢复迅速，治疗结束后患者即可下床活动；1周后即可恢复正常的工作和生活。

5. 并发症少，不引起盆腔粘连等。

6. 保留卵巢，不损伤卵巢功能，最大限度地保护患者的生育能力。

7. 若出现新发囊肿，可重复治疗。

该治疗方式的适应证为年龄超过18岁的育龄期女性，伴有痛经、不孕等临床症状，并经超声或磁共振（MRI）诊断为子宫内膜异位囊肿，且囊肿直径在4 cm以上者，可考虑进行囊肿穿刺硬化治疗。禁忌证则包括严重出血倾向或凝血功能障碍者、月经期妇女、伴随恶性肿瘤病变者以及门诊医生评估发现无安全穿刺路径等。

治疗结束后，患者需在留观室平卧休息30分钟，被密切监测血压、脉搏及心率等指标。治疗结束后住院 1～2 天，无明显不适即可出院。出院后 1 周内避免重体力活动，1 周后恢复正常工作与生活。2 周内禁止性生活，同时调整生活作息与饮食，加强锻炼。术后第一个月、第三个月、第六个月及第十二个月，需定期来门诊随访。

综上所述，超声引导下囊肿穿刺硬化治疗卵巢巧克力囊肿是一种新型、安全且有效的微创治疗方式，能以最小的损伤和代价达到痛经缓解、囊肿消除、生育能力保护及生活质量改善的效果，为患有卵巢巧克力囊肿且拒绝或害怕手术治疗的女性带来福音。

扫描二维码
观看科普视频

13 | 年轻的卵巢
怎么就早衰了呢

上海中医药大学附属曙光医院

杨梦琪

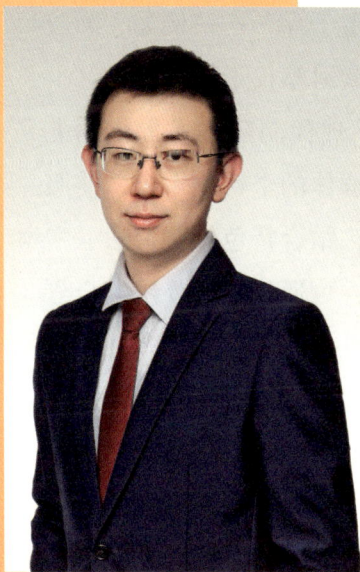

卵巢作为重要的内分泌器官，是女性维持青春活力的关键所在。育龄期女性规律排卵，卵巢分泌的雌孕激素抵御了岁月的侵蚀。正常情况下，女性的卵巢功能在35岁后开始逐渐减退，在40岁后衰退进程进一步加速，直至步入更年期。然而，近年来，却有许多二三十岁的都市女性出现了卵巢功能过早衰退的现象。

卵巢功能的调控受到大脑内垂体的影响，这一调控机制颇为脆弱，易受外界因素的干扰。诸如短期内过度节食减重、遭受重大精神情绪刺激、长期熬夜晚睡等不良生活习惯，均可能由此对卵巢功能产生不良影响。同时，都市女性在家庭与工作间奔忙的过程中，也耗费了大量精力，心血耗伤、肝气郁结，气血无以滋养卵巢，造成卵巢功能减退。

卵巢功能减退在月经方面表现为周期及经期紊乱；在自身感受上，表现出潮热、盗汗、心烦、失眠等症状；在生育能力方面，表现为受孕困难。另外，还可导致骨量丢失、心血管风险增加。因此，女性卵巢功能减退需要早发现、早诊断、早干预。注意调节自身情绪、睡眠、饮食，必要时可借助中医药手段治疗。

中医药在治疗此类问题时具有独到优势。中医认为，卵巢功能减退主要与肝肾精亏、肝气郁结、阴虚火旺有关。中药材中的草药类能够针对人体的不足进行调养，子类果实类草药尤可填补肾精，动物类药材作为"血肉有情之品"更是能够"四两拨千斤"——例如，阿胶可补血滋阴润燥，龟甲、鳖甲能滋阴除热，紫河车长于温补养血。

若你对传统汤剂的苦涩口感有所顾虑，现代制药技术提供的丸剂、颗粒剂、膏方等多种剂型，可满足女性群体的个性化需求，使服药过程更加便捷、药物携带更加轻便。此外，结合特色针刺灸法、穴位埋线、穴位贴敷、芳香疗法及足浴疗法等，可通过内服外用，全方位调节女性身心健康及阴阳平衡，扭转衰退进程。

扫描二维码
观看科普视频

14 预防宫颈癌
这两个检查一定要知道

复旦大学附属肿瘤医院

叶 双

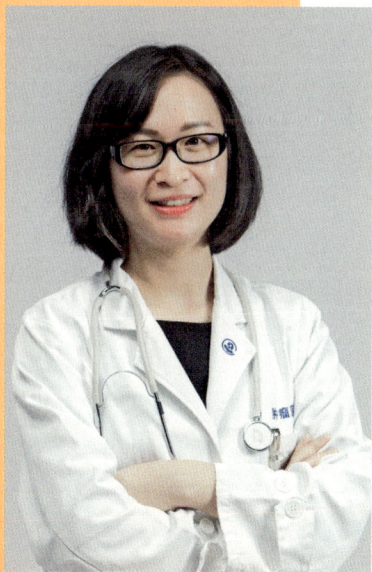

宫颈癌是为数不多找到发病元凶的肿瘤之一，持续高危型HPV（人乳头瘤病毒）感染是其发生的重要基础。我们预防宫颈癌的第二道防线是开展宫颈细胞学和HPV筛查。

妇科医生会通过阴道窥器打开阴道，观察宫颈，再用小刷子采集宫颈脱落的细胞，通过先进设备检测细胞中是否存在HPV感染。同时，病理科医生会利用显微镜观察宫颈细胞是否正常——正常细胞呈圆圆胖胖状态，癌前病变细胞则张牙舞爪，癌细胞则凶神恶煞，全部清晰展现。

若细胞学和 HPV 检测结果异常，医生会进一步进行阴道镜检查，一旦发现早期肿瘤，就能及时出手挽救生命。女性朋友从有性生活开始就应开始筛查；连续 3 年无异常后，可适当每 3 年做 1 次。到了 65 岁以后，如果既往筛查均正常，则可以结束筛查；但如既往有高级别鳞状上皮内病变，则仍需继续筛查，具体应遵医嘱。

小刷子刷一刷，远离肿瘤你我他。

扫描二维码
观看科普视频

15 | 6 岁以下儿童刷牙
——圆弧刷牙法

上海市同济口腔医院

陈　昱　张梦阳

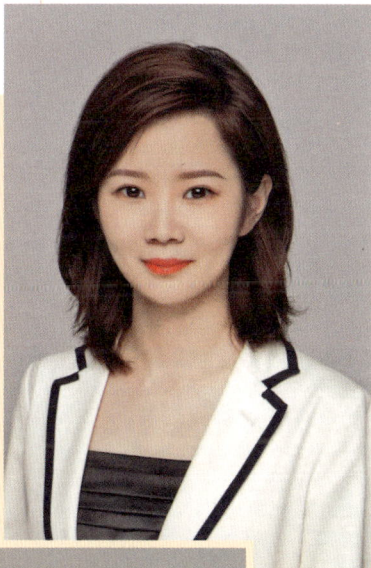

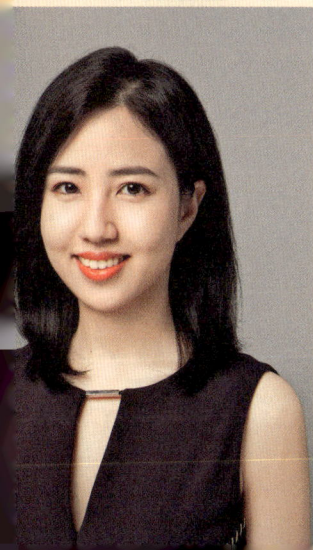

对于 6 岁以下的孩子来说，最简单且有效的刷牙方式是圆弧刷牙法。建议家长先掌握技巧，再教孩子正确刷牙。

刷牙技巧包括 2 种动作：打圈刷与颤动刷。可以通过朗朗上口的刷牙儿歌帮助孩子理解："小小牙刷手中拿，早晚刷牙要用它；牙齿外面圆弧刷，牙齿里面颤动刷；咀嚼面上来回刷，刷牙就像在画画；每个牙面仔细刷，做个爱牙好娃娃。"

学龄前儿童建议由家长进行补刷以确保清洁效果。补刷时家长可站在孩子身后，一手托住下巴，一手操作牙刷。

1. 刷外侧面：让孩子上下门牙对咬，从后牙开始打圈刷，每个位置 3～5 次，逐渐刷到前牙。

2. 刷内侧面：尤其是后牙，采用前后轻轻颤动的方式清洁；刷前牙时将牙刷竖起，上下移动刷洗。

3. 刷咬合面：前后短距离来回刷，避免大幅度横刷造成磨损。

除了培养刷牙习惯，学会正确使用牙线也很重要。使用时应将牙线轻柔地放入牙缝，贴着牙齿两侧上下刮擦，有助于清除牙缝中的食物残渣与菌斑。

扫描二维码
观看科普视频

第九章

心灵花园

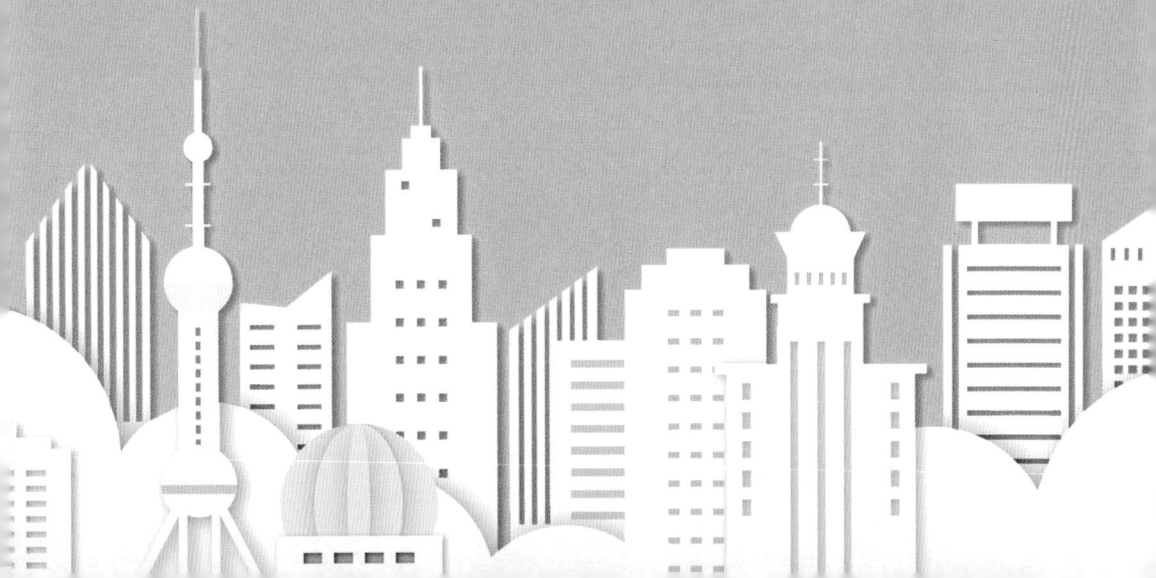

01 | 面对抑郁症患者，
陪伴才是最长情的告白

上海市同济医院

齐小文

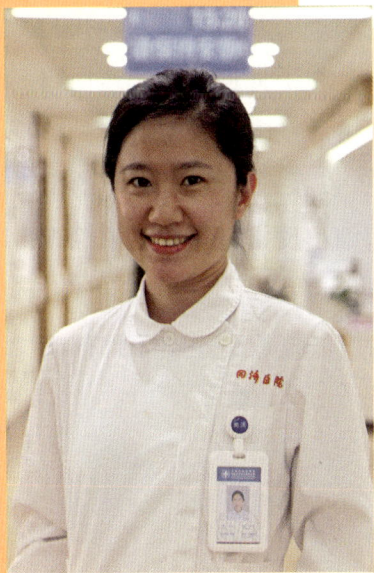

每个抑郁症患者的内心世界都有一场不为人知的暴风雨在肆虐。根据国际公认的抑郁症诊断标准典型的抑郁症状包括以下几点。

1. 持续的没有缘由的不开心或悲伤情绪。

2. 对从前的爱好不感兴趣或从中感受不到快乐。

3. 时常感到莫名的疲乏。

4. 注意力变得不集中。

5. 改变的饮食习惯。

6. 改变的睡眠习惯。

7. 变得不自信。

8. 无故责怪自己或过度的罪

恶感。

9. 频繁表达悲观消极的想法。

10. 出现伤害自己的行为或交代后事。

此外，还有更为隐秘的微笑型抑郁，患者人前礼貌微笑，人后却独自落泪。

对于抑郁症，正规专业的治疗至关重要。

首先，在工作与生活中，我们应鼓励患者自我表露，以此打开他们的心扉，释放内心的痛苦。治疗性的触摸同样有效，能够减轻他们的压力，使心情放松。同时，适当的沉默不仅能为患者提供思考的空间，还能给予一定的情感支持，并便于我们观察他们的非语言行为。

其次，陪伴是对于抑郁症患者而言极为重要的一种方式。患者的康复与治疗是一个漫长的过程，作为同事、朋友、亲属或家人，我们在这一过程中起到了延续性且关键性的作用。为了促进患者快速回归社会、生活，我们应努力建立良好的工作与生活氛围。

最后，我们也需避免过度的情绪介入，以及对患者不必要的批评与指责。在生活中，家属应对患者的任何细小反常行为予以追踪观察，善于识别其可能未达到极端目的的伪装行为。

让我们共同拒绝内耗，关爱自己，保持身心健康，也给予抑郁症患者更多的理解与陪伴。

扫描二维码
观看科普视频

02 | 抑郁，生命的一场温柔提醒

上海市精神卫生中心

洪 武

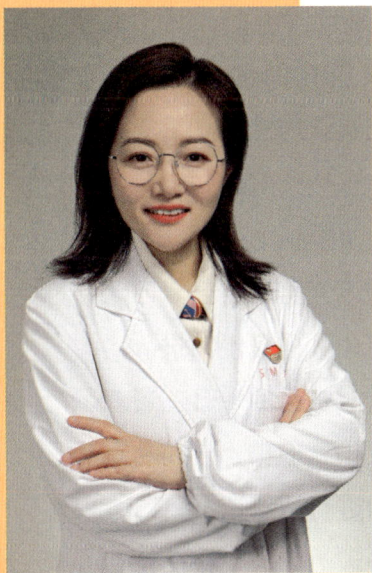

认识抑郁可以分为5个部分。

第一部分是认识抑郁。抑郁本质上是情绪问题，每个人都会经历喜怒哀乐，但当悲伤、低落等负向情绪超过正常范围，持续存在时，就可能构成抑郁情绪。抑郁情绪主要表现为情绪低落、不开心；对以往喜欢的事物失去兴趣，乐趣减少；以及持续的精力下降、疲惫无力。这些症状有时会让人感觉像气球被扎了一下，缓慢漏气，变得虚弱，甚至觉得时间停滞。

第二部分是认知行为症状。抑郁时常伴随自我评价下降、自卑和自责，以及思维迟缓、注意力不集中等认知改变。此外，患者可能面容丑苦、常唉声叹气，行为活动减少、语速减慢，甚至出现躯体化症状，如体重和食欲变化、睡眠障碍、各种不明原因的身体不适。严重者可能产生自伤自杀的行为，危及生命。

第三部分是其他躯体症状。抑郁患者常表现为精力不足、疲劳感，甚至出现心慌、胸闷、消化不良、便秘或头晕等症状。在东方文化背景下，抑郁情绪往往以躯体症状出现，这使得患者在日常生活中感受到多种不适。

第四部分是如何自我识别。自我识别抑郁可采用简单的方法：闭上双眼，想象脑海中的空白屏幕，集中注意力感受内心的真实情绪；然后用情绪词汇表描述，如忧郁、绝望、低落、消极、自责等。如果发现自己持续出现这些感受，建议进一步进行专业评估，如使用PHQ-2或90秒四问题询问法，必要时再采用PHQ-9量表进行详细筛查。若自评显示中度以上抑郁情绪，应及时就诊。

第五部分是治疗与自我调整。对于轻度且持续时间较短的抑郁情绪，可尝试自我调整和支持性心理治疗。方法包括如下几点。

1. 给自己放个假，回忆美好时刻，接纳不完美的自己。

2. 调整认知，允许自己逐步努力，像乌龟一样慢慢前进。

3. 保持规律作息，确保良好的睡眠和定时定量的一日三餐。

4. 进行放松训练，如正念呼吸、肌肉放松、瑜伽、气功和冥想。

5. 利用音乐、书法、绘画、园艺等活动进行情绪调节。

6. 寻求亲朋好友的支持，进行支持性心理治疗，或接受专业心理咨询。

如果自我调整效果不佳或症状持续加重，则需及时就诊，接受规范治疗。规范治疗通常采用药物治疗（如抗抑郁药、镇静催眠药及必要时的抗精神病药物），并结合认知行为治疗、人际治疗等综合方法，目标在于控制症状、预防复发并促进社会功能的恢复。

总之，抑郁情绪虽普遍存在，但当其严重影响日常生活时，就需引起足够重视，通过自我觉察和专业评估，早期诊断、及时治疗，以改善生活质量和恢复正常功能。

扫描二维码
观看科普视频

03 | 超重时该如何管理自己的情绪

上海交通大学医学院附属上海儿童医学中心

张小红

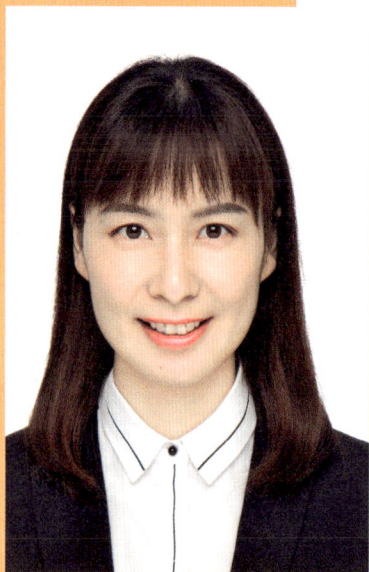

青少年时期往往伴随着学业、人际关系以及生活中的各种问题，情绪波动在所难免。虽然每个人对体重问题的反应不同，但那些过分在意自己体重的青少年常常会过于挑剔自己的外貌和体型，进而感到挫败、生气或失望。下面提供几点建议，帮助超重或正在控制体重的孩子更好地管理情绪。

首先，要学会如何识别自己的情感。识别负面情绪需要一定的练习。遇到沮丧时，停下来集中注意力，试着准确描述自己正在感受的情绪，而不对自己进行评判。比如，可以对自己说："我感到愤怒"或"我感到悲伤"。如果不清楚情绪的根源，可以尝试与亲密的朋友、家人或心理治疗师交谈，讨论问题往往有助于厘清情绪来源。如果开口交流有困难，也可以通过写日记、画画等方式整理思绪，从而找到解决问题的线索。

其次，要学会建立自信心。可以通过做自己真正喜欢的事情，参加课外兴趣班或其他有意义的活动，结交志趣相投的朋友，专注于共同的目标，从而减少对外貌和身材的过分关注。培养真正的友谊和正面的社交关系，有助于在面对生活的起伏时增强内心的支撑。

第三，要学会应对他人的嘲笑。若遇到欺凌或取笑，可以先与信任的朋友谈一谈，并将他人的不当评论记在日记中，再用积极的自我评价反驳。例如，当有人说"你很胖"时，可以告诉自己："我的体重虽然不如理想，但我依然是一个善良而有趣的人。"对于情况特别严重的，可以学会自信回应对方，展示自己的优点，同时向学校辅导员、家长或其他信任的成年人寻求帮助，了解他们如何处理伤害性的评论。

最后，超重者应如何提升自我认可呢？部分超重者自尊心较强，能够专注于自身成就并为之自豪；但也有一些人在与体重抗争的过程中容易陷入自卑。持续的体重担忧可能导致情绪失控甚至暴饮暴食，要打破这一循环，建立更强的自信和自尊至关重要。可以从爱自己开始，关注自身良好品质和专长，设定具体、可实现的小目标，如增加新鲜水果、蔬菜摄入或参加放学后的运动，并定期检视自己的进展。此外，找到支持自己的人，与他们分享感受，倾听他们的建议也是有效的途径。同时，专业医生和营养师的指导也很重要，他们可以就体重、饮食和健康问题提供专业意见，帮助制订科学的运动和饮食计划。

　　无论在身体上还是情感上，超重都会带来一定困扰，但只要正视情绪，保持积极乐观的思维，找到合适的支持，就能更好地调整心情，迎接生活中的挑战。

扫描二维码
观看科普视频

04 | 抑郁症的常见误解

上海市精神卫生中心

王 琰

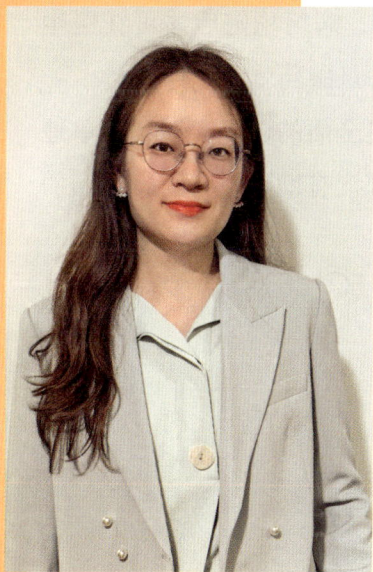

现在有越来越多关于抑郁症的新闻报道，表明更多人开始关注这一问题。然而，关于抑郁症仍存在一些常见误解，下面让我们逐一澄清。

首先，抑郁症绝非矫情或"玻璃心"的表现，而是一种心理疾病。患者往往难以控制自己的情绪，常常莫名感到心情低落，甚至无缘无故流泪。抑郁会影响人的记忆力和注意力，使人对许多事物失去兴趣，并可能引起睡眠和饮食方面的问题，使患者陷入长时间的精神折磨。许多患者常感自己一无是处，充满绝望和无助，严重者甚至会产生自杀的想法和行为。

其次，抑郁症并非单纯的性格问题。很多人误以为外向开朗的人不会患抑郁症，事实上，没有人对抑郁症有绝对的免疫力。抑郁症与去甲肾上腺素、多巴胺等神经递质功能紊乱密切相关，导致大脑持续传递不愉快的信息。一些看似乐天派的人，实际上可能内心十分痛苦，因而更不容易获得他人的理解。我们应更加关注患者的内在感受，而非仅凭外在表现来评判。

此外，很多抑郁症患者抗拒服药，担心一旦开始用药就需要终身服用。实际上，抑郁症的全程治疗分为急性期、巩固期和维持期。急性期治疗持续 6～12 周，许多患者在此期间症状会有显著改善；而为了防止病情复燃，巩固和维持治疗是必不可少的。痊愈后 6 个月内有 20% 的患者可能复发，维持治疗结束后，病情稳定后才可在医生指导下逐步减药或停药，因此抑郁症并非一旦服药就无法停药。

通过以上介绍，希望大家对抑郁症有更全面的认识，避免简单地将其归结为矫情或性格问题。正确认识抑郁症有助于患者获得适当的支持和治疗，从而改善生活质量。

扫描二维码
观看科普视频

05 | 躯体疾病患者不容忽视的心理健康问题

复旦大学附属华山医院

邵春红

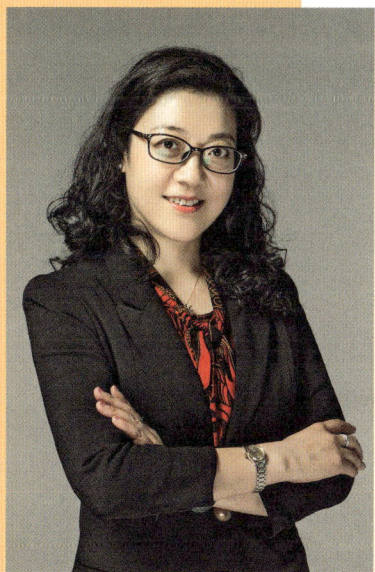

躯体疾病患者常常伴随着精神心理问题。统计数据显示，在我国综合性医院的门诊中，超过 1/3 的就诊者所患疾病与心理因素密切相关。一项涉及 175 万患者的大型横断面研究显示，超过 10% 的躯体疾病患者同时患有精神心理疾病。躯体疾病的种类越多、社会经济地位越低，罹患精神心理疾病的风险越高。

慢性疾病患者尤其容易出现精神心理问题。冠心病、卒中、糖尿病、癌症等慢性疾病患者，患精神心理问题的可能性较大。如果一个患者同时患有高血压、冠心病、糖尿病等多种疾病，其患焦虑、抑郁等精神心理问题的可能性高于单纯患有高血压或糖尿病的患者。国内外研究表明，在精神心理疾病中，抑郁症或抑郁障碍最为常见，躯体疾病患者与抑郁障碍共病的风险非常高，可能达到70%～90%。

躯体疾病合并抑郁症对患者危害极大。这类患者疾病更难治疗，且往往不愿听从医嘱，影响康复和服药，从而严重影响患者的社会功能和生活质量。抑郁症还会导致患者注意力、记忆力下降，老年患者甚至可能出现假性痴呆。治疗抑郁症可改善患者的认知功能，减轻家庭和社会经济负担。

躯体疾病的类型和严重程度是抑郁症发生的危险因素。脑梗死、脑出血、冠心病、高血压等疾病及其严重程度更容易导致患者出现抑郁症。高血压、冠心病、糖尿病与抑郁症之间并非单向关系，而是互为影响。有时患者主诉严重，但医生检查未发现严重证据，此时应关注患者的情绪问题，判断是否存在精神心理问题。

躯体疾病经常共病的精神心理问题包括抑郁、焦虑及躯体化表现。躯体化是指患者感觉身体不舒服，但各项检查均不支持其症状的严重程度。这提示患者可能出现精神心理问题，且躯体疾病合并精神心理问题容易漏诊和误诊。患者往往不接纳精神心理问题，有病耻感，认为自己是意志力薄弱或太作，不接受生物心理社会医学模式。实际上，很多疾病既有生物因素，又有心理因素和社会因素，身和心不分家。身体生病时，心理也会受到影响，应及时关注心理健康。

治疗躯体疾病合并精神心理问题需考虑生物心理社会模式。既要给予患者躯体疾病治疗，又要给予心理支持。对于伴有抑郁或焦虑状态，或轻度抑郁症、焦虑症的患者，可采取非药物治疗手段，如支持性心理治疗、认知行为心理治疗、人际心理治疗、团体心理治疗、正面疗法、瑜伽等，以及物理治疗如经颅磁刺激、针灸推拿按摩等。若患者症状严重，如卒中后抑郁达到中、重度，且非药物治疗效果不佳时，不应排斥药物，可在非药物治疗基础上给予抗抑郁、抗焦虑药物。由于患者还有躯体疾病，选择药物时非常重要，应到正规医院，由正规专科医生开具，避免药物间相互作用和不良反应，以免影响躯体疾病。

关于躯体疾病患者心理健康的常见问题解答如下。

1. 老年慢性疾病患者情绪暴躁，如何缓解：老年高血压等慢性疾病患者易出现焦虑表现，情绪暴躁可能伴有抑郁。若持续时间不长，可尝试放松方法，如听舒缓音乐、家人陪伴互动。若无法缓解，应及时就医，排除其他疾病，如甲状腺功能问题。

2. 如何分辨单纯情绪低落与抑郁症：情绪低落是正常人也会有的情绪表现，通常由事件引起，持续时间不长，不影响社会功能。而抑郁症有症状学标准，如情绪低落、兴趣下降、精力不足等核心症状，且持续至少两周，影响社会功能。还需排除其他疾病，如甲亢、甲减等。

3. 身体总是痛，看了很多科室未好转，应来精神科吗：若身体多处疼痛，看了多科室未好转，可能是躯体形式障碍，应来精神科就诊。

4. 如何缓解焦虑情绪：缓解焦虑的方法包括深呼吸、正念、瑜伽、游泳等运动。若焦虑持续且影响生活，应及时就医。

5. 心慌、呼吸急促怎么办：心慌、呼吸急促可能是躯体症状，需先排除躯体疾病。若突然发生且持续时间短，可能是惊恐发作，应及时就医。

6. 容貌焦虑会导致内分泌紊乱、脸颊肿吗：容貌焦虑若持续时间长且影响社会功能，应就医评估。焦虑可导致内分泌紊乱、自主神经功能紊乱，可能出现脸颊肿等症状。

7. 焦虑状态会导致免疫系统紊乱吗：焦虑、抑郁等精神心理问题可导致整个平衡系统紊乱，包括免疫系统。治疗好这些疾病可提高免疫系统能力。

扫描二维码
观看科普视频

06 | 孤独症谱系障碍的早期识别

复旦大学附属儿科医院

徐　琼

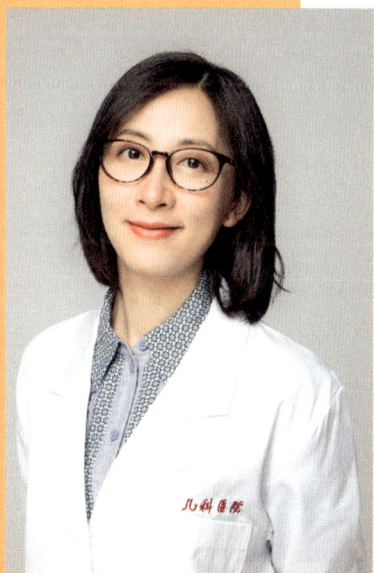

近20年来，孤独症的患病率持续上升，其确切病因尚不明确。目前普遍认为，孤独症是由遗传因素与环境因素共同作用所致。虽然尚无特效药可以治愈孤独症，但已有大量循证研究证实，科学的早期干预训练能够显著改善孤独症儿童的核心症状，提升其整体发育水平。

家长常常关心：如何早期识别孤独症？对此，中华医学会儿科学分会发育行为儿科学组提出了"五步早期识别法"，即"不看少看、不应少应、不指少指、不语少语、不当"，帮助家长把握早期预警信号。

1. 不（少）看：指儿童目光接触异常，尤其缺乏对人眼部的注视。

2. 不应少应：虽然儿童听力正常，但对父母呼唤充耳不闻，缺乏共同注意。

3. 不（少）指：孩子缺乏恰当非语言表达，如不会摇头表示不要、点头表示要，或不通过手指指点表达需求。

4. 不（少）语：大部分孤独症患儿存在语言发育迟缓。

5. 不当：孩子在玩耍玩具时存在感知觉异常，如旋转车轮并持续注视。

早期发现、早期诊断是实现有效干预的关键。家长切不可抱有"再等等看"的侥幸心理，错过干预的黄金时间窗。如果家长发现孩子出现上述表现，应尽早带孩子前往儿童保健科就诊，由专科医生进行全面评估和个体化干预指导。

扫描二维码
观看科普视频

07 | 儿童青少年情绪障碍破与解

上海市第六人民医院

卞 茜

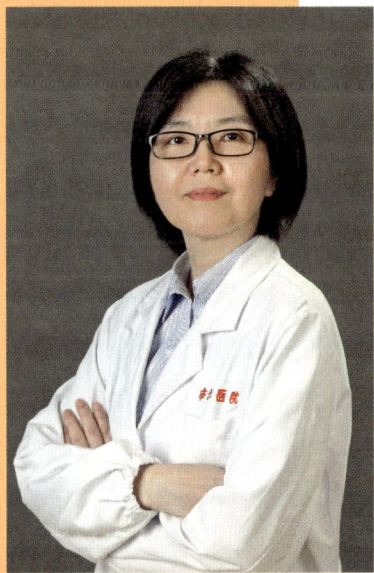

什么是儿童青少年的情绪障碍

它是一类精神障碍，以抑郁症状群或者焦虑症状群为主要临床表现，由多种原因引起，与处境不相称、持久而显著。目前患病率逐年增高，疾病负担重。临床多以躯体症状首发，如胃疼、头疼、胸闷、心慌。当孩子出现躯体和心理病症时，家长早发现、早干预、早治疗尤为重要。儿童青少年情绪障碍常和儿童青少年其他精神心理疾病如进食障碍、网络成瘾等同时发生，像一根线上的一串蚂蚱，侵害着青少年的身心健康。

情绪反应、情绪症状、情绪障碍的区别

1. 情绪反应更多地受到环境变化的影响和刺激，如从幼儿园到小学，孩子经历了人生和心理处境的同时改变，从而引发适应性的问题，出现开学哭闹、拖拉的行为。看到孩子出现这些情绪反应，如果家长能及时给予安抚和支持，孩子的不良情绪反应会随着时间的推移而减轻，从而平稳度过，这在我们生活中是常见的适应性问题。

2. 情绪症状是病态性的情绪不适，与环境的刺激有一定的关系、但又不完全相称，比情绪反应更严重，孩子很难通过转移注意力等心理调节手段来消除，对生活和学习带来一定的影响。根据 2022 年《心理健康蓝皮书：中国国民心理健康发展报告》的调查，中国儿童青少年情绪症状的流行率为 14%～25%。

3. 情绪障碍是病理性的精神障碍，以焦虑、抑郁等持久而显著的症状群为主要表现，无法摆脱、不受控制，与处境不相称、持久而显著。中国儿童青少年抑郁障碍的患病率为 3%、焦虑障碍的为 4.7%。

儿童青少年情绪障碍多见哪些种类

1. 重性抑郁障碍：在儿童青少年情绪障碍中抑郁症（又称为重性抑郁障碍）较多见，临床诊断至少需要 3 个条件：① 精神症状：情绪症状，如每天的大部分时间出现心情低落、兴趣或快感的丧失；认知症状：出现记忆力减退、注意力无法集中、思维缓慢；非特异性躯体症状：失眠、进食体重问题、疲劳。② 持续时间：以上症状持续至少 2 周。③ 严重程度：精神症状不仅仅影响到孩子的身心健康发展，甚至会引发较为严重的行为问题，如自伤、自杀，需要引起不仅仅是家庭，甚至全社会的关注。

2. 焦虑障碍：临床上因学习压力大而引发的焦虑障碍也较为常见。如果在超过 6 个月的时间里，孩子持续出现紧张不安、多汗、肌

肉酸痛、睡眠不安、记忆力减退等情况，就需要引起家长的重视及时就医。

3. 强迫及相关障碍：反复检查作业，这是学习认真的表现吗？这也许是孩子为了缓解紧张焦虑而出现的强迫行为。强迫行为还会以拔头发、啃指甲的形式出现。

儿童青少年情绪障碍是如何形成的

儿童青少年的情绪障碍是环境因素和生物因素相互作用的后果。

情绪产生于人和社会情境的交互过程中、本质上是社会性或关系性的，对个体心智发展和社会生存具有特殊意义。从环境因素讲，作为弱势群体，儿童青少年在成长的过程中处于社会生态系统的最下层，承受了社会、家庭等生态系统中自上而下传递的压力，因此，儿童青少年的情绪障碍是社会生态的系统性问题。

在社会生态系统中家庭是与孩子关联最紧密的部分，故父母本身的心理健康状况、父母被养育的经历、青春期家庭的发展任务、家庭中的人际互动方式以及父母养育的核心价值观等，都影响孩子们的情绪健康。

根据埃里克森的人格心理发展理论，青春期心理社会发展任务是培养自我同一性，这个阶段孩子开始探讨"我是谁？我现在可以做什么？将来要做什么"的问题。在自我探索的成长过程中，成为自己想要成为的样子和成为父母家庭社会想要成为的样子之间矛盾重重，青春期的孩子在不断突破界限的同时难免出现情绪困扰。

生物因素包括生理因素和遗传因素。

青春期的大脑在特定脑区或神经元集群之间的联系会增强，神经灰质、白质以及神经网络发生广泛的连接，增加了大脑出错的可能性，即我们常说的"移物易损"。青春期的大脑具有很强的可塑性，脑区发育不同步，思维发展的同时也极易情感冲动，使得情绪冲动和深思熟虑失去平衡。

遗传因素起30%～40%的作用，青少年抑郁症患者中，其亲属抑郁症或其他精神障碍有较高发病率。遗传易感性与生命早期的创伤共同作用、形成"精神内伤"，即"生物脆弱内表型"。"精神内伤"在青春期受到各种社会心理事件的"二次应激"后，诱导全身免疫、内分泌反应，而免疫炎症因子则直接瞄准大脑的神经递质和神经回路，患者在出现精神症状的同时，还出现心血管、内分泌、代谢等全身症状。

祖国医学认为精神活动离不开脏腑的健康，精神是物质实体的重要产物，"心藏神""神藏魄""肝藏魂""脾藏意""肾藏志"。五脏精气为情志产生的重要物质基础，"精""气""神"互相转化、化精为气、化气为神。《黄帝内经·素问》里提到："人有五脏化五气，以生喜怒悲忧恐。"气机调顺，身体才能健康。明朝张景岳首次提出"情志病"概念，指出情志对应五脏，肾主恐、肺主忧、脾主思、心主喜、肝主怒。气机紊乱是关键病机，金元时期著名的医学家朱丹溪提到"故人身诸病，多生于郁""余知百病生于气，怒则气上，喜则气缓、悲则气消，恐则气下，惊则气乱，思则气结，寒则气收，炅则气泄，劳则气耗"。焦虑、抑郁与气的升降出入和气机紊乱有关，不同情绪会累及相应脏腑，产生各种病理变化。

如何早期识别青少年情绪障碍

1. 心理自评量表。

（1）儿童抑郁障碍自评量表(DSRSC)：＞15分需关注。

（2）儿童焦虑性情绪障碍筛查表(SCARED)：＞23分需关注。

（3）广泛性焦虑量表(GAD-7)：＞5分需关注。

（4）9项患者健康问卷(PHQ-9)：＞5分需关注。

2. 生理指标检测：智能压力分析仪可通过3分钟测试评估：多维

压力和精准压力水平、自主神经平衡度、身心抵抗力、血液循环与血管健康状态。异常结果需进一步专业评估。

青少年情绪障碍的治疗方法有哪些

1. 现代医学治疗：轻度和中度情绪障碍可以首选心理治疗，重度情绪障碍必须心理治疗＋生物治疗。生物治疗包括药物治疗和经颅磁刺激治疗。心理治疗方法包括家庭治疗、认知行为治疗和心理剧行动治疗。其中心理剧是行动式、体验性、艺术性的治疗方法，强调自发性和创造力，特别适合青少年。神经科学发现，心理剧不仅可以积极改变个人行为，还可以改变我们的大脑，它可以显著地改善抑郁症患者认知控制和应对方式的脑网络连接。

需要指出的是，青少年情绪障碍的家庭心理健康教育尤其重要。育儿如育树，尊重孩子发展规律，营造仁爱、尊重、真诚、包容的家庭氛围。"源浚者流长，根深者叶茂"，重视孩子的个性特征，因材施教、因势利导，"爱他，当如他所是，而非如我所愿"。处于青春期的孩子自我意识觉醒、社会—心理发展快速，在寻求存在感、自我认同感的同时，也渴望他人的欣赏和接纳。家长需要通过自我教育和孩子一起成长，为孩子树立自我成长的教育典范，帮助孩子建立自我控制感、自信心、亲密关系能力、自我同一性。

2. 中医辨证论治：根据不同类型进行施治。

（1）心虚胆怯型。

表现：心悸胆怯、易惊多虑、坐卧不安

治法：镇惊宁心，安神定志

方药：安神定志丸（茯苓、茯神、人参、远志等）

（2）心脾血虚型。

表现：多疑心悸、食欲不振、身倦乏力

治法：健脾益气，补血宁心

方药：归脾汤（白术、茯神、黄芪、龙眼肉等）

（3）阴虚内热型。

表现：惊悸多虑、口苦少寐、舌红苔黄

治法：养血滋肾，清热凉血

方药：百合地黄汤（百合、生地黄）

（4）痰热扰心型。

表现：急躁多言、心烦焦虑、口苦口干

治法：清热宁心，涤痰安神

方药：黄连温胆汤（黄连、竹茹、枳实等）

3. 其他中医疗法。

（1）针灸治疗：根据不同证型选取穴位。

气血失和证：太冲、内关、血海等

心肾不交证：神庭、太溪、印堂等

心脾两虚证：神门、太白、足三里等

心气虚弱证：神门、内关、太渊等

（2）耳穴按摩操：包括蛟龙搅海、天池荡舟、喜鹊点头等手法，按摩神门、胃、皮质下等耳穴。

（3）五音疗法：根据"宫、商、角、徵、羽"五音对应五脏的原理，用特定音乐调节脏腑功能。

（4）情志疗法。

顺情从欲：满足合理身心需求

情志相胜：以情胜情（如"喜胜忧"）

移情易性：转移注意力，培养兴趣爱好

如何预防儿童青少年情绪障碍

牢记口诀"123！"，其中"1"代表一颗心：我们不但要有一颗健康的心脏，还要拥有健康的心理和智慧的心灵；"2"代表双腿：养成运动的习惯，迈开你的双腿，勇敢地奔向你的未来；"3"代表三餐：三餐营养均衡，吃得好，就开心；"！"代表充足的睡眠：优质的睡眠是情绪和能量加油站！

扫描二维码
观看科普视频

08 | 心情不好会引起
干眼症病情加重

上海市眼病防治中心
赵立全

扫描二维码
观看科普视频

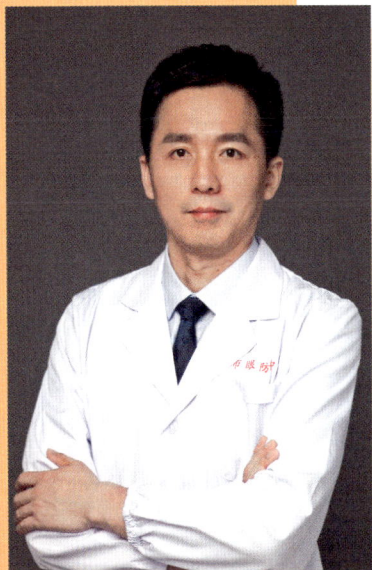

　　干眼症是一种慢性、与生活习惯密切相关的疾病。许多疾病，如高血压、糖尿病、高尿酸血症和痛风等，都与生活习惯有关。

　　随着生活节奏加快，人们使用电子产品的时间越来越长，导致正常的泪液分泌跟不上。高强度的用眼节奏容易引起眼睛干涩、发痒和视力波动，有时甚至会影响整体情绪。除了药物干预和医生提供的物理治疗外，更主要的还是要改善生活习惯，保持良好的心态，使心情舒畅，劳逸结合，从而让身体和眼部得到充分放松和休息。这样，人体整个身心才能更健康。

09 | 年轻人为什么睡不着

上海中医药大学附属龙华医院

孙羿恒

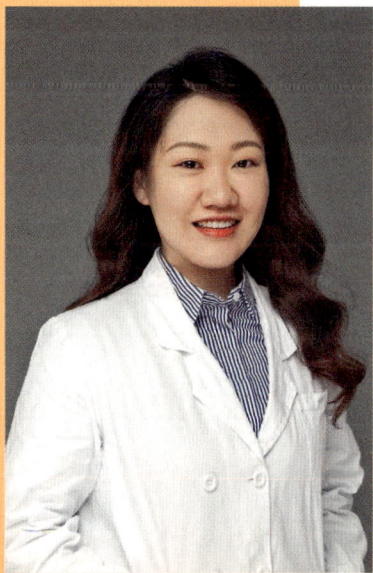

在门诊工作中，我们时常接诊到大量失眠患者，其中不乏年轻人群体。通常人们认为年轻人应当是睡眠质量最佳的群体，然而现实却是越来越多的年轻人正遭受着失眠的困扰。

年轻人失眠的主要原因可归结为以下几个方面。

首先，是生活习惯不良。在当今社会，外界诱惑众多，导致许多年轻人在睡前习惯性地使用手机、饮用咖啡或奶茶等。这些行为会显著影响睡眠质量。

其次，精神压力大也是年轻人失眠的重要原因。现代生活中，许多年轻人面临繁重的工作压力和心理负担，这些因素在一定程度上会对睡眠质量产生负面影响。

此外，心理因素也不容忽视。特别是抑郁和焦虑情绪，长时间的精神压力可能导致年轻人产生这些心理问题，进而引发睡眠质量的改变。

针对上述问题，以下是一些改善睡眠的建议。

首先，应放下手机，为自己营造一个安静、舒适的睡眠环境。避免在睡前使用电子设备，以减少对睡眠的干扰。

其次，应避免饮用浓茶、咖啡等提神饮料。同时，需特别注意，饮酒助眠并非良策。通过饮酒获得的睡眠往往质量较差，醒后易感到疲劳。

再次，可以适当使用一些具有安神作用的草药，如薰衣草、檀香等。这些草药有助于放松身心，改善睡眠质量。

最后，建议在白天保持适当的运动。运动有助于消耗体力，促进夜晚的睡眠。但需注意，应避免在晚上进行剧烈运动，以免导致过度兴奋而影响睡眠。

若上述自我调节方法无效，建议及时就医。医生将对失眠病情进行评估，明确失眠原因，并采取针对性的治疗措施。

扫描二维码
观看科普视频

10 | 积极自我调节，考试不再焦虑

上海市第十人民医院

王美娟

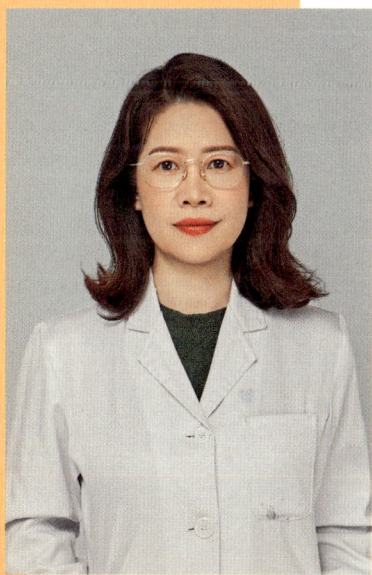

面临重大考试，多数考生会感到焦虑，只是焦虑的程度各不相同。经过恰当的调节，多数考生均能积极面对，正常发挥。那么在考前应如何进行调节？

对于广大考生而言，考前需确保充足睡眠、健康饮食以及合理复习计划的制定。同时，还需调整心态，避免过度焦虑。

为有效缓解考生焦虑情绪、增强自信，以下介绍两种简便实用的方法：

其一，当感到焦虑时，可在纸上写下引发焦虑的事项，随后列出反驳的话语，最后将纸张揉

成团丢弃至垃圾桶。这一象征性行为虽看似简单，但对于缓解焦虑、提升自信具有切实效果。

其二，进行想象练习，在脑海中构建一幅画面，想象自己正在参加考试。画面中，自己是一个能够充分发挥最佳水平的应试者。还可尝试加入更多细节，使画面更为生动。此方法同样有助于缓解焦虑、增强自信。

当然，每个人缓解焦虑的方式可能有所不同，有人喜欢听音乐，有人则偏好散步，选择适合自己的方式即可。

对于因过度焦虑而无法缓解的考生，应及时接受治疗，以免因焦虑过度而影响考试表现。

对于广大家长而言，此时可能比考生更为焦虑。因此，照顾好自身情绪显得尤为重要。首先，应避免过度关注孩子，以免增加其心理负担，加重焦虑情绪。其次，当感到焦虑时，可运用心理学上的放松技巧，如肌肉放松、呼吸训练、冥想等，均有助于缓解情绪。

扫描二维码
观看科普视频

11 | 溯本逐源，理性看待学习困难

上海交通大学医学院附属上海儿童医学中心

章依文

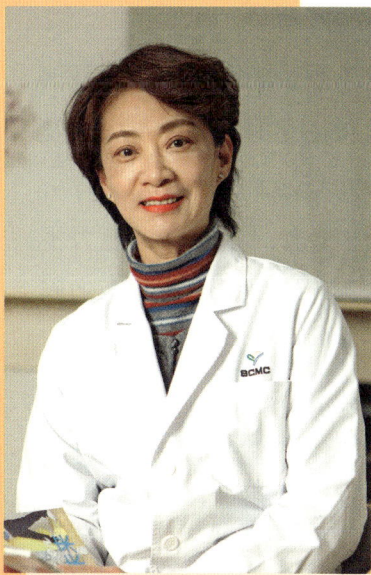

学习困难这个门诊近年上了热搜，许多家长认为如果早发现学习困难，或许孩子就能进入顶尖高校，甚至学渣也能变成学霸。然而，学习困难的成因各异，并非所有表现不佳的孩子都能通过我们的门诊转变为学霸。

上海儿童医学中心发育行为科已有20余年的诊治经验，我们专注于发现影响学习的生理和行为问题，排查疾病因素和环境因素，为孩子扫除学习障碍，而非直接提升学习成绩，这与老师的教学辅导截然不同。

在诊治过程中，首先需判断

家长描述的学习困难是否客观存在。部分家长标准过高，要求孩子考取满分；而真正的学习困难则表现为成绩明显低于班级平均水平，或出现让人难以理解的错误。同时，还需排除因转学、教学内容差异等导致的适应问题，这类因环境不适应而引发的困难通常会随着适应而逐渐改善。

当排除机会不均等的因素后，我们会进一步评估孩子的智力、注意力、情绪状态以及是否患有躯体性疾病。智力测试不仅反映总体智商，还涉及注意力、记忆、语言及高级认知功能。虽然高智商十分少见，但平均智商同样足以支持正常学习；而智商介于70～85的儿童，他们的智力也在正常范围，但属于边缘智商，可能在与同龄人竞争中显得弱势。家长和老师们对孩子要有合理的期望，不能认为他们的智力在正常范围，就应该达到同龄儿童的平均水平。

注意力问题可能被老师归咎于家长管教不严，或家长误认为是孩子故意的调皮捣蛋，实际上许多孩子的多动和注意力不集中与大脑发育有关。低年级学龄儿童本就注意力持续时间较短（20分钟左右），而大脑前额叶发育迟缓会进一步影响其专注能力，导致自控能力不足、小动作多、容易分心、粗心大意等现象。环境要求过高也会加剧这一问题。

多动症，即注意缺陷多动障碍，并非单纯的多动，而是注意缺陷和多动冲动行为的综合表现。部分孩子虽文静，却难以持续注意，亦可能被诊断为多动症。在详细评估中，我们会排查视力、听力、智力、语言发育问题，以及甲状腺功能异常、营养元素缺乏或脑电图异常（如癫痫）等因素，从而做出明确鉴别。

对于多动症的治疗，目前主要有非药物和药物两种方向。轻度多动症的学龄前儿童和小学低年级学生可在专业指导下接受行为干预和家长培训，帮助家长理解孩子的问题，并联合学校制定相应的干预策略。对于较重病例，药物治疗是必要且有效的选择，家长无须过度担忧药物不良反应。经过综合治疗后，许多孩子在注意力和学习能力上均有明显改善，不少家长和老师反馈孩子行为改变、书写端正，成绩不同程度提升。

此外，部分家长也关注阅读障碍问题。阅读障碍表现为读错字、漏字、认字困难，导致孩子不愿阅读，阅读能力和成绩均较差。其根本原因并非孩子不专心，而是受遗传因素和大脑对字形成像异常的影响。阅读障碍的诊断需依赖专业评估，要排除智力、注意力、感知觉异常等因素所导致，不能简单归咎于孩子学习不努力。

孩子的情绪异常可以表现为缺乏活力、情绪低落、容易疲劳、过度担忧、睡眠异常等，这些都可能影响学习。部分孩子的躯体疾病如睡眠障碍、过敏性疾病、甲状腺功能异常也对情绪和行为造成不良影响，从而导致学习困难。

综上所述，学习困难的诊治需溯本逐源，找出孩子在智力、注意力、情绪及躯体方面可能存在的问题，并进行针对性干预。我们的专业团队旨在帮助孩子排除生理障碍，为其正常学习扫清障碍，而非直接提高学习成绩。只有医生、家庭与学校三方共同配合，才能真正改善孩子学习困难问题，助力孩子健康成长。

扫描二维码
观看科普视频

12 | 中医心理健康

中国福利会国际和平妇幼保健院

金富锐

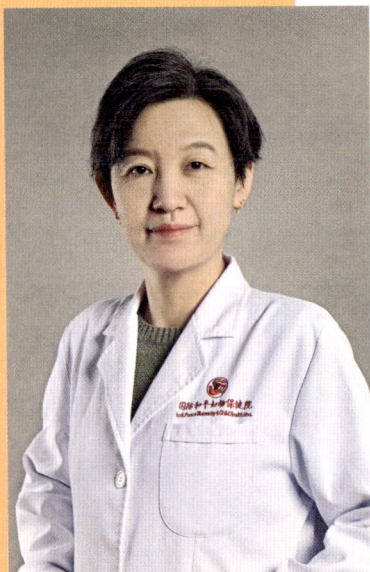

《黄帝内经》中有一句话："恬淡虚无，真气从之。"这句话的含义是，心境如果保持平和淡泊，人体的气机就会按照正常规律运行。这一理念在临床诊疗过程中也有实际应用。

例如，在治疗一例进食障碍性闭经的儿童时，其家长因担心体重问题而情绪激动，曾对孩子说："如果你的体重不到 38 kg，就必须住院。"这使孩子内心极为抗拒。据了解，该儿童在 2 个月内体重仅有约 1 kg 的波动，但在这种微小波动下，孩子与母亲之间产生了剧烈的情绪冲突，最终导致孩子因冲动而去世，而母亲则因体重始终未能达到预期而变得烦躁易怒。对此，我对母亲解释道：孩子的体重波动本身会引发焦虑和烦躁情绪，若希望病情有所改善，关键应放在调整孩子的饮食结构和稳定情绪上，而不应过分关注体重的小数点变化。只有这样，孩子和母亲的焦虑情绪才能得到缓解，从而利于病情好转。

在许多临床案例中，无论是月经疾病、更年期综合征、子宫内膜异位症，还是慢性疼痛患者，心理问题往往都起着重要作用。这种心理问题的根源在于对健康的过分追求与完美的执着，即不愿接受生病的状态、难以面对疾病的现实。因此，这也正是"恬淡虚无"理念的另一层含义。

中医在调理情志疾病时，通常从 2 个方面入手：一方面是通过改善生活习惯——规律饮食、按时作息、适度运动——以调和气血流注；另一方面是调节脏腑功能，例如，心血不足易引起抑郁，肝血不足则可能导致情志不稳定。中医治疗情志病不仅侧重于调理脏腑及气血，同时还引导患者以平和的心态接受治疗结果。在这种状态下，患者的情绪误区得以逐渐纠正，身体状况也会随之改善。

综上所述，中医对心理健康的调理，既注重身体内部的调节，也强调生活节律的调整，这正是中医治疗情志疾病的一大特点。

扫描二维码
观看科普视频

13 | 缓解职场压力的小技巧 ——正念冥想

上海市养志康复医院

王敏娟

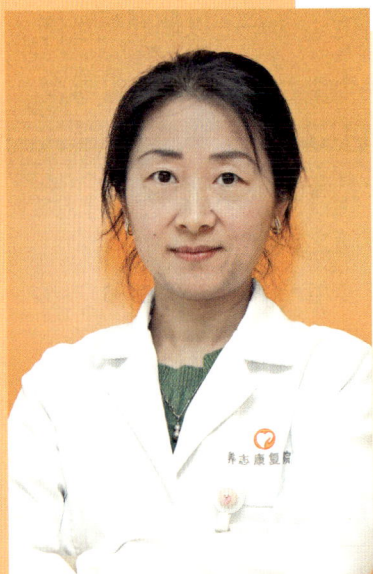

你是否在工作中常常感到心力交瘁，仿佛有一座大山压在胸口，让你喘不过气？是否在下班后依然难以从工作的压力中抽离，脑海里反复回响着未完成的任务和即将到来的挑战？如果这种状态持续存在，甚至已经出现了失眠、焦虑或抑郁等症状，不妨尝试一种缓解身心压力的方法——正念冥想。

什么是正念冥想

正念冥想是一种通过关注并察觉当下体验的练习方式，帮助人们建立更深入的自我意识，从而获得内在的平静。它的核心在于将注意力集中在当下，对每一个瞬间的体验保持开放、接纳和不加评判的态度，进而达到身心放松和压力释放的效果。

如何进行正念冥想

选择一个安静、舒适的环境，端坐下来，身体保持挺直但不过度僵硬。闭上眼睛，开始进行自然的呼吸，觉察空气进入鼻腔的感觉，感受呼吸的深浅、温度与节奏。将全部注意力集中在呼吸上。当思绪飘散或被杂念打扰时，不需排斥这些干扰，而是温和地将注意力重新带回呼吸上。

你也可以尝试身体扫描：同样坐好、闭眼、自然呼吸，想象有一束温暖的光从头顶缓缓下降，将注意力依次移动到身体的每一个部位，感受每个部位的状态，例如，温度、紧张度或压力感。如发现某个部位特别紧张，可以专注地觉察它，直到它逐渐放松。最后，将意识慢慢带回到现实，觉察周围环境，然后睁开眼睛。

正念冥想的益处

长期坚持正念冥想，有助于缓解压力和焦虑，改善睡眠质量，提升情绪稳定性和幸福感。同时，它还能增强专注力、记忆力以及创造力，对职场人际关系的改善也具有积极作用。如果你正面临心理疲劳或情绪困扰，不妨试着练习正念冥想。在这个过程中，你或许会遇见一个更加清晰、放松、专注的自己。

扫描二维码
观看科普视频

14 | 关爱儿童，关注自闭症

海军军医大学第二附属医院（上海长征医院）

柏涌海　张艳飞

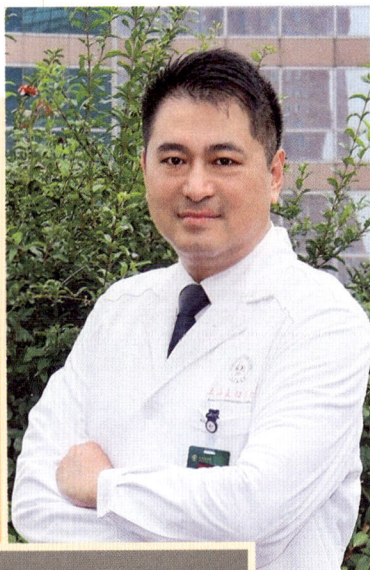

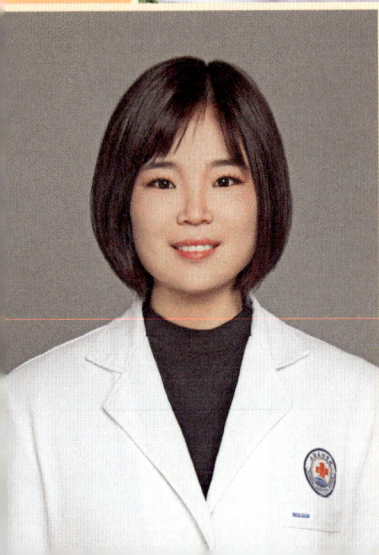

自闭症是一种神经发育障碍，通常在儿童早期就能显现迹象。此病以社交困难、刻板动作和固定兴趣为核心症状，发病率约为1%，属于少见病，且症状较重，治疗效果不理想。因此，建议儿童在1.5～2岁时接受自闭症筛查，以便早诊断、早干预、早治疗。

自闭症儿童的社交困难显著。在幼儿园中，正常儿童会活泼地与同伴交流、分享玩具，与老师互动。而自闭症儿童则往往避免眼神接触，缺乏微笑和模仿动作，可能长时间独自玩一个玩具而不与他人分享。他们反应淡漠，情绪表达匮乏，有时会说出听不懂的话，动作笨拙。这些语言和非语言的异常行为，会让身边的人明显感受到他们的不同。

此外，自闭症儿童还表现出刻板的动作和固定的兴趣。他们的动作刻板到令人惊讶的程度，比如，长时间重复某个动作，如摇椅、拍手等。他们有一套固定的仪式，如刷牙、洗脸、吃饭的顺序和路线，一旦改变就会表现出愤怒和激动。他们的兴趣范围狭窄，可能对一个玩具或生活物品乐此不疲，甚至对电风扇转动、吸尘器声音、开门或关门的声音等固定动作或声音表现出浓厚的兴趣。

自闭症儿童的这些特征会影响他们的人际交往能力。由于社交困难、刻板动作和狭窄兴趣，他们在启动和回应人际交往时表现笨拙。这也是为什么自闭症儿童往往被称为"没有朋友"的人。

自闭症的发病原因与遗传和环境因素有关。确诊的自闭症儿童中有 15% 与遗传相关，可能父母的基因在孩子身上有所展现，只是表现程度较轻。环境因素如母亲怀孕期间服用特殊药物、高龄产妇、孩子出生时体重过轻等，也会增加自闭症的风险。

自闭症对儿童智力、语言和行为动作都会产生影响。由于大脑皮质发育障碍，哪个功能区受损，哪个功能区的症状就会表现出来。智力影响程度因人而异，有些儿童智力受损严重，有些则相对较轻。语言方面，有些儿童说话不连贯、词不达意，有些则能正常沟通。行为方面，严重者可能走路跌跌撞撞、用脚尖走路、精细动作不佳等。根据智力、语言和行为的影响程度，自闭症可分为轻、中、重度。轻度儿童功能保留较好，生活中需要一些帮助；中度儿童需要实质性的帮助；重度儿童则需要大量的实质性帮助。

因此，家长和教师应关注儿童的早期发展迹象，一旦发现自闭症症状，应尽快到专业机构请医生诊断。对于确诊的自闭症儿童，家长应积极配合医生的治疗方案，进行早期干预和治疗，以提高儿童的生活质量和社交能力。同时，社会也应加强对自闭症的认识和理解，为自闭症儿童提供更多的支持和关爱。

扫描二维码
观看科普视频

15 注意力缺陷多动性障碍

复旦大学附属儿科医院

魏 佳

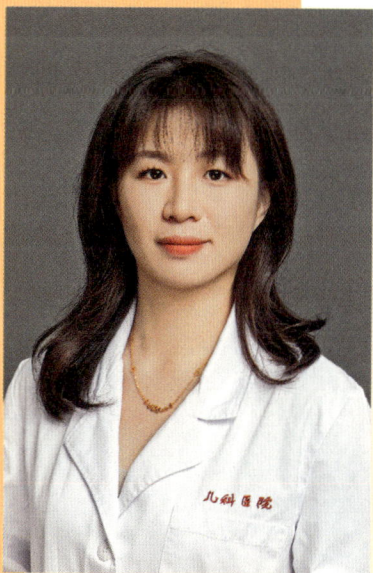

注意力缺陷多动性障碍，也称为ADHD，是一种常见的神经发育障碍，影响全球约5%的人口。该病通常在童年时期出现，约有40%的患儿可能持续到成年。ADHD的主要症状包括注意力不集中、多动和冲动。这些症状可能对患儿的学习和生活造成影响，例如，在学校或工作中表现不佳、情绪容易波动以及社交障碍等。

对于ADHD患儿来说，注意力缺陷会导致他们上课无法集中注意力听讲，作业拖拉、粗心马虎；多动症状则会使患儿动个不停，甚至严重干扰其他同学，影响课堂纪律；而冲动症状则常使患儿做事鲁莽、情绪冲动。

通过行为训练、药物治疗和心理治疗，患儿的症状可以得到控制。对轻度 ADHD 患儿，可以通过行为训练帮助改善注意力和自控能力；而对中度至重度患儿，联合进行注意力训练和药物治疗则更为高效；对于合并其他心理情绪问题的患儿，则可通过心理治疗帮助进行情绪管理。

如果你的孩子出现与 ADHD 相关的症状，建议尽早到医院就诊，以获得正确的诊断和治疗方案。同时，家长和老师也应了解 ADHD 的特点，并给予理解，共同帮助患儿克服困难。

扫描二维码
观看科普视频

16 | 围产期抑郁症怎么破

上海市第一妇婴保健院

董玲玲

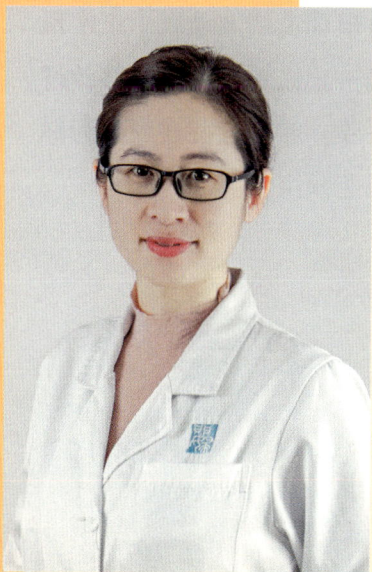

在诊室中，有时孕妇会询问医生："我最近一直感到疲惫不堪，常常失眠，对任何事物都提不起兴趣，有时还伴有焦虑情绪。是否可能患有抑郁症？"事实上，产前和产后抑郁的情况均并不少见。

在医学上，我们将怀孕期间、分娩后或流产后1年的抑郁症状统称为"围产期抑郁症"。据统计，约有1/5的女性在围产期会出现抑郁症状，而经历流产、死产或早产的女性往往面临更为严重的心理问题。

一般地说，产后6周是重度

抑郁发作的高峰期，而产后两到 3 个月以及 6 个月则是轻度抑郁发作的高峰期。无论是产前还是产后，抑郁症状均表现为情绪低落、焦虑、恐慌、睡眠障碍、注意力不集中，甚至可能出现自残或自杀倾向。

围产期抑郁症通常是生理、心理和社会因素综合作用的结果。例如，激素水平变化、生活压力过大等。其中，既往抑郁症病史被认为是最大的危险因素。

若出现上述症状，首先应尽快前往专业门诊进行评估，以便正确判断病情。与此同时，建议与家人、朋友或其他新手妈妈保持联系，不应害怕寻求帮助。参加妈妈互助小组、确保充足的睡眠和健康饮食，以及每天抽出时间从事喜欢的活动，均有助于改善情绪。此外，适度的运动，如散步和瑜伽，也能有效减轻压力。

亲爱的新手妈妈们，请牢记孕期或产后出现情绪波动属于正常现象，允许自己体验悲伤与焦虑，并理解这是一个需要时间来调整的过程。你并不孤单，寻求专业帮助是关键的一步。希望这些建议能为你带来帮助。请务必照顾好自己，以便更好地照顾宝宝。

扫描二维码
观看科普视频

第十章

与美同行

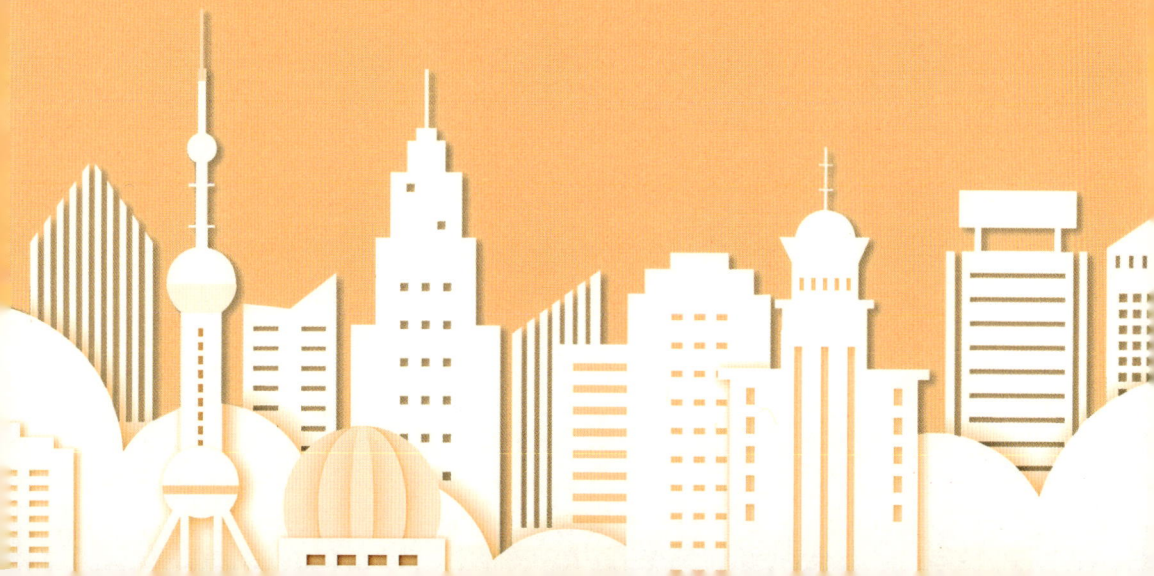

01 | 身上长了白斑一定是白癜风吗

上海市皮肤病医院

唐苏为

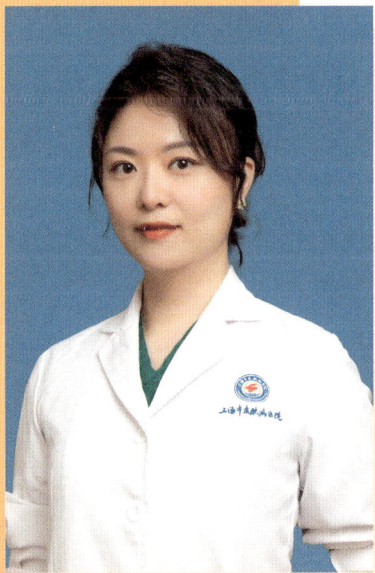

门诊中经常有患者询问："我身上长了一块白斑，是不是白癜风？"实际上，白斑不等同于白癜风。白癜风是一种临床上常见的色素脱失性皮肤病，会出现局部皮肤或黏膜的变白，但其边界较为清晰，颜色呈瓷白色。除了白癜风，身上出现白斑还可能与其他皮肤病有关，下面总结了6种常见的会出现白斑的皮肤病，供大家参考。

第一种是花斑癣，俗称汗斑，由马拉色菌感染引起的真菌性皮肤病，常发生在前胸、后背、腋下等易出汗部位。局部皮肤会出现淡白色或淡褐色的色素性斑片，表面伴有细薄的鳞屑，好转后可能留下一些白斑。

第二种是单纯糠疹，又称白色糠疹，最常发生在儿童面部，表现为边界模糊的不规则白斑，与白癜风不同。

第三种是贫血痣，这是一种先天性的血管发育缺陷，局部血管结构虽然正常，但功能异常，导致皮肤呈现蛋白色。贫血痣一般局限于某一部位，可通过摩擦试验来区分：白癜风白斑在摩擦或轻拍后会局部充血发红，而贫血痣的白斑则不会出现充血现象，仅周围皮肤发红。

第四种是无色素性痣，这是一种先天性黑素减退性皮肤病，白斑自出生或出生后不久出现，分布和形状终身不变。与大多数黑褐色痣不同，部分患者的痣为白色。

第五种是炎症后色素减退斑，常见于皮炎、湿疹或烧伤后的炎症，继发性色素减退形成白斑。此类白斑大部分情况下是暂时性的，无须治疗，可等待其自行恢复。

最后一种是特发性点状白斑，与皮肤老化有关，主要发生在躯干和四肢，头面部较少见。虽然这种白斑也呈瓷白色，但直径较小，通常不超过 1 cm，且不会继续扩大。

总之，即便身上长了白斑，也不要过分焦虑或自我恐慌。应及时到正规的医院皮肤科就诊，由医生依据伍德灯检查、皮肤镜检查、皮肤 CT 或真菌检查等进行详细评估，最终确定白斑是否为白癜风。

扫描二维码
观看科普视频

02 | 有"痣"之士的烦恼——谈谈皮肤上的那些痣

上海交通大学医学院附属第九人民医院

徐 慧

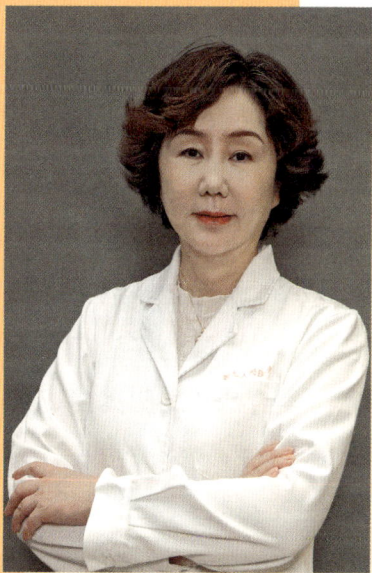

2023 年 6 月，青年歌手张恒远因黑色素瘤去世的消息震惊全网，引发了公众对黑色素瘤的关注。黑色素瘤是一种由黑色素细胞转变来的恶性肿瘤，发病率不高，但发病迅速，转移早，致死率高。同时，演员谢霆锋因及时发现并治疗黑色素瘤而预后良好的事例，也提醒人们要早发现早治疗这类恶性疾病。

每个人身上都会有一些痣，在正常范围内，一个成年人平均有 15～20 颗痣。然而，当公众人物因黑色素瘤去世的消息传出后，许多民众开始恐慌，担心自己身上的痣是否也会恶变。其实，从皮肤科医生专业的角度来看，大部分都是良性痣，不需要做特殊处理。如果发现身上突然出现黑色皮疹，这就需要医生来进行专业判断。

皮肤上的色素性皮疹主要分为色素痣、蓝痣、太田痣、褐青色痣等良性病变，以及基底细胞癌、恶性黑色素瘤等恶性病变。还有一些特殊部位的痣，如长在手指甲、脚趾甲上或黏膜部位，也需要特别注意。

我们先来讲一下色素痣，色素痣是一种黑素细胞增生性的皮肤良性肿瘤。从出现时间分类，可分为先天性和后天性。先天性色素痣一般出生时就有，可以发生在躯干、四肢以及头面部位，颜色多为浅褐色、深褐色或黑色，色素比较均匀，边界清晰，可表现为扁平或微微隆起。先天性黑素细胞痣的大小差别很大，小的可能只有几毫米，大的可以覆盖整个躯干或一条大腿，称为巨大先天性黑素细胞痣或兽皮痣。一般地说，小的先天性黑素细胞痣恶变概率较低，可以处理也可以随访，而巨大的先天性黑素细胞痣则有一定的恶变概率，需要及时就医。

后天性色素痣按黑素细胞巢所在位置分类，可分为交界痣、复合痣和皮内痣。交界痣的细胞巢在真皮和表皮交界处，颜色多为棕褐色、黑色，表面光滑，不高出皮肤，边缘清晰。复合痣的细胞巢在真皮和表皮交界处，范围更广，略高于皮肤表面，颜色为棕褐色或黑色，表面平滑。皮内痣的细胞巢位于真皮内，呈半球状，高出皮肤，颜色深浅差异大，可以是黑色、褐色或接近皮肤颜色，中间部位可能有一根或数根毛发。

判断痣的良恶性有一个重要的 ABCDE 原则。A 是看痣是否对称；B 是看边缘是否整齐；C 是看颜色是否均匀；D 是看直径是否大于 6 mm；E 是看是否出现变化，包括突然增大、痒、疼痛、破溃、出血或旁边出现散在的卫星灶等异常变化。掌握 ABCDE 原则，可以帮助我们判断身上的痣是否有风险。

需要手术切除的痣主要有 3 类：一是巨大的先天性色素痣，存在潜在恶变风险；二是特殊部位的色素痣，如手掌、脚底、手指末端、外阴部等容易摩擦到的部位，摩擦会激发痣的恶变；三是符合 ABCDE 原则的痣，也是建议有条件尽量切除作为预防性治疗。大部分痣都是良性的，可以随访观察，无须特别紧张。

除了色素痣，还有蓝痣、太田痣、褐青色痣等良性病变。蓝痣是真皮内的黑素细胞增生形成的良性肿瘤，直径一般为 2～6 mm，常出现在幼年期，肉眼看呈深蓝色。太田痣又称为眼上腭褐青色斑，多发生于三叉神经眼支支配的区域，包括上下眼睑，前额、颞部、颧部，是褐色或蓝青色的斑片。有些患者巩膜上也会有蓝色斑片，是一种良性的胎记。褐青色痣又称为获得性太田痣样斑，多数发生在成年女性面部，颜色为褐色或褐青色，不影响健康但影响美容，可以采取激光治疗清除。

此外，指甲上发生的色素痣又称为甲母痣，可出现纵向的黑色条纹。甲母痣大部分是良性的，但有时需要和恶性黑素瘤鉴别。如果甲母痣短期内迅速增大、色泽变得不均匀、甲周围皮肤出现黑斑等，需要提高警惕。

还有一种黏膜黑斑，特别是在嘴唇周围可以看到一些色素斑点或斑疹，一般也是良性病变，恶变概率很低。这些黏膜黑斑可以独立存在，也可以和肠息肉等其他内脏疾病同时存在，是肠息肉综合征或某些遗传性综合征的特点之一。出于美观考虑，可以采用激光方法清除。

皮肤恶性病变中，基底细胞癌比较常见，发病率在恶性肿瘤中最高，多见于中老年人，好发于头面部、颈部、手背等曝光部位。基底细胞癌颜色多样，有黑色、深咖啡色、肤色或红色等，最初为小结节，边缘微微隆起像珍珠串样改变，中央凹陷。基底细胞癌病程缓慢，转移率低，属于低度恶性肿瘤，早期发现及时手术切除后预后良好。如果浸润较深则需要综合治疗。

恶性黑素瘤（简称恶黑）十分凶险，发病数占皮肤恶性肿瘤第三位，在我国肢端型恶性黑素瘤发病率较高。恶黑的特点是恶性程度高、转移早、预后差、死亡率高，因此早期诊断和治疗非常重要。同样可以采用 ABCDE 原则来初步判断恶性黑色素瘤。如果怀疑身上的某个皮损符合 ABCDE 原则中的任何一项，建议尽快到皮肤科就诊。目前皮肤科已引入皮肤镜和皮肤 CT 等无创、无痛、安全的检查手段来帮助医生进行早期诊断，根据医生的临床经验和辅助检查结果可以制定个性化治疗方案。

扫描二维码
观看科普视频

03 | 怎么判断会不会留疤

上海市皮肤病医院

高嘉雯

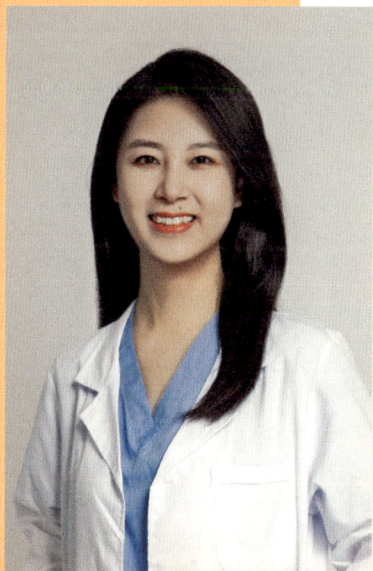

在门诊中，经常有患者问我："医生，我做个小手术会留疤吗？""医生，我家宝宝擦破了点皮会不会留疤？""医生，我这颗大痘痘会不会留疤？"针对这些问题，我们需要从以下几个方面综合考量，以便及时就医。

首先是体质问题。有些瘢痕体质的患者，受伤后比常人更容易形成瘢痕，例如患有瘢痕疙瘩的患者，其亲属身上也常见类似瘢痕。

其次是受伤部位。瘢痕更容易出现在肌张力较高的部位，如前胸、肩背、下颌等位置，这些位置的牵拉会导致成纤维细胞不断增殖，从而产生瘢痕。

第三是受伤深度。受伤深度指损伤达到皮肤层次的深浅，损伤较深时，日后基本会留下肉眼可辨的瘢痕，而一些非常表浅的擦伤大概率不会留疤。

最后是感染情况。如果受伤后伤口因感染而迟迟不能愈合，大概率也会形成瘢痕，例如，久久不愈的痘痘或消毒护理不当的外伤。

综合考量以上因素，日常生活中的磕碰是否会留疤，大家也就能心中有数。如果留疤风险增高，请尽早就医。

扫描二维码
观看科普视频

04 | 疯狂掉头发怎么办

中国福利会国际和平妇幼保健院

金富锐

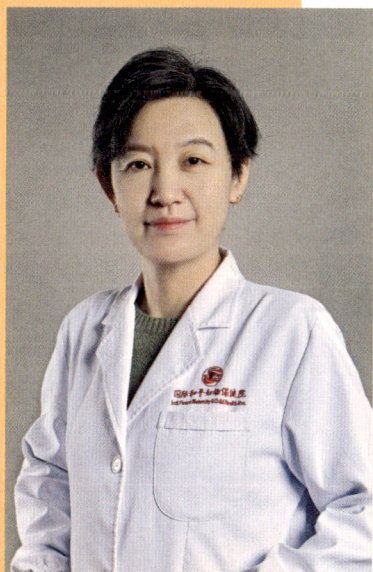

最近出现大量脱发现象，该如何改善呢？针对这一问题，中医在治疗脱发方面有几种不同的方案，我们需要根据具体情况进行区分和对症调理。

首先，若表现为局部脱发，即头发一块一块脱落，此情况常被称为斑秃。其次，若同时出现脂溢性脱发，例如，近期头发脱落伴有额头油脂分泌旺盛和痘痘较多，这在中医上通常认为与胃火过盛有关，此时可考虑使用硫磺皂等硫磺类制品加以改善。

另外，如果头发并不油腻，则可能是气血不足所致。中医认为

"发为血之余"，因此当饮食中过度控制主食、蛋白质及糖类（碳水化合物）摄入时，可能会引起气血不足，进而导致脱发。同时，睡眠不足也是一个不可忽视的因素。

综合考虑，改善脱发问题首先应从调整生活习惯入手：保证充足睡眠，合理饮食，避免过度限制主食摄入。其次，根据个人情况，会开具以补气养血为主的中药处方，其中包括枸杞子、当归、熟地黄等药材。通过调节生活节奏和合理用药，可以有效减缓脱发速度，并促进新发生长。

扫描二维码
观看科普视频

05 | 关注腺样体肥大
助力儿童健康成长

复旦大学附属眼耳鼻喉科医院

许信达

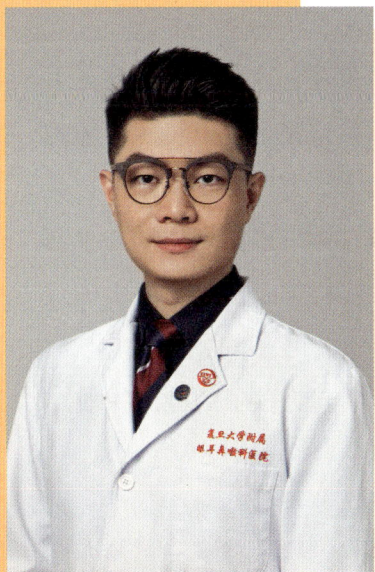

门牙突出、上唇变厚、下颌后缩、面容呆滞——这样的腺样体面容一旦形成，就难以逆转，因此早发现、早干预至关重要。

腺样体位于儿童鼻腔最深处的鼻咽部，出生时就存在，是儿童时期呼吸道的防御门户之一。一般地说，儿童在5～7岁时腺样体体积达到最大，称为生理性肥大；从10岁开始逐渐萎缩，直至基本消失。但如果儿童在发育期间反复出现上呼吸道感染、鼻炎、鼻窦炎或扁桃体炎，反复刺激腺样体组织，就容易引发腺样体的病理性肥大。

腺样体肥大不仅会引起鼻塞不通气，还会影响周围器官，诱发或加重分泌性中耳炎、鼻窦炎和咽喉炎等疾病。腺样体肥大阻塞鼻腔通气，会迫使孩子改变呼吸模式，出现睡眠打鼾和张口呼吸。长期的异常呼吸模式会进一步影响孩子面部骨骼和肌肉的发育，导致上颌骨发育异常、硬腭高拱、上颌前伸、上唇上翘、门牙外龅、牙列紊乱、眼间距变宽、外眼角下拉，最终形成不健康的面容，也就是所谓的腺样体面容。

此外，长期腺样体肥大还会影响儿童睡眠，出现阻塞性睡眠呼吸暂停，并伴有睡眠时的缺氧。长期呼吸堵塞和慢性缺氧会导致神经系统供氧不足，进而引起注意力不集中、反应力下降，影响智力发育。同时，慢性缺氧还会影响促生长激素的正常分泌，对孩子的身高发育也十分不利。

随着医疗水平的发展以及医生和家长的重视，这些严重后果是可以预防的。早发现、早就诊、早诊断、早干预，完全可以将腺样体病理性肥大对孩子的负面影响降到最低。首选治疗方法是药物治疗，包括喷鼻、滴鼻和口服药物，大多数儿童的腺样体可以得到控制；少部分药物治疗无效的患儿，则需采取手术切除腺样体，使异常呼吸模式恢复正常，促进健康生长发育。

守护儿童健康，我们与您同在。让我们一起为孩子的健康护航。

扫描二维码
观看科普视频

06 | 肥胖病知多少

上海市第六人民医院

韩晓东

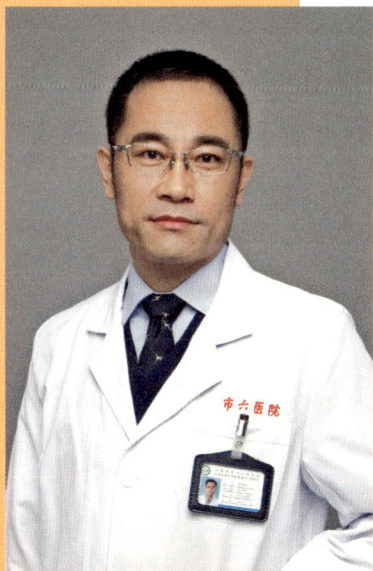

面对体重问题，有人曾提出在 3 个月内减重 50 kg 的目标。然而，减重的实际效果需根据个人体质、健康状况及减重方法等多方面因素综合考量。

一位曾经深受肥胖困扰的患者，通过手术及综合治疗成功减重。他回忆起术前的紧张与术后的释然，感慨这次经历仿佛重生。其实减重并非只能通过手术实现。更重要的是，人们需要树立控制体重的理念，学会自我监测体重变化。

腰围是评估肥胖程度的重要指标之一。对于亚洲人而言，女性腰围超过 85 厘米、男性腰围超过 90 厘米，即可判定为肥胖。根据 BMI 指数（体重指数），可以将肥胖程度分为不同等级。BMI 在 18～24 为正常范围，24～28 为超重，28～32 为轻度肥胖。轻度肥胖及超重人群，若未出现严重代谢性问题，通常无需手术干预，仅需调整生活方式及增加运动即可。

然而，对于中度肥胖（BMI 超过 32）及伴有相关代谢性问题的患者，减重代谢外科的干预可能更为必要。手术主要包括腹腔镜下袖状胃切除术、胃旁路术及单吻合口十二指肠转位术等。其中，腹腔镜下袖状胃切除术因其对胃肠道影响较小，成为最常用的手术方式。胃旁路术则是治疗肥胖型糖尿病的经典式，近年来在国内应用广泛。

手术并非一劳永逸的解决方案。患者在手术后仍需改变不良的饮食习惯，增加运动，以维持减重效果。通过术后半年的努力，患者应养成健康的饮食习惯和适当的运动习惯，从而确保体重长期保持稳定。

总之，减重是一个需要耐心和毅力的过程。通过树立正确的控制体重理念，结合合理的饮食和运动，以及必要的医疗干预，人们可以逐步走向健康的生活方式。

扫描二维码
观看科普视频

07 | 常见皮肤色斑的美容性光电治疗

上海交通大学医学院附属第九人民医院

董继英

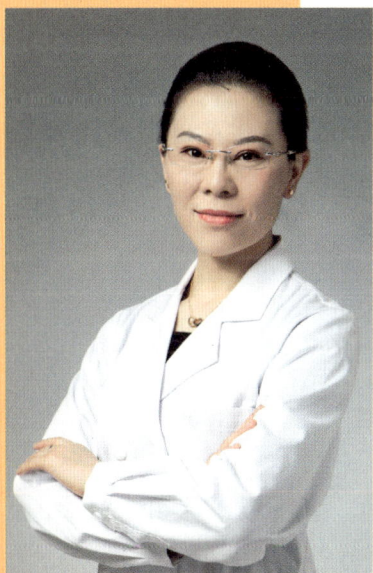

随着生活水平的提高，大家对面容的关注日益增加，都希望拥有干净、明亮、健康的皮肤。小朋友可能因为先天性问题，如"胎记"而影响面容，年轻人希望脸上没有雀斑、痘印、痘疤，越来越多的老年人想去除脸上的老年斑。可见，色斑问题困扰着不同年龄段的人群。

除了脸上的色斑，身体上的文身也是很多人希望解决的问题。有些人因为职业需要或审美变化，想要去除文身。在以前，处理这些问题很棘手，外涂药物效果不佳，手术切除又会留疤。但现在，随着科技的进步，激光仪器迅速发展，为我们提供了更多解决方案。

一、色素增加性皮肤病的基础知识

我们先来了解一下色素增加性皮肤病的基础知识。皮肤的颜色主要由皮肤中的色素决定，这些色素包括内源性的黑素、血红蛋白、胡萝卜素、胆色素等，以及外源性的色素，如吃橘子后皮肤变黄，或文身时人工植入的色素。

皮肤颜色的表现还与皮肤的厚度和光线在皮肤上的散射有关，但最主要的影响还是皮肤中的色素。这里有一个重要概念叫作"表皮黑色素单位"，它由黑素细胞及其周围的表皮角质细胞组成，黑素细胞负责生产黑素。黑素小体在黑素细胞中形成后，通过树突将黑色素颗粒递送到周围的角质细胞，一方面保护表皮细胞的细胞核不被晒伤，预防皮肤组织老化；另一方面随着表皮的新陈代谢，大部分色素逐渐随表皮剥脱而被代谢掉。

不同人种皮肤颜色的差异主要取决于黑素细胞生产的黑素的多少，而不是黑素细胞的数量，皮肤中黑素细胞的数量在不同种族人群中差异并不大。黑素对皮肤有保护作用，能够吸收紫外线，减少皮肤癌的风险。

二、皮肤色斑的分类

皮肤色斑可以分为表皮色素增加、真皮色素增加、真表皮色素增加和外源性色素增加性皮肤疾病4种类型。

1. 表皮色素增加性皮肤疾病：包括雀斑、咖啡斑、日光性黑子、老年斑等。这些色斑的色素增加主要出现在表皮层，颜色多为棕色或黑色。

2. 真皮色素增加性皮肤疾病：如太田痣、蒙古斑等，这些色斑的色素增加出现在比表皮更深的真皮层，颜色多为青色或蓝色，正常情况下真皮内一般不存在色素沉着。

3. 真表皮色素增加性皮肤疾病：如黄褐斑、炎症后色素沉着等，这些色斑的色素增加同时出现在表皮和真皮层。

4. 外源性色素增加性皮肤疾病：如文身、外伤性色素沉着等，这些色斑是由外部因素引起的，累及真表皮。

三、激光治疗原理

激光治疗色斑的原理主要是利用选择性光热分解作用。皮肤中的黑素对光有选择性吸收，不同波长的光可以选择性地加热黑色素，而不损伤正常组织。医生通过控制激光的波长、脉宽和能量密度等参数，精确作用于色斑，达到去除色斑处增多的色素、改善皮肤外观的效果。

Q 开关激光是治疗色素增加性皮肤病最常用的激光之一，它的脉宽非常短，能够在极短的时间内（10^{-9} 秒）释放出高能量，将色素骤然击碎。皮秒激光则比 Q 开关激光更先进，脉宽更短（10^{-12} 秒），峰值能量更高，对色素的破坏力更强。

当然，也不是能量越高祛斑效果就一定更好，这需要医生在治疗前准确评估皮肤基本状态，确认是否可以耐受高能量激光治疗，不恰当的治疗往往会造成皮肤屏障损伤、反黑等不良反应。比如，一些黄褐斑，或者老年斑、褐青色斑、黄褐斑等同时存在，在皮肤不能耐受高能量激光治疗时，需要采用低能量、多次、温和无创的激光策略，才能避免出现"越治越黑""越打越花"的情况。

四、临床应用与注意事项

在临床应用中，医生需要根据患者的具体情况选择合适的激光和治疗方案。治疗前，医生会进行准确诊断，详细评估，排除禁忌证，确保治疗的安全性。

治疗前，患者需要卸妆，保持皮肤清洁，使激光能更好地穿透皮肤。医生还会给患者拍照，以便对比术前术后变化，动态调整治疗方案。

治疗过程中，医生和患者都需要佩戴防护眼镜，保护眼睛免受激光损伤。治疗后，如有红肿，患者需要进行冷敷，以减轻皮肤热损伤和炎症反应，降低色沉发生风险。

不同的色斑激光治疗次数和效果不同。一般地说，雀斑等表皮色素增加性色斑治疗次数较少，效果好，但咖啡斑等高复发率色斑，治疗次数较多；太田痣等真皮色素增加性色斑虽然治疗次数多，起效相对较慢，但远期效果好；尽管黄褐斑是皮肤真表皮色素增加性皮肤疾病，但越来越多的学者认为黄褐斑与光老化密切相关。因此，需要在减少色素的同时，进行间歇性抗衰老治疗，控制黄褐斑发展并预防复发。治疗后，患者需要注意保湿和防晒，促进损伤皮肤修复、防止紫外线照射诱导的色素沉着，预防光老化。

五、案例分析

1. 雀斑：雀斑的治疗相对容易，一般通过 Q 开关激光或者皮秒激光，治疗 1～2 次后就能取得明显效果。治疗后即刻，皮肤会出现霜白反应，随即红肿，需要立即冷敷。

2. 老年斑：老年斑的治疗取决于其厚度和面积。较薄的老年斑治疗相对容易，较厚的老年斑则需要更强的激光进行剥脱；小面积的损伤小、恢复快，大面积的恢复期长、不良反应发生率增加。治疗后，患者需要注意防晒和保湿，促进皮肤早日康复。

3. 黄褐斑：黄褐斑的治疗相对复杂，需要综合考虑患者的具体情况。一般通过低能量的激光配合药物进行治疗，需要耐心坚持，就会见到效果。治疗后，患者需要注意防晒和保湿，以避免色素沉着。特别提醒不能过度护肤，过多搓擦、按摩、化妆、卸妆、使用面膜等都会加重皮肤损伤，不利于黄褐斑的治疗。

4. 太田痣：太田痣的治疗需要多次，一般通过 Q 开关激光或皮秒激光进行治疗。治疗后，皮肤会出现红肿甚至出血点，但一般不会明显破皮。随着治疗次数的增加，色斑逐渐变淡直至消失。

5. 文身：文身的治疗需要根据其颜色和深度选择合适波长的激光。一般地说，黑色和深蓝色的文身相对容易去除，红色和橙色的文身则相对较难。皮秒激光的出现为文身的治疗带来了革命性的进步，已经存在瘢痕的文身，可以联合点阵激光治疗。

六、术后护理

治疗后，患者需要进行良好的术后护理，促进皮肤损伤的修复，减少不良反应出现。

1. 冷敷：高能量激光治疗后立即进行冷敷以减轻皮肤的红肿和热损伤。

2. 保湿：使用保湿、促愈产品促进皮肤损伤的愈合，必要时遵医嘱使用抗病毒、抗感染药物。

3. 防晒：严格防晒以避免色素沉着和皮肤光老化。

4. 避免刺激：避免使用刺激性化妆品和护肤品以减少皮肤局部刺激，避免乙醇、辛辣刺激、过敏性食物等激发系统性炎症反应。

5. 复诊：按照医生的要求定期复诊以评估治疗效果、处理不良反应。

总之，光电治疗是一种安全、有效的去除皮肤色斑的方法。通过合理的治疗方案和良好的术后护理，我们可以获得理想的治疗效果。希望大家能够根据自己的需求选择专业医生进行咨询，和医生讨论适合自己的治疗方案，认真考虑医生的建议后，进行安全、有效的治疗。

扫描二维码
观看科普视频

08 | 三步简单法则
湿疹不再烦恼

上海市中医医院

章 斌

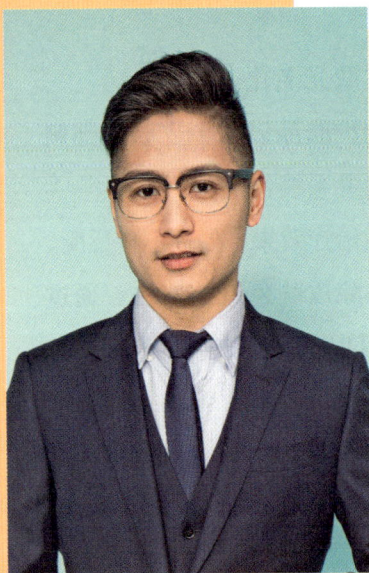

每逢此时节，众多人的皮肤常会出现一些反应，具体表现为成片地发红、干燥、起皮屑，这很可能是湿疹发作。如何有效治疗？通过3分钟三步走策略，轻松应对湿疹皮炎问题。

第一步：湿疹的自我诊断

若您的皮疹呈对称分布，形态多样且不统一，有的伴有水疱，有的呈现红斑结痂，瘙痒剧烈，抓破后伴有渗液，且反复发作，则大体上可初步诊断为湿疹。

第二步：评估湿疹的严重程度

湿疹的严重程度，需从皮疹面积、渗出情况及瘙痒程度3个维度进行综合评定。若皮疹局限于单个手掌面积以内，瘙痒可耐受，且皮疹无明显破溃，则属于轻度湿疹，可自行处理并观察病情变化。反之，若皮疹面积超过手掌大小，伴有明显渗出倾向，瘙痒剧烈，且已影响睡眠、工作、学习等日常生活，则属于中、重度湿疹，建议及时前往医院就诊。

第三步：湿疹的药物选择

对于轻度湿疹，可自行处理，包括口服抗过敏药物及外涂抗炎止痒药物。口服抗过敏药物主要阻断诱发体内瘙痒的物质，常用药物包括氯雷他定、西替利嗪等。外涂药物则主要针对局部皮炎湿疹，具有明显的消炎止痒功效，常用药为糖皮质激素外用制剂，如地塞米松乳膏等。此外，在选择外用制剂时，需遵循皮肤科医生的口诀："干对干，湿对湿"。即皮疹干燥无水泡及渗出时，选用相对干的乳膏或霜剂涂抹；若皮疹伴有水泡及明显渗出时，则应使用炉甘石洗剂等液体进行外用。

希望大家能够了解湿疹的定义，明确其严重程度，并选择合理的药物及剂型进行初步处理，从此告别湿疹困扰。

扫描二维码
观看科普视频

09 | 儿童也会脱发吗

上海交通大学医学院附属上海儿童医学中心

李梅云

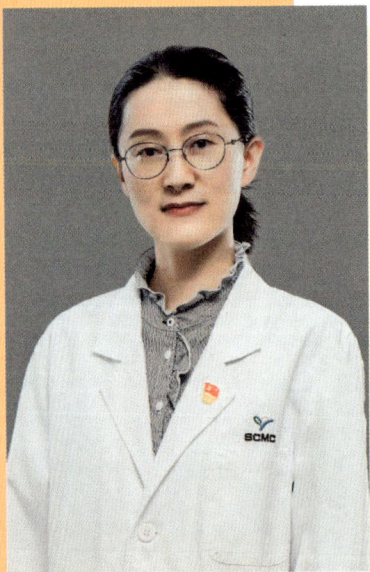

有一种常见的儿童脱发——斑秃，其发病非常突然，几乎没有任何前驱症状，往往是在不经意间毛发会突然脱落。因此，不少儿童的斑秃是在理发时才被发现。实际上，任何部位的毛发都有可能发生斑秃，包括睫毛、眉毛，甚至年龄稍大儿童的腋毛和阴毛。有时，斑秃还会伴随指甲的变化，如出现点状凹陷、纵嵴等现象。

根据斑秃的形态，可以分为多种类型，如斑片型、网状型、匐行型、中央型、弥漫型，以及全秃和普秃。现有研究显示，斑秃的发病因素尚不清楚，一般认为是遗传因素、环境因素（例如近期的病毒感染和精神压力）共同作用所致的毛囊特异性自身免疫病。

斑秃是否需要治疗，取决于疾病的严重程度。一般地说，局限性斑片状的斑秃中大约 80% 的病例可以在 1 年内自愈。全秃、普秃或匍行型斑秃等重症，其预后可能较差，治疗过程中也可能出现治疗抵抗或病情反复。

值得注意的是，斑秃不仅是外观问题，还会给患者带来较大的情感和心理负担。事实上，斑秃会影响患者的情绪，而焦虑和抑郁等负面情绪也会反过来促使斑秃的发病率增加。许多临床研究表明，在焦虑和抑郁群体中，斑秃的发病率往往较高。此外，斑秃常常伴发一些自身免疫病，如白癜风、系统性红斑狼疮，特应性皮炎和过敏性鼻炎等。

总之，孩子若出现斑秃，家长不必过于慌张。尽管轻症的斑秃有一定自愈概率，但及时就诊非常重要，以便医生对病情进行评估并提供合理的治疗建议。

扫描二维码
观看科普视频

10 | 银屑病在什么情况下容易扩散

上海中医药大学附属岳阳中西医结合医院

郭冬婕

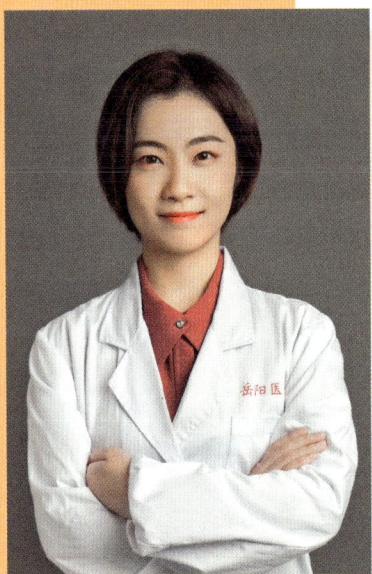

银屑病在皮肤上的表现与其他疾病存在显著差异。患者会出现红色斑块，部分患者的斑块会融合成大片区域，其上覆盖有白色鳞屑。对于病情较重的患者，白色鳞屑可能较为厚重且数量较多。在剥去鳞屑后，会出现薄膜现象，类似于半透明膜，且膜上可见点状小红点。这些特征是银屑病最为典型的几个表现。此外，斑块会突出于皮肤表面，呈现类似滴蜡的现象。这些是银屑病最为主要的特征。

若患者无法自行判断是否患有银屑病，应前往正规的专科医院皮肤科进行明确诊断，切勿盲目就医。

银屑病并不会随年龄增长而扩散，导致银屑病急剧扩散的几个关键因素包括：① 治疗不规范，贸然停药；② 身体任何部位出现炎症、外伤或感染；③ 情绪不佳、压力过大；④ 摄入过敏食物或不健康食物如乙醇等；⑤ 劳累或不健康作息引起免疫力下降。以上均可诱发银屑病，使其迅速扩散。

扫描二维码
观看科普视频

11 | 湿疹宝宝如何正确护肤

复旦大学附属儿科医院

叶 莹

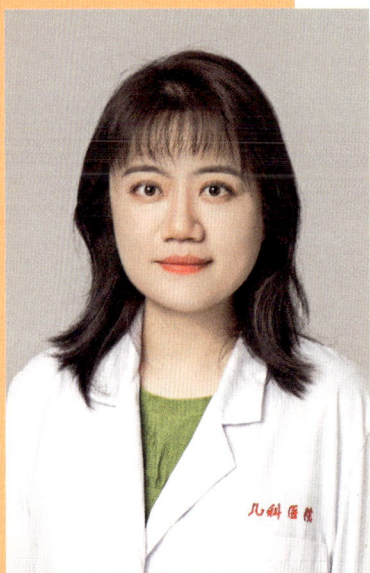

中国儿童湿疹的患病率较高，婴儿在1岁内的患病率可达30%，而1～7岁的儿童患病率接近13%。儿童湿疹常伴有明显的瘙痒，严重影响宝宝的睡眠和生长发育。对于湿疹宝宝来说，正确的皮肤护理能有效减轻疾病带来的困扰。

在日常生活中，约70%的儿童湿疹属于轻度，只需基础治疗联合针对病情的药物应用。如果宝宝和家长对湿疹存在疑问和困扰，建议前往儿科专科医院皮肤科就诊，通过正确的日常皮肤护理帮助宝宝建立并维护良好的皮肤屏障，从而免受湿疹困扰。

关于日常洗澡，一般建议每天或隔天洗 1 次，水温控制在 37℃ 左右，不宜过热，洗澡时间建议控制在 5～10 分钟以内，同时建议使用弱酸性或中性的沐浴液。至于如何正确使用润肤剂，建议在宝宝洗完澡后 3 分钟内，即皮肤处于半干半湿状态时立即涂抹。如平时皮肤感到干燥或瘙痒，可适时增加润肤剂的使用。选择润肤剂时，在干燥的秋冬季节建议使用较为油腻的保湿霜或软膏；在湿热的夏季则可选择较为轻薄的保湿乳液。

此外，家长还应注意宝宝接触的纺织品，建议让宝宝穿宽松透气的全棉衣物，避免接触较硬的纤维织物，如毛衣和毛毯。适当控制室内温度和湿度，保持居家环境凉爽，并及时清除宝宝的汗液，建议室内湿度控制在 40%～60%。

扫描二维码
观看科普视频

12 | "无主食"减肥法伤身还反弹

上海市第一人民医院

林 毅

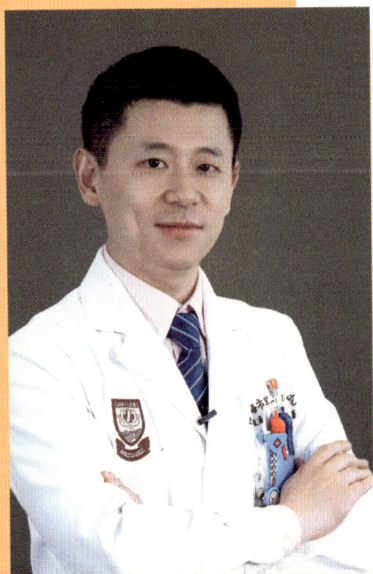

明星追捧的无主食减肥法，在短期内可能带来一定的减重效果，但长期实践或过度执行这类饮食模式，存在超多潜在健康问题。不仅会导致体重反弹，还可能对身体健康造成不可逆的负面影响。主要有以下几个方面。

1. 会导致营养不均衡：长期不吃或严重限制主食，可能导致膳食中缺乏必要营养，如维生素、矿物质和膳食纤维，尤其是 B 族维生素、镁、铁、锌等，这些对维持正常生理功能至关重要。营养不良会影响身体功能，降低新陈代谢率，反而阻碍长期的减脂进程。

2. 会导致代谢紊乱：极端低碳饮食可能导致身体进入"饥饿模式"，会降低基础代谢率以保存能量。一旦恢复正常饮食，由于代谢率尚未恢复到原有水平，摄入的热量很容易转化为脂肪储存，从而导致体重迅速反弹。

3. 会增加生理不适与健康风险：长期低碳或无碳饮食，会导致低血糖，乏力、头晕、心慌、失眠、便秘等症状。极端情况下，还可能引发酮症酸中毒一类的健康问题。同时，缺乏膳食纤维会增加患心血管疾病、肠癌的风险。

4. 会造成肌肉损耗与激素失衡：糖类（碳水化合物）是肌肉活动的主要能源，严重限制碳水化合物可能导致肌肉分解。长此以往肌肉量减少，不仅影响基础代谢率，还可能引起激素失衡，如胰岛素抵抗、甲状腺功能异常等，会导致生活质量下降。

5. 低碳无主食饮食可能限制社交活动：在外就餐时很难找到符合要求的食物，而过于严格的饮食规则可能导致生活乐趣减少，影响心理健康。

6. 整体可持续性差：这种极端饮食模式难以长期坚持，一旦停止或放松控制，就会由于代谢适应、心理依赖和补偿性进食等因素，容易导致体重反弹。

扫描二维码
观看科普视频

13 | 儿童"颜值杀手"腺样体面容

上海交通大学医学院附属新华医院

杨 军

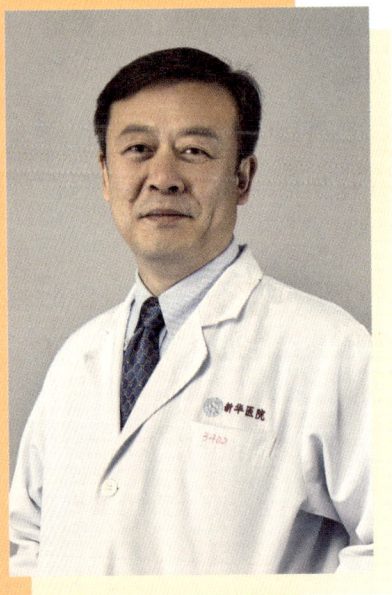

众多家长极为关注腺样体面容问题，该面容特征主要表现为嘴唇上翘、牙齿排列不齐以及眼睑增宽。从治疗角度出发，关键在于预防。其主要成因在于扁桃体或腺样体，或两者的共同肥大，导致呼吸道不畅。腺样体是位于后鼻孔的一团淋巴组织，当其体积增大，阻塞鼻腔，导致鼻塞，儿童便不得不通过张口呼吸来弥补。长期的张口呼吸习惯会使嘴唇逐渐前拱，形成倔嘴、"地包天"或"天包地"等面容改变，这是一种慢性且长期逐渐演变的过程。

一旦儿童形成腺样体面容，可能需要采取牙齿矫正、口腔颌面外科的治疗等方式进行干预。若家长早期发现孩子有鼻塞、打鼾、张口呼吸等症状，应及时就医诊断与治疗。腺样体扁桃体手术现已成为一种常规且微创的治疗方法，出血量少，且麻醉技术安全可靠。耳鼻咽喉头颈外科所采用的腺样体及扁桃体手术，同样具备微创特点。术后，众多家长反馈，孩子的嘴巴能够自然闭合，不再打鼾，睡眠质量提升。白天活动减少躁动，注意力更为集中，进食更为顺畅，甚至学习成绩也有所提高。综上所述，从治疗角度来看，预防仍是重中之重。

扫描二维码
观看科普视频

14 | 小创面　大问题

上海中医药大学附属龙华医院

李　锋

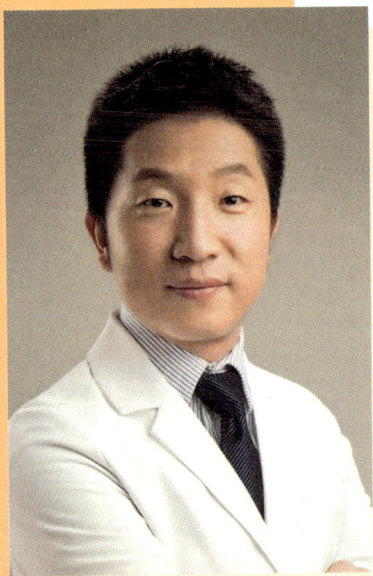

创面，即伤口，是由多种因素导致皮肤组织完整性受损及皮肤正常功能破坏而产生的损害。当皮肤受伤后，形成的创面若在2周内愈合，通常被称为急性创面。然而，若受到不利因素，如感染或异物等的影响，导致创面愈合受阻或停滞，愈合时间超过2周，则称之为慢性创面。

关于创面的修复，了解其正常过程至关重要。创面首先通过肉芽组织的增生，溶解并吸收损伤局部的坏死组织及其他异物，进而填补组织缺损。随后，肉芽组织转化为以胶原纤维为主的瘢痕组织，完成修复过程。若伤口存在感染，肉芽组织还能对感染及异物进行分解吸收，以消除感染、清除异物，保护伤口清洁，从而利于愈合。

在中医理论中，疮面属于疮疡范畴，依据疾病的发展阶段，可将其分为初、中、后三期，治疗则遵循消、脱、补的三大特色原则。在中医外科理论及临床经验指导下，针对创面不同时期采用不同特色疗法，如外治法结合内治方法，帮助创面修复。初期创面以热毒为主，采用消法；中期脓成不溃或脓出不畅，运用脱法以托毒外出；后期正气虚弱者，则采用补法恢复正气，使创口早日愈合。通常有益气养血、滋阴助阳等法则。金黄膏、冲合膏、红油膏等药物，对于创面的不同阶段均有良好的临床疗效。

此外，值得注意的是，面对创面问题切勿慌张，科学处理至关重要。通过中西医结合、内外兼治的方式，可有效助力创面修复，让伤口不再难以愈合。

扫描二维码
观看科普视频

15 | 整形外科医生带你了解：皮肤愈合、恶性肿瘤与软组织肉瘤的秘密

上海交通大学医学院附属仁济医院

陈　蕊

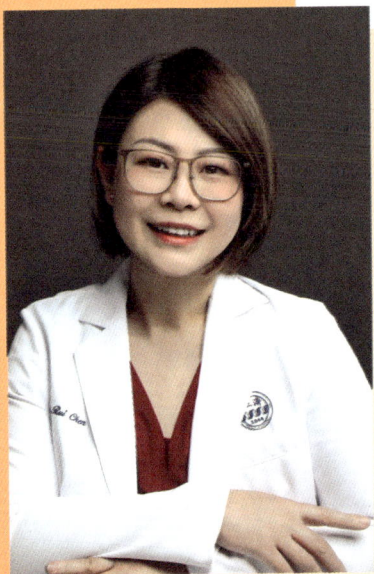

在日常生活中，我们可能会遇到身体，尤其是颜面部出现瘢痕、疙瘩或包块的情况，这些问题可能不仅带来不适，还影响美观。那么，对于这类容貌敏感的疾病，如何既保障治疗又尽可能不破坏个人外貌特征呢？

瘢痕的形成与预防

面对瘢痕问题，很多患者都有疑问：为什么同样受伤，有的人瘢痕不明显，有的人却形成难看的瘢痕？瘢痕的形成与多种因素有关，包括人种、家族易感性以及患者的基础共病如自身免疫病等慢病。整形外科医生在手术

中会通过选择皮肤张力小的切口、采用减张缝合技术和选择低敏性缝合材料等方法，来减少瘢痕的形成。

皮肤愈合的过程包括止血期、炎症期、增殖期和塑形期。病理性瘢痕，如增生性瘢痕和瘢痕疙瘩（肉瘤样瘢痕），其外观红肿、凸起，甚至可能伴有瘙痒、刺痛等症状。增生性瘢痕常见于烧伤后或关节活动区域，而瘢痕疙瘩则像恶性肿瘤具有侵蚀正常皮肤的临床行为，病程长达几十年。

对于病理性瘢痕的治疗，早期小面积的瘢痕可采用注射药物（例如糖皮质激素类或 5-FU 等）治疗，该治疗方式获得的临床症状缓解率很高但同时停药后复发率也很高。对于高风险患者，我们更倾向于推荐手术联合放疗的治疗方案。近年来，光、声、电等新技术在临床上应用为小面积瘢痕疙瘩特别是全身多发性瘢痕患者带来了福音，高能量光电为放疗增敏联合治疗瘢痕疙瘩的微创方法为患者提供了更多选择。

在瘢痕预防方面，整形外科医生从术中就开始采取预防措施，可以提供皮下分层对位缝合线、皮肤改型手术、皮肤减张固定技术等。其中的要旨是通过浅筋膜层和真皮下层的逐步递减减张，通过解剖对位解决皮肤张力问题，最终提高愈合质量。

皮肤恶性肿瘤的分类与预防

关于皮肤恶性肿瘤的分类，主要包括黑素细胞类恶性肿瘤、非黑素细胞类恶性肿瘤和皮肤附属器相关恶性肿瘤。其中，非黑素细胞类恶性肿瘤占比最大，达到 70%，基底细胞癌和鳞状细胞癌是最常见的 2 种类型。

基底细胞癌主要有低风险型（结节型、浅表型、硬化型和纤维上皮瘤样型）和高风险型不同，起源于上皮类的基底细胞。鳞状细胞癌则起源于表皮角质形成细胞，恶性程度较基底细胞癌高。这两种皮肤癌的发病因素与日光照射、遗传因素、化学环境影响和免疫抑制等有关。

基底细胞癌转移程度较弱，多为局部浸润性生长，而鳞状细胞癌则可能远处转移。这类皮肤恶性肿瘤可以通过早发现、早治疗，获得较好的预后。对于皮肤癌的预防，建议掌握自检方法，如 ABCDE 法则：A（asymmetry）不对称，B（border）边缘不规则，C（color）颜色斑驳，D（diameter）直径大于 6 mm，E（evolving）迅速变化。上述情况中出现 2 个以上症状的异常变化，应及时就医。

软组织肉瘤的诊断与治疗

软组织肉瘤来源于间叶组织，种类复杂、恶性程度高、复发率高。最常见的类型包括多形性肉瘤和脂肪肉瘤等。脂肪肉瘤与脂肪瘤不同，是一种恶性肿瘤，好发于四肢躯干长骨近段和躯干部位。

脂肪肉瘤早期症状不明显，容易与脂肪瘤混淆。但 5 cm 以上时生长速度极快，可能引起压迫症状或肿瘤综合征。磁共振影像是早期发现脂肪肉瘤的重要手段。

软组织肉瘤的治疗目标是联合基因检测明确诊断，最大限度开展根治性手术，提供条件开展修复重建及保肢，术后需要严密随访和综合治疗。由于肉瘤非常容易复发伴有一定比例远处转移，因此术后患者应当定期复查，包括局部体检、血常规和影像学检查等的要求比一般肿瘤严格。

通过今天的讲解，我们了解了瘢痕的形成与预防、皮肤恶性肿瘤的分类与早期发现以及软组织肉的诊断与治疗。需要提醒大家的是，要关注自己身体上的异常变化，及时就医并接受专业治疗。对于手术后的创面愈合和美学修复，整形外科有着独特的优势。通过自体或异体组织移植等方法，可以在最大程度上恢复患者的功能和外貌，从而更好地维护个人的健康权益。

最后，希望广大观众能够从本文中受益，并关注自己的身体健康。

扫描二维码
观看科普视频

16 | 特应性皮炎的诊疗

上海市儿童医院

华圣元

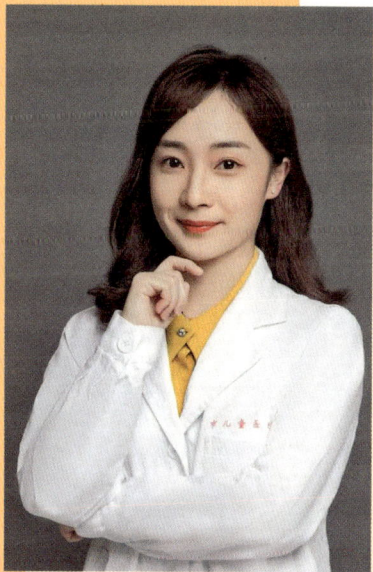

特应性皮炎是一种特殊的湿疹，也称为遗传过敏性湿疹。它具有以下四大特点：首先，患者通常具备特应性体质，如同时患有过敏性鼻炎、哮喘、变应性结膜炎等疾病；其次，发病时间通常超过 6 个月甚至更长；第三，患者常伴有全身皮肤特别干燥；第四，婴儿期的皮疹好发于头面部和四肢伸侧，而到了儿童和青少年期，皮疹则多见于颈部、肘窝、腋窝、腹股沟等褶皱部位。

如果你的孩子出现了上述 4 个特点，请高度关注，因为这不只是简单的湿疹，而是特应性皮炎。对于特应性皮炎，小儿护理的关键在于保湿。建议选择含有神经酰胺或透明质酸成分的润肤霜，并强调足量多次使用，最好每天都涂抹。根据相关指南推荐，儿童润肤霜的用量每周至少应达到约 100 g，可根据皮损情况和受累部位灵活调整。即使皮损得到缓解，也需要坚持使用。

此外，日常护理中应尽量让孩子穿着清凉，避免炎热和汗液刺激皮肤。出汗较多时，应每日清洗身体，建议使用低敏、无刺激且 pH 处于中性至弱酸性范围内的沐浴产品，不宜使用肥皂。洗澡水温应控制在 37℃ 左右，时间保持在 5～10 分钟内，不建议长时间浸泡。洗完后应尽快擦干，并及时涂抹润肤霜，以构建正常的皮肤屏障，防止外界刺激。

对于特应性皮炎的治疗，还需根据孩子的年龄、皮疹部位、皮损表现及严重程度来选择相应的治疗方案。建议家长带孩子到正规医院的儿童皮肤科就诊，在医生的指导下合理用药，从而有效摆脱特应性皮炎的困扰。

扫描二维码
观看科普视频

17 | 脂溢性脱发的
症状及治疗

上海中医药大学附属曙光医院

何　翔

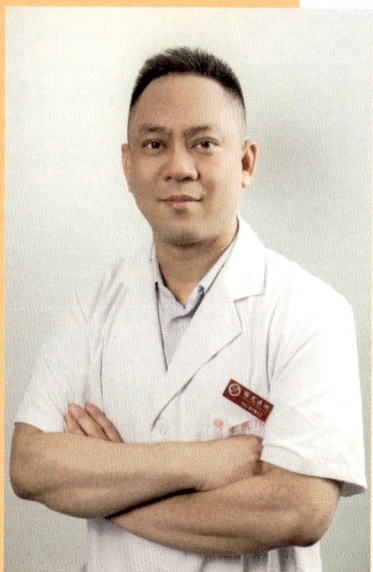

　　脂溢性脱发在男性和女性中的表现存在一定差异。男性患者主要呈现为 2 个鬓角凹陷，形成英文字母 M 型，并伴有头顶部头发稀疏。随着脱发进程的发展，发际线逐渐后移，头顶部头发愈发稀疏。根据脱发严重程度，可分为 7 个等级。其中，六级和七级脂溢性脱发仅保留两侧及枕后头发，头顶部头发完全脱落，此为男性脂溢性脱发的典型特征。

　　女性脂溢性脱发则主要表现为头顶部头发稀疏，部分患者头缝处可见明显稀疏。随着脱发程度加重，头顶部头发愈发减少，形成明显的头缝，这是女性脂溢性脱发的特征。

关于脂溢性脱发的治疗，越早治疗越有效。若毛囊已完全萎缩，则治疗难度较大，此时可考虑从枕后取毛囊移植至脱发部位。但若枕后头发也脱落严重，则无法进行植发。因此，脂溢性脱发应尽早治疗，以挽救毛囊。

治疗方法包括外用药物和口服药物，通过药物治疗可挽救毛囊。在毛囊挽救的基础上，可考虑在无毛囊部位进行植发治疗。综上所述，脂溢性脱发是可治疗的，关键在于把握治疗时机。

扫描二维码
观看科普视频

18 | 胎记怎么去除

复旦大学附属华山医院

段希蕾

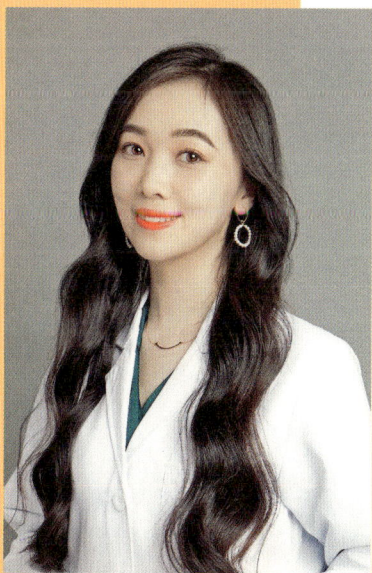

在临床上，常见的胎记包括色素增生性的黑胎记，例如太田痣、咖啡斑等，以及血管增生性的红胎记，如鲜红斑痣、血管瘤等。无论胎记的颜色与性质如何，一旦出现在面部，均会对美观产生一定影响。

随着技术的不断进步，激光治疗已成为去除胎记安全且有效的方法。激光治疗因其创伤小、治疗时间短、术后护理简便、不易留下瘢痕等特点，而广受青睐。

激光治疗的流程具体如下：医生先会进行一对一的面诊，以判断胎记的类型。针对太田痣、咖啡斑等，可选择调 Q 激光、皮秒激光等。而对于鲜红斑痣，则可选择脉冲染料激光治疗。无论采用哪种激光，一般治疗过程仅需几分钟即可完成，面积较小的甚至可在几秒内完成，因此患者无须过度担忧。

根据胎记的种类、颜色深浅、大小及部位等因素，往往需要多次治疗，循序渐进，使其颜色逐渐变淡。激光治疗完成后，大约需要 1 周的恢复期。在此期间，治疗部位需适当避水，并外涂抗生素软膏以防止感染。

常有患者询问，激光治疗后是否需忌口。实际上，激光治疗后并无特殊饮食禁忌。大约 1 周后，洗脸、护肤等日常活动即可恢复正常。但需注意，防晒至关重要，应尽量注意防晒，以避免术后色素沉着。

让我们共同告别胎记，拥抱自信与美丽。

扫描二维码
观看科普视频

第十一章

最强大脑

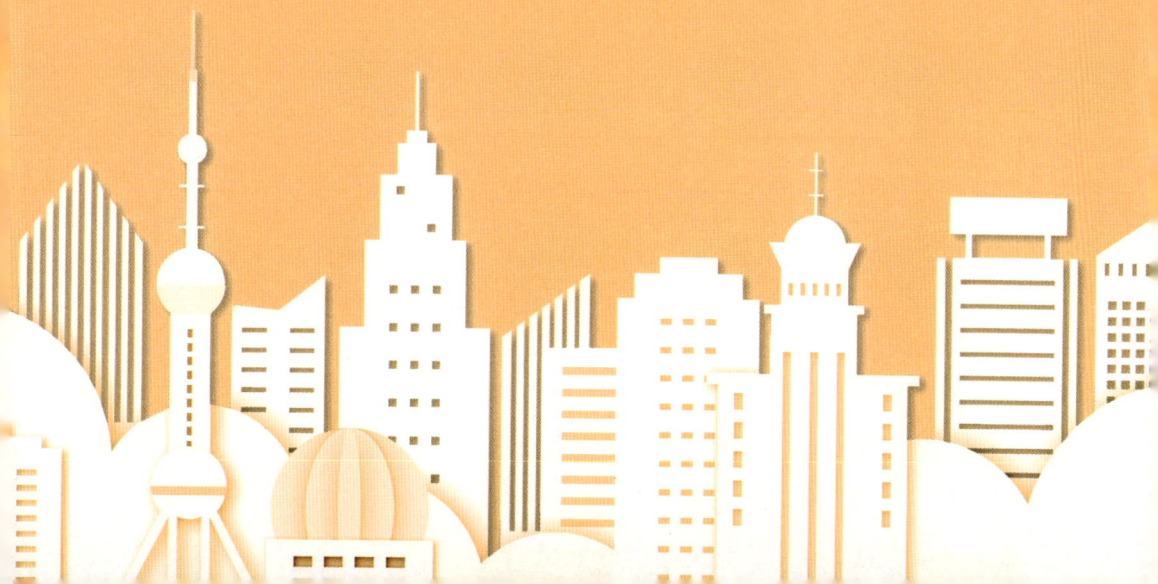

01 | 孩子突发晕厥
该如何正确处置

上海交通大学医学院附属上海儿童医学中心

刘 婕

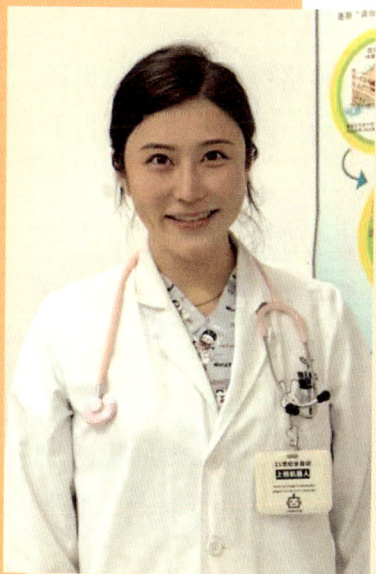

突发晕厥是由于短暂的脑供血不足引起的一过性意识丧失及体位不能维持的症状。晕厥在儿童中较为常见，占急诊病例的 1%～2%，国内数据显示，5～18 岁的儿童中有 20%～30% 至少经历过一次晕厥，其中女生的发生率高于男生。反复晕厥不仅严重影响儿童的身心健康及学习生活质量，还可能存在猝死风险。

晕厥的表现

晕厥通常突然发生，部分患者在发作前可能会有先兆，如头晕、恶心、多汗等，但更多患者在意识丧失前并无明显不适。发作时，患者会突然完全失去意识，可能伴有心率减慢或增快、血压下降、面色苍白和出冷汗。多数患者能在短时间内自行恢复，意识完全恢复后症状消失；但如果意识丧失时间较长，则可能出现四肢抽搐，恢复后面色苍白、全身无力，不愿言语或活动，并伴有恶心、打哈欠、过度呼吸、心动过缓和头痛等。

发作先兆及诱因

在意识丧失前出现头晕、恶心、多汗等先兆时，提示即将发生晕厥。常见诱因包括长时间站立、精神紧张、清晨起床以及排便或咳嗽时的剧烈用力等。如果意识丧失持续时间超过 5 分钟，并伴有定向障碍、恢复缓慢以及肢体节律性动作，则更可能为惊厥发作，而非单纯晕厥。

晕厥的原因

对晕厥的初步评估需详细询问病史、进行体格检查、卧立位血压测量及心电图检查。根据这些检查结果，晕厥的原因大致可分为以下 3 类。

1. 自主神经介导的晕厥：其中最常见的是血管迷走性晕厥，占晕厥患儿的 60% 以上，常因长时间站立、情绪刺激、疼痛或闷热环境引起，典型症状为出汗、恶心、面色苍白，跌倒时伴随血压和心率下降，症状持续几秒至 2 分钟。

2. 心源性晕厥：虽只占儿童晕厥的 2%～3%，但最为危险。常见原因包括心律失常、心脏排血障碍、心肌缺血及心力衰竭，此类晕厥易引发猝死。

3. 其他原因：约 20% 的晕厥为不明原因，可能与神经系统、代谢性或精神类疾病有关。

紧急处置措施

1. 平卧并抬高双脚：将患者平卧，并适当抬高双脚，以促进大脑的供血和供氧。

2. 开放气道并吸氧：保持患者呼吸道通畅，清理口腔内的呕吐物，防止误吸；条件允许时给予吸氧。

3. 心肺复苏：若为心源性晕厥且患者出现心脏骤停，应立即进行心肺复苏。

温馨提示

晕厥是青少年儿童常见的病症，其中自主神经介导的晕厥最为常见，但心源性晕厥则极为危险，家长应对反复突然晕厥的儿童高度重视，并及时带其到医院就诊以明确诊断和采取适当治疗措施。

扫描二维码
观看科普视频

02 | 缺血灶是不是代表我腔梗了

复旦大学附属华山医院

董 漪

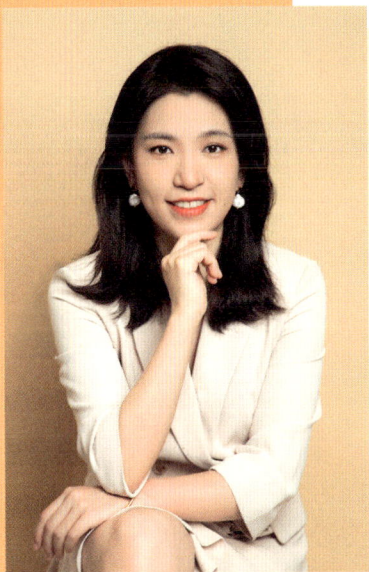

在临床诊疗中，常有患者手持 CT 或磁共振检查报告，询问其是否患有腔隙性梗死。需明确的是，缺血灶的存在并不等同于腔隙性梗死。

1990 年的牛津卒中社区登记研究显示，卒中可被分为完全前循环形、部分前循环形、后循环形及腔梗等类型。腔隙性梗死作为一种症状相对较轻的卒中，其亚型包括纯运动型、纯感觉型、运动感觉型、构音障碍手笨拙共济失调型及轻偏瘫型。

随着 CT 与磁共振技术的普及，无症状或仅有轻微头晕症状的患者也能通过影像学检查得到诊断。当此类患者前来就诊并出示其影像学报告时，若病灶呈现双侧性，则通常不符合腔梗的特征。腔梗往往伴随特定的临床症状，而双侧病灶更多地与年龄、高血压、糖尿病、高脂血症、睡眠障碍、头痛及焦虑等因素相关。

对于发现的冲刺性缺血灶，建议患者前往专业血管医生门诊进行随访和筛查。通过有效控制相关危险因素，可预防卒中的再次发生。因此，双侧缺血灶并不等同于脑梗死。

扫描二维码
观看科普视频

03 | "可控可防"的痴呆
血管性认知障碍

上海中医药大学附属龙华医院

叶 青

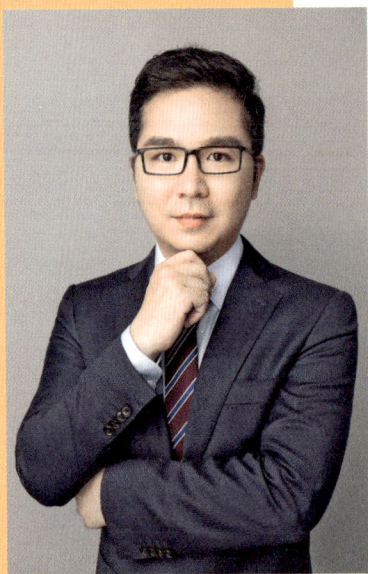

从央视深情演绎的公益广告中，那令人动容的父亲口袋中装有饺子的场景，再到安东尼·霍普金斯精湛演绎的《困在时间里的父亲》，我们逐渐认识到阿尔茨海默病这一被誉为"记忆橡皮擦"的疾病。然而，值得注意的是，并非所有的记忆力衰退都预示着阿尔茨海默病的发生。

这里介绍一种可防可控的痴呆——血管性认知障碍。血管性认知障碍与阿尔茨海默病一样，都会导致认知功能的减退，表现为记忆力逐渐减退，进而影响患者的日常生活能力。然而，与阿尔茨海默病病因不明、起病隐匿的特点相比，血管性认知障碍具有明确的病因和发病机制，因此被视为一类可控可防的痴呆。

血液是维持和控制大脑记忆力的重要营养物质。顾名思义，血管性认知障碍是由于脑血管病变所引起的认知功能损害的综合征。简而言之，当大脑的血液供氧出现异常时，所导致的记忆减退便是血管性认知障碍的特点。血管性认知障碍的诊断并不复杂，当出现脑血管病变的表现，并伴随血管因素互为因果的认知损害时，即可进行诊断。

除了准确的诊断之外，清楚认识引起血管性认知障碍的高危因素，对于防治工作也具有重要意义。首先，年龄因素不可忽视。随着年龄的增长，血管壁会逐渐硬化，弹性降低，从而增加了脑血管病变的风险，老年人更容易出现动脉硬化、高血压等血管相关问题，进而增加了血管性认知障碍的发病率。其次，疾病因素也是重要诱因。长期的高血压、高血糖以及血脂异常都会损害血管壁，增加血管栓塞，加速动脉硬化，进而增加脑血管病变的风险。心脏疾病，如心房颤动等心脏问题，可能会导致血栓的形成，增加脑血栓的风险。此外，脑血管疾病，如脑出血、脑梗死、脑血管畸形等，也是血管性认知障碍的重要病因。最后，生活起居因素也不容小觑，包括高盐、高糖、高脂肪的饮食，吸烟、过量饮酒等不良习惯，以及长期的缺乏运动、心理情绪问题等，都会影响脑血管健康，进而可能导致血管性认知功能障碍。

因此，当出现上述多个危险因素时，即使尚未出现记忆力损伤，都应有意识地开展对血管性认知障碍的预防和治疗。与阿尔茨海默病不同的是，目前尚无明确治疗血管性认知功能障碍的药物。一般用于治疗阿尔茨海默病的药物，如胆碱酯酶抑制剂、NMDA 受体拮抗剂等，虽然对血管性认知障碍也有一定的效果，但存在局限性，如特异性药物缺乏、不良反应明显、临床适应证严格、疗效个体差异大以及长期疗效不确定等。

然而，相比于阿尔茨海默病，血管性认知功能障碍在早期治疗时往往能够展现出相对较好的预后效果。当然，脑血管病变的发生并非一朝一夕，对其治疗也应当循序渐进。因此，中医药在血管性认知障碍的治疗上具有独特的特色和优势。中医认为，心主神明、心主血脉，精神意识思维的活动都是由心所主导的，而其物质基础都在于心血。血管性认知障碍的病位在于脑，因此其病机在于血脉不畅、瘀阻脑络、神明失养。除了单纯性的心脉瘀血之外，老年人的血瘀形成原因也是多种多样，或是肾精亏虚、阴虚滞瘀，或是脾虚湿阻、痰滞瘀，或是情志不舒、因瘀滞瘀，或是因内外邪毒痹阻所导致的瘀。因此，对于血管性认知功能障碍，活血化瘀应贯穿始终。临床上，基于久病入络的观点，往往在活血化瘀药物的使用基础上，加用具有搜足通络作用的虫类药物，如僵蚕、全蝎、蜈蚣、水蛭等。到了血管性痴呆的晚期，痰浊邪毒凝结时，还会配伍使用胆南星等祛风化痰类的药物来化痰通络。另外，传统针灸通过补益肝肾、化痰开窍的方法，采用头针、三针相从刺、温阳补肾灸等，也能够有效改善脑部的供血，达到通络的目的。

扫描二维码
观看科普视频

04 | 你我携手
防"帕"不怕

上海交通大学医学院附属仁济医院

杜芸兰

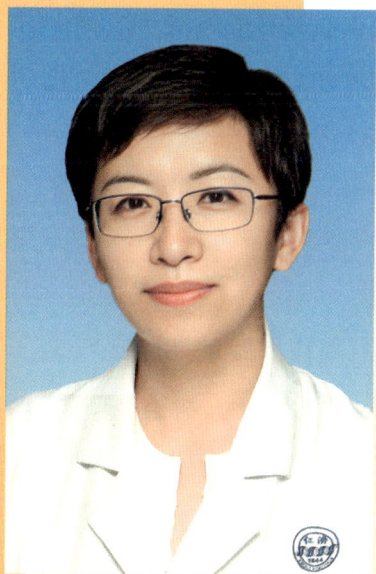

帕金森病是一种中老年常见的神经系统变性疾病，主要有4个典型的临床症状：静止性震颤、肌强直、运动迟缓和姿势步态障碍。

一、帕金森病的病变部位与流行病学

帕金森病的主要病变部位在脑干的黑质区域。黑质内含有大量黑色的多巴胺能神经元，而在帕金森病患者中，这些神经元会逐渐丢失，导致多巴胺水平降低，从而引发疾病。此外，这些神经元内还会形成一种包涵体，称为路易小体。

流行病学调查显示，帕金森病并非罕见病。65岁以上的老年人中，每100人就有约1.7人会患病。预计到2030年，我国帕金森病患者数量可能达到500万。许多名人也曾患此病，因此，作为一种常见病，我们应该以乐观的心态面对这一疾病，而不是焦虑或恐慌。

二、如何辨别早期帕金森病

早期识别帕金森病对于及时治疗至关重要。我总结了一个简单的七字口诀来帮助大家辨别：慢、抖、僵、冲、嗅、睡、便。

1. 慢：是最关键的核心症状，表现为动作频率慢，如穿衣服、洗脸等日常活动变得缓慢笨拙。

2. 抖：约2/3的患者会出现静止性震颤，即在安静时手或脚会不自觉地抖动，而做动作时反而减轻。

3. 僵：身体多部位肌肉僵直。面部肌肉僵直导致表情减少，形成"面具脸"；上肢僵直使得手臂摆动减少，下肢僵直表现为走路时步伐小且抬不起脚，转弯也困难。

4. 冲：由于运动功能控制差，患者走路时可能迈不开步或刹不住车，表现为前冲步态或慌张步态。

5. 嗅：嗅觉减退，早期可能闻不到气味。

6. 睡：睡眠中多梦，甚至大喊大叫，出现快速眼动期睡眠行为障碍。

7. 便：便秘也是帕金森病的一个常见症状。

如果出现上述症状，尤其是"慢"这一核心症状，家属应仔细观察并及时就医咨询。

三、帕金森病的检查手段

除了临床观察外，还有一些检查手段可以帮助诊断帕金森病。其中，核显像是目前最有意义的检查方法，通过示踪剂显示多巴胺转运体等，可以辨别是否为早期帕金森病或需要鉴别的其他帕金森综合征。其他检查手段如黑质超声，肌电图震颤分析等，仁济医院可以提供这些检查服务。

四、帕金森病的治疗与管理

1. 药物治疗：是帕金森病治疗的首要方法。尤其左旋多巴的合成是帕金森病治疗的一个重要里程碑，其他药物还包括多巴胺受体激动剂，左旋多巴代谢酶抑制剂等。不同患者用药效果不同，因此需要个体化治疗。患者要密切随访，记录用药反应，及时调整治疗方案。此外，每种药物都有各有特点和注意事项，患者应在医生指导下使用。

2. 手术治疗：对于中晚期出现步态不稳等症状的患者，脑起搏器（DBS）手术是一个有效的治疗方法。但手术需严格筛选患者，并非所有患者都适合。

3. 运动康复：运动康复在帕金森病治疗中越来越受到重视。患者应在不摔倒的前提下，根据自身体力尽可能多运动。打太极拳、八段锦等平缓的运动方式比较适合帕金森病患者。

4. 心理支持：帕金森病患者常伴有情绪低落等心理问题，心理支持治疗非常重要。家庭和社会给予的关心和温暖对于改善患者的心理状态也非常重要。

五、帕金森病的日常生活管理

1. 穿衣：选择宽松、易穿脱的衣服，避免小纽扣、系鞋带等设计。鼓励患者自己穿衣脱衣，作为日常锻炼。

2. 饮食：注重食用营养丰富的食材。服用美多巴等药物时，应与蛋白质摄入间隔至少 1 小时。多喝水，多吃蔬菜瓜果，缓解便秘症状。

3. 居住：居住环境应宽敞明亮，安全性要高。卫生间应离卧室近，通道安装扶手，澡盆下放防滑垫，洗澡时放小板凳等，避免摔倒。

4. 出行：鼓励患者在运动功能允许的情况下多出门活动，参加社交和娱乐活动，有助于改善心情和认知功能。

六、帕金森病的新型治疗方法

目前，帕金森病的新型治疗方法正在不断研发中。药物方面，新一代药物和新剂型药物不断涌现，如双向释放性左旋多巴、复方左旋多巴吸入剂等，它们旨在提供更平稳的血药浓度，减少症状波动。此外，还有一些辅助设备如更精准的 DBS 手术装置，重复经颅刺激，干细胞治疗等，也在不断研发中。

虽然目前国内还未完全普及这些新型治疗方法和药物，但患者和家属应保持信心，密切关注医学进展，及时与医生沟通治疗方案。

总之，帕金森病虽然是一种慢性疾病，但只要我们正确认识它、积极治疗它、科学管理它，就能够有效控制病情进展，提高生活质量。希望大家都能以乐观的心态面对帕金森病，携手共克难关。

扫描二维码
观看科普视频

05 | 带您了解脑卒中

上海市老年医学中心

陆伟伟

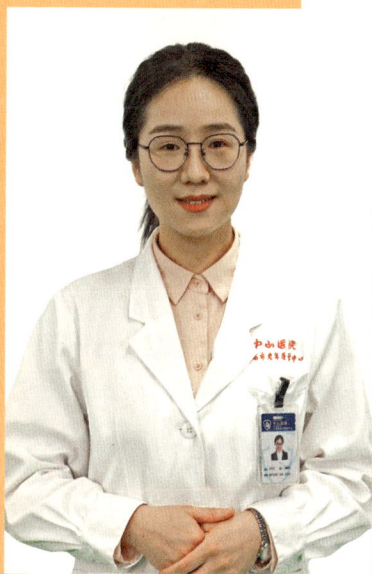

随着老龄化社会的加速发展，脑卒中的发病率持续上升，并逐渐呈现出年轻化的趋势。了解和识别脑卒中的早期症状，已成为中老年人及其家属必须掌握的健康常识，及时就医对于患者的救治和预后具有重要意义。

如何识别脑卒中

脑卒中常常突发，需要患者或家属在短时间内识别和判断。为便于大众记忆，复旦大学附属闵行医院神经内科提出了"脑卒中120"的口诀，具体如下。

1：观察一张脸，看是否出现口角歪斜，面部不对称。

2：尝试让患者同时抬起两只胳膊，观察是否有一侧无力或无法抬起。

0：聆听患者说话是否清晰，是否存在口齿不清等语言障碍。

此口诀有助于第一时间识别疑似脑卒中征兆，一旦出现上述症状，应高度警惕脑卒中的可能，立即拨打120急救电话。

脑卒中后是否需要康复治疗

确诊脑卒中后，除配合医生进行积极的医疗救治外，康复训练同样关键。尤其在出院后，家属需明确患者是否选择居家康复或前往康复机构进行系统训练。

脑卒中发病后的6个月内为康复黄金期，此阶段神经功能恢复的潜力最大。科学、规范的康复治疗能够显著改善肢体或言语功能障碍，提升患者生活自理能力。一旦错过该时期，康复速度将显著下降，功能恢复进入相对缓慢的平台期。

综合性医院康复科或者康复专科医院的设备更为专业，治疗手段更为系统科学，因此在条件允许的情况下，推荐去医院进行康复治疗。

常见康复治疗方法

临床常用的康复方法包括：运动再学习、强制运动疗法、任务导向训练、本体感觉神经肌肉促进技术、运动想象疗法、镜像疗法、步态和平衡能力训练等。这些方法均需要患者主动参与，激活大脑皮层，促进神经功能重组与恢复，改善肢体运动功能和肌肉控制能力。

对于脑卒中后认知障碍、言语吞咽障碍、感觉障碍、情绪焦虑抑郁症状等，还需要进行相应的专项训练，以提升整体训练效果。

AI+康复等高科技在康复中的应用

近年来，人工智能、虚拟现实、智能反馈控制等高新技术逐步应用于康复治疗领域，如外骨骼机器人、脑机交互康复训练设备等，具有可量化的评估体系与精准康复的优势，便于实时监测康复进展，提升康复效果。

扫描二维码
观看科普视频

06 | 儿童癫痫的病因和治疗

复旦大学附属儿科医院

郁莉斐

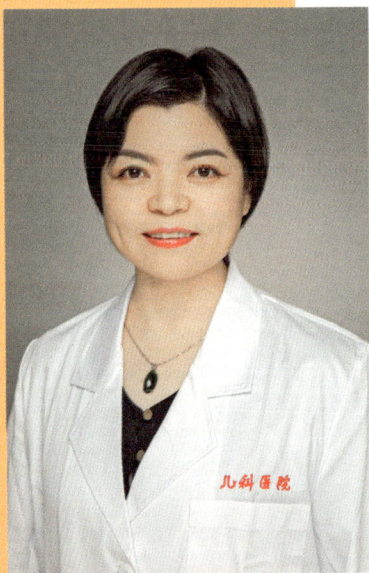

癫痫，民间常称为"羊癫疯"或"羊角风"，是一种慢性发作性的神经系统疾病。据统计，我国每年新发癫痫患者约40万例，其中约3/4为儿童。因此，癫痫是儿童神经系统最常见的疾病之一。

癫痫的发作类型十分多样，大类可以分为全面性发作和局灶性发作。有的癫痫发作伴有意识丧失，有的则保持清醒；有的表现为跌倒、发呆，有的仅呈现为傻笑或精神行为异常。最典型的癫痫大发作表现为双眼上翻、面色发绀、肢体僵直抖动及意识丧失，部分患者还可能出现流涎、口吐白沫、大小便失禁等。癫痫发作一般持续几分钟，自然缓解后患者往往感到疲劳，休息后便能恢复正常。

癫痫的病因较为复杂，医生通常从结构异常、代谢紊乱、遗传因素及免疫感染等方面进行评估，只有找到确切病因后，才能制订更为精确合理的治疗方案。例如，对于存在结构病因的患者，可考虑癫痫外科手术评估，寻找手术治愈的机会；若病因在于代谢异常，则探讨底物替代治疗的可能；对于遗传因素，可能需考虑靶向治疗，甚至在基因技术进步的背景下，有望实现基因修正治疗。

目前，儿童癫痫的主要治疗方法仍以抗癫痫药物为主，约80%的儿童患者可通过合理的药物治疗达到理想控制甚至治愈，但仍有20%～30%的患者发展为药物难治性癫痫。对于这部分患者，寻找病因更为关键；若未找到明确病因，或明确病因，但缺乏针对病因的治疗，可尝试以下两种方法。

一种是生酮饮食治疗，即采用高脂、适量蛋白质、低糖类（碳水化合物）的饮食方案。约60%的患者可通过生酮饮食显著改善或减少发作，约20%的患者可达到完全无发作状态。另一种是迷走神经刺激术治疗，这是一种通过在皮下植入电子设备刺激迷走神经以控制癫痫发作的治疗方式，其有效率与完全控制率与生酮饮食治疗相仿。

通过以上措施，针对不同病因及发作类型的癫痫患者，医生能够制订个体化的治疗方案，从而改善患者预后，提高生活质量。

扫描二维码
观看科普视频

第十二章

辞旧迎新

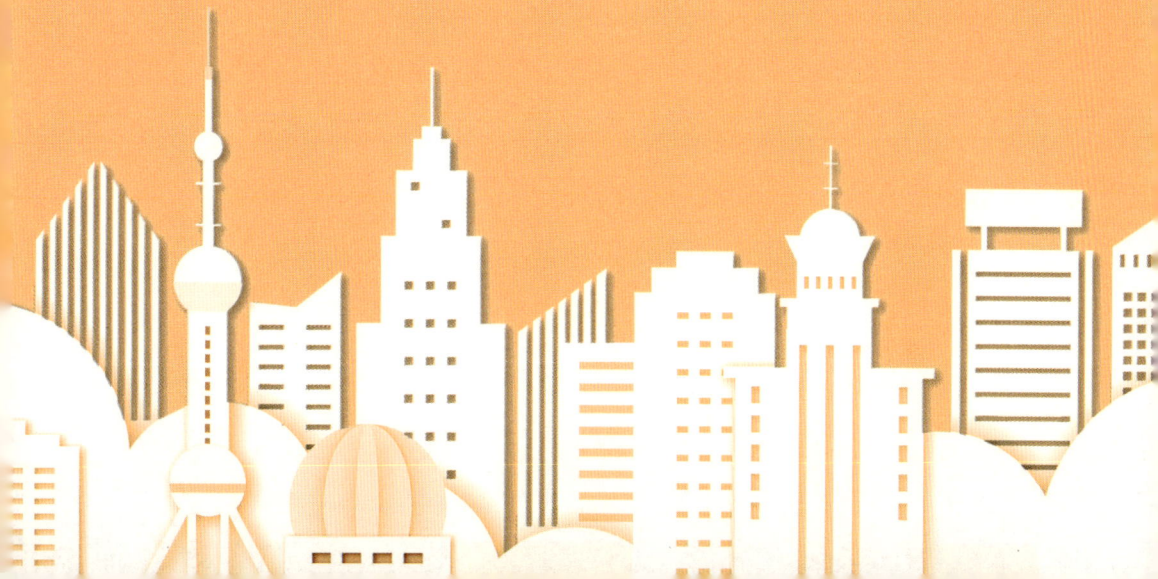

01 | 这三个部位，
越"干净"越长寿

上海交通大学医学院附属新华医院

张　毅　张　燚　肖海波

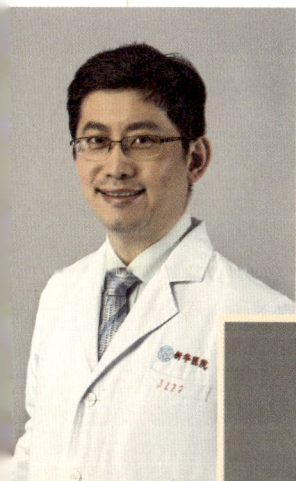

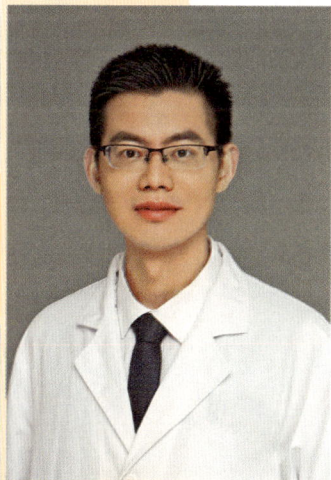

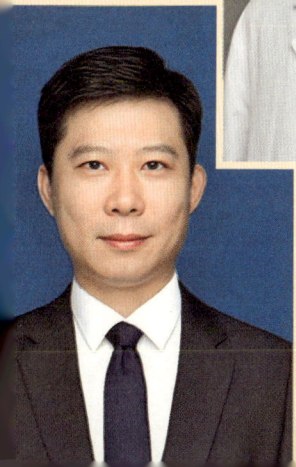

这三个部位与我们的身体健康及寿命密切相关。首先是血管，若血管内部不洁净，出现斑块和血栓，导致血管堵塞，轻则可能引发头晕、头痛、胸闷等症状，重则可能诱发急性脑梗、急性心梗、心绞痛，甚至偏瘫。因此，建议减少高糖、高脂、高盐食物的摄入，增加新鲜蔬菜和水果的比例。同时，应避免吸烟和熬夜，保持适量运动，以维持血管的弹性。

其次，肠道作为营养消化吸收、排毒及免疫的重要器官，其功能不容忽视。便秘会导致毒素在人体内滞留，进而可能增加结肠疾病、心脑血管疾病的风险，并加重皮肤色素沉着。为此，建议减少油腻高脂食物的摄入，每日饮水量约为 1 700 mL，应少量多次饮用。同时，每餐应控制食量，保持七分饱为宜。

最后，肺部的清洁与健康对提高免疫力至关重要。肺部不健康可能引发咳嗽、气喘、肺炎，甚至肺癌。为了维护肺部健康，建议每日饮水量同样保持在约 1 700 mL，以确保肺和呼吸道的湿润。此外，应戒烟并远离二手烟环境，坚持运动如游泳、慢跑、骑车等，以增强肺活量。对于 40 岁以上的中年人，建议每年进行胸部 CT 检查。

综上所述，保持血管、肠道和肺部的清洁与健康，对于促进长寿具有重要意义。

扫描二维码
观看科普视频

02 机器人手术谁在做

上海市胸科医院

李志刚

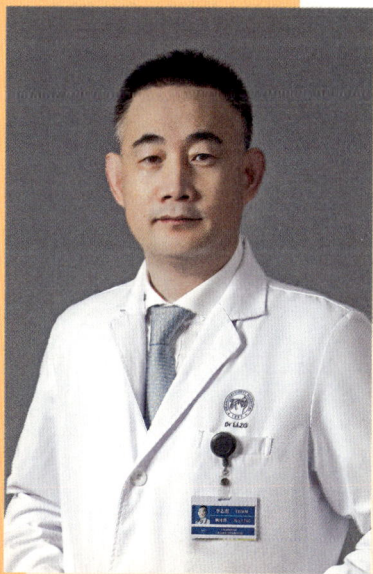

机器人手术到底是谁在做？让我们一起走进市胸科医院的手术机器人展区，在市民开放日现场寻找答案。这套机器主要用于临床医生培训、科普展示及互动体验。操控台上，医生通常用两个手指直接接触操作，机械手臂的每一个动作都会被传输到这台设备上。其中，一个机械臂装有摄像头，其下的器械尖端能够像手腕一样完成560°的旋转。

目前该医院约40%的食管癌患者通过机器人手术完成治疗，平日也有不少患者慕名而来，但许多人对手术机器人的了解程度仍较低。为了让大家充分理解机器人手术，并最终选择这种治疗方式以获益，今天的现场体验至关重要。

有人曾形容机器人手术像动画片或科幻片中那种相当复杂的装置，类似于钢铁生产现场的机器人，但实际上，它操作起来相对简单。这不仅依赖于医生的丰富经验，还得益于设备的精确定位，从而确保手术结果尽可能完美。

在体验前，有人担心对机器人手术缺乏概念。通过今天的直观展示，大家能够更放心地了解这项技术。精度越高，意味着这项超科技、最新技术比传统产品更具优势。事实上，每位医生都在用心操作，力求达到最佳的医疗效果。

扫描二维码
观看科普视频

03 | 隔山打牛
——高强度聚焦超声

华东医院

赵 洪

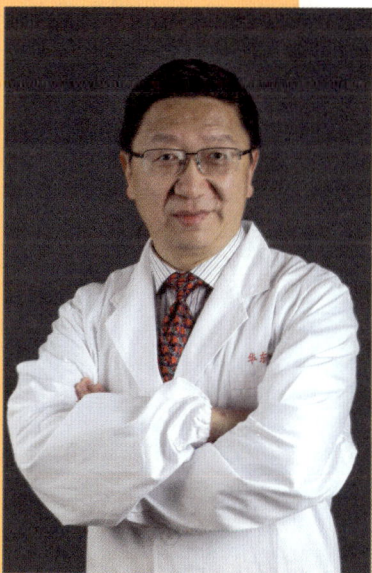

　　肿瘤的局部治疗手段，除手术与放疗外，是否存在更为微创乃至无创的方法？答案是肯定的。接下来，我们将深入介绍高强度聚焦超声技术，亦称海扶技术。

　　超声波作为一种机械波，与放射性存在本质区别，对人体无害。孕妇及体内胎儿均可接受超声波检查。如今，我们将超声波从体外聚焦于体内某一点，即焦点，此焦点处可达到极高温度，从而灭活肿瘤组织。焦点逐步叠加，如同拼图，最终覆盖整个肿瘤。整个治疗过程无须出血，亦无须麻醉。因此，海扶技术是目前最无损伤的肿瘤局部治疗手段，被誉为 21 世纪的肿瘤绿色疗法。

海扶技术主要适用于无法手术或患者拒绝手术的情况，如腹部肿瘤（胰腺癌、部分肝癌）、子宫肌瘤及肿瘤腹膜后转移等。鉴于其微无创特点，该技术可反复实施，更适合于无法根治的带瘤生存患者。

众所周知，能够根治的肿瘤患者在所有患者中占少数。当前，肿瘤治疗理念已转变为控制肿瘤，亦称控瘤。我们将肿瘤视为一种慢性病，需要一种创伤小且可反复进行的治疗手段。在肿瘤长期发展的病程中，高强度聚焦超声技术（海扶技术）可反复利用，从而有效控制肿瘤，提高患者的生存质量与生存期。

扫描二维码
观看科普视频

04 | 科普辟谣之烧伤处理

上海长海医院

郑兴锋　沙清丽

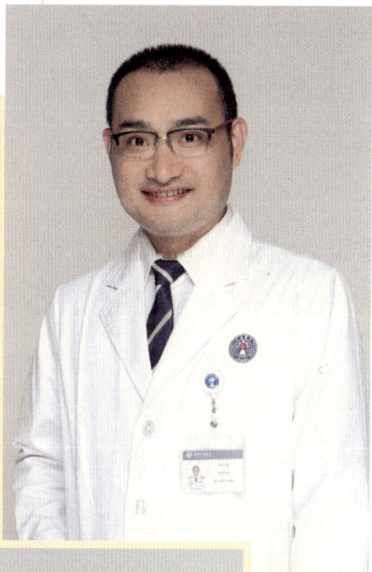

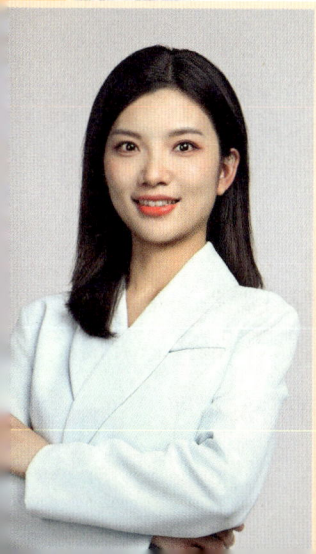

谣言一：烧伤后立即涂抹牙膏或酱油以减轻伤口疼痛

牙膏和酱油等物质涂抹于伤口，不仅不能有效缓解疼痛，反而可能加剧对创面的刺激，增加感染风险，并干扰医生对烧伤深度的判断，从而影响治疗方案的制定。

正确的做法应是立即用流动水冲洗伤口30分钟以上，以降低热源对组织的进一步损伤，同时减轻疼痛。随后，使用干净的纱布覆盖伤口，并及时就医。必要时，可在医生指导下服用适量止痛药。

谣言二：獾子油等土方治疗烧伤效果显著

关于獾子油等各种土方治疗烧伤的说法缺乏科学依据。这些土方成分不明，存在安全隐患，使用后可能引发过敏、创面加深、感染等不良反应。

烧伤后应尽快就医，接受医生专业的诊断和治疗。医生会根据烧伤程度和面积制定合适的治疗方案，如使用磺胺嘧啶银乳膏等药物，或使用泡沫敷料等伤口敷料进行包扎换药治疗。

谣言三：伤口不能碰水，否则会感染

伤口长时间未处理，会导致细菌等微生物在伤口及周围皮肤繁殖。而自来水中细菌量远低于伤口内附着的细菌量。因此，大量流水冲洗有助于减少伤口细菌负荷，防止继发感染和湿疹等并发症的发生。

伤口急性期过后，每次消毒换药前可使用大量流动水冲洗伤口，冲洗的同时也可以去起到除药痂、分泌物的效果，有利于促进伤口愈合。

谣言四：使用生长因子，伤口会迅速愈合

外用生长因子确实可通过促进细胞增殖和分化加速伤口愈合，但其作用需依赖于清除创面坏死组织并提供合适的微环境。因此，并非所有烧伤情况都适合使用生长因子。

烫伤后应尽快就医，医生会根据烧伤深度和面积等因素决定合适的治疗方案，并在创面正确包扎换药的基础上，合理选用生长因子并掌握正确使用方法。

谣言五：使用祛疤膏，伤口不会留疤

瘢痕是皮肤创伤愈合过程中的自然产物。去除瘢痕需要一定时间以及专业方案，不同类型、大小、位置的瘢痕需采取不同的治疗方法，如手术切除、激光治疗等。祛疤膏对于淡化瘢痕有一定帮助，但无法完全去除瘢痕。

　　对于烧伤而言，如浅度烧伤正确处理一般不会留下瘢痕，而深度烧伤则往往不可避免会出现不同程度的瘢痕。预防烧伤瘢痕的关键在于规范的初期处理，尽早实现伤口愈合。一旦后期形成瘢痕增生，应咨询专业意见制定合适的治疗方案，如药物治疗、压力疗法、光电治疗等。在使用抗瘢痕药物时，应在医生指导下正确使用，如出现过敏等不良反应立即停用。

　　总之，对于烧伤的处理，我们应遵循科学、专业的原则，避免盲目相信和使用未经证实的偏方或土方。发生烧伤后，应尽快就医并接受专业医生的诊断和治疗，以确保伤口得到规范处理，尽早愈合。

扫描二维码
观看科普视频

05 | 当心！金属物品进入磁共振机房居然变成"杀伤性武器"

上海长海医院

彭雯佳

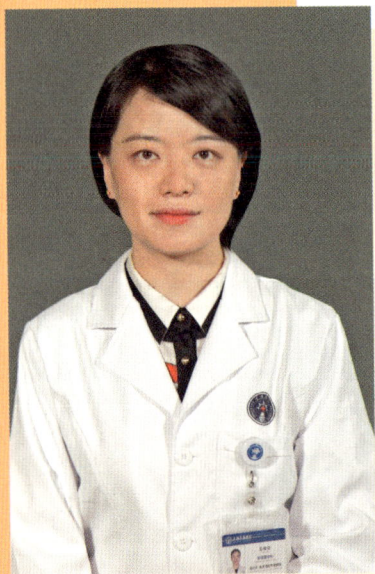

2023 年 2 月，美国加州一家医疗机构内发生了惊险一幕：一名护士正在磁共振机房中照料患者，突然间，病床被猛然拽向磁共振仪，导致护士被紧紧挤压在病床与磁共振仪之间，遭受了严重的挤压伤。

这场安全事故的罪魁祸首，竟是磁共振仪——这一医院常用的影像检查设备。磁共振仪实质为一个巨大的磁体，常用的 1.5 特斯拉磁共振仪，其磁场强度竟为地球磁场的数万倍。根据金属在磁场中受到的作用力，可将其分为铁磁性、顺磁性和抗磁性 3 类。

首当其冲的是铁磁性金属。在强磁场环境中，铁磁性物体会以惊人速度飞向磁体，此现象称为投射效应。它不仅可能造成设备损坏，更可能引发严重的人员伤害。小至一枚硬币，在强磁场作用下亦能如子弹般飞速射出，化身杀伤性武器，一旦击中人体敏感部位，如眼睛，后果不堪设想。此外，医用物品如氧气瓶、轮椅、推床等，同样可能成为铁磁性投射物，它们在强磁场作用下会飞向磁共振仪，不仅造成人身伤害，还会牢牢吸附在设备上，难以移除，甚至需要花费高达数百万元进行设备消磁。

顺磁性和抗磁性材料虽不属于铁磁性，但在进行磁共振检查时，仍需谨慎对待。这是因为，无论金属是否具有铁磁性，都可能产生伪影，表现为图像上的局部黑影和结构变形。同时，在梯度场和射频脉冲的诱导下，金属材料会产生电流，进而引发发热甚至发烫现象，可能导致人体灼伤。因此，任何金属物品，无论其是否具有铁磁性，在磁共振检查时均不得随身携带，并远离磁共振仪。

此外，一些看似非金属的物品，如纸币、玉或其他矿物类首饰、化妆品等，也可能含有金属成分。纸币中的金属丝线可能产生伪影，玉饰中的金属成分不仅可能产生伪影，还可能因发热而烫伤皮肤。化妆品中的金属物质则可能干扰磁场，同样产生伪影。因此，在进行磁共振检查前，建议避免化妆；同时，若成像区域覆盖了大面积或深色的文身，为减少热量累积，需在扫描过程中敷上冰袋降温。值得注意的是，磁共振扫描还可能使 48 小时之内的文身图案变得模糊。

至于各类卡片，包括银行卡、消费卡等，虽然不会引起人身安全问题，但会发生消磁，进而引发信息和财产安全风险。

综上所述，体外金属物品要远离磁共振仪的原因有三：一是防止危害性极大的投射效应发生；二是避免身体灼伤；三是减少图像伪影的产生。务必牢记这一准则，确保磁共振检查的安全进行。

扫描二维码
观看科普视频

06 | 时令药膳养生

上海市中医医院

陆文江

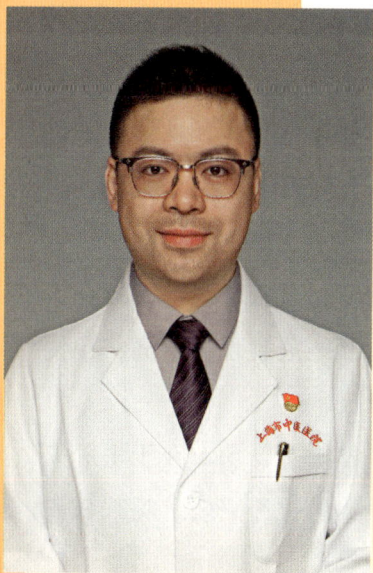

　　季节更迭之时，人体内的阴阳之气亦随之变化，换季养生显得尤为重要。通过将药物融入食物之中，可达到调养身体之效。

　　药膳，乃是在中医理论指导下，遵循药食同源之理念，对中药与食物进行科学配伍，并运用传统工艺与现代技术相结合的方法，精心制作出一类具有调养、康复、保健等功能的食品。目前，中草药中可用于制作药膳的多达500余种，诸如生姜、山药、莲子、红枣、枸杞子等百姓日常所用食材，均可作为药膳之选。

　　然而，药膳并非随意可食。

药膳由药物与食物共同烹制而成，故具四气五味，即中药之寒热温凉、酸苦甘辛咸。每味中药之四气五味各异，其治疗作用亦有所不同。因此，食用药膳时，切勿盲目，亦不可随意增减药材剂量。

1. 平肝饮：其主要成分为菊花、枸杞子、天麻等，功效在于疏肝解郁、潜阳安神，适宜于肝阳上亢、肝气郁结引起的头痛头晕，急躁易怒，失眠多梦，眼疲劳，焦虑，血压高等人群服用。

2. 益气饮：其主要成分为党参、黄芪、甘草等，功效在于补中益气、扶正固本。适宜于体倦乏力、容易疲劳，懒言少语，经常感冒，抵抗力下降等人群服用。

3. 健脾饮：其主要成分为茯苓、山药、陈皮、党参等，其功效在于健脾益气、化痰清身，适宜于食欲不振，消化不良，腹胀腹泻，身体疲倦无力，肢体沉重，关节疼痛，舌苔厚腻，容易疲劳等人群服用。

4. 祛湿饮：其主要成分为茯苓、陈皮、薏苡仁等，其功效在于健脾祛湿。适宜于由脾虚湿重引起肢体困顿，大便溏薄，黏滞不爽，腹胀纳呆，皮肤头发油腻等人群服用。

5. 清暑饮：其主要成分为薏苡仁、淡竹叶、金银花等，功效在于清心除烦祛暑，适宜于心烦寐浅，口干，面部痤疮，舌尖疼痛，小便黄赤气味较重，大便干结或停滞不爽等人群服用。

6. 安神饮：其主要成分为天麻、茯苓、牡蛎等，功效在于平肝安神。适宜于因情绪波动、生活压力等原因导致的神经衰弱、睡眠障碍等人群服用。

7. 养心饮：其主要成分为党参、茯苓、酸枣仁等，功效在于补益心气、养心安神。适宜于心血不足或心脾两虚引起的心悸失眠、头晕健忘、食欲不振等症状。对因为工作压力大、情绪紧张等情况导致睡眠质量下降等人群尤为适用。

8.降糖饮：其主要成分为薏苡仁、生黄芪、桑叶、陈皮等，功效在于健脾祛湿、益气固表、清热降糖。适宜于由脾胃虚弱、湿热内蕴所致的 2 型糖尿病前期或轻度糖尿病患者，表现为多饮多尿、体重减轻、疲乏无力、口干舌燥等症状。同时，对于伴有血脂异常、肥胖等问题的患者也有辅助调理作用。

扫描二维码
观看科普视频